國譯 皇漢醫學

第1卷 總論 및 太陽病篇

湯本求眞 纂著
朱甲憲 譯

추천
의학박사 韓昇璉
교수 金晟壽
교수 具本泓

笑丑文化社

서 문

한 나라의 외국문헌 번역의 진전은 그 나라 번역문화 발전과 함께 학술교류의 참뜻을 지니게 된다. 또한, 고전문화 사상을 현대인이 추구하고 연구코자 할 때는 누구나 고전문헌에 능숙한 번역학자에게 기대할 수밖에 없다.

이번에 이웃나라 일본 湯本求眞 씨의 纂著『皇漢醫學』을 韓醫學士 朱甲應 씨가 번역하여 널리 頒布케 되었으니 우리나라 번역문화사상 또 하나의 업적을 기념하게 되었으며 높이 찬양하여 마지 않는 바이다.

湯本 씨는 1934년 이 서적을 발간했으며, 古方 한의학자로서 대표적인『張仲景 傷寒論』을 자국어로 註譯하므로서 최근 반 세기에 걸쳐 日本 古方醫學의 基礎를 공고히 했을 뿐 아니라 漢方醫學의 본질적인 진수를 선양한 唯一人임은 주지하는 사실이다.

이 서적은 書誌學的으로 가치를 인정받았으므로 이미 中國版으로서도 번역화되었고 또 그것의 영인 복사판도 널리 보급되어 왔다. 우리들은 학술교류와 古方醫學, 나아가서는 漢方醫學의 진수를 탐구하기 위해서라도 그 자료로서 이 책의 우리말 正解譯本을 일독할 필요성을 느끼는 바이다. 더욱 오늘날 난해한 한자나 일어를 해득키 어려운 학술인들에게 좋은 반려가 될 것으로 확신하며 이의 序에 代하는 바이다.

1974년 11월 일

동서의학연구회 이사장
경희대학교 한의학부 대학원 교수
의학박사 韓 昇 璉

서 문

의학이란 건강과 치병을 대상으로 하는 학술인데, 어떤 세계를 막론하고 인간생활이 있는 곳에는 醫와 藥이 있는 것이다. 유사 이래로 最古歷史를 가진 것이 의학이고 인류 知性의 최대결정을 집중한 것이 또한 醫術이다.

韓方醫學은 우리 彊土環域의 천혜와 인문풍토에 조화되어 전통의학을 創成하였으며 대중생활 속에 깊이 침투되어 수천년 동안 民國 보건의료에 이바지해 온 것은 世人이 주지하는 사실이다. 그러나 한의학은 그 學理가 동양철학을 근거로 하여 그 이론이 귀납적 종합적으로 체계화하였고 또한 學派가 많으며 難澁한 術語와 심오한 文辭로 記述하여 초학자로는 이따금 岐路와 미로에서 방황하게 되고 本道에 들어가기 전에 권태를 느끼고 望洋之嘆을 發함은 부인치 못하는 사실이다. 그러므로 초학자가 습독하는 데 간명적절한 현대화의 한방의서 출현을 누구나 待望하는 바이다.

이 점에 깊이 감명하여 금번 학구파 학우 朱甲悳 선생께서는 諸多의 고대 한의서 중에도 『傷寒論』이라는 距今 1,800여 년 전에 중국 東漢時代의 醫聖 張仲景 선생의 著述本을, AD 1934년 日人 의학자 湯本求眞 씨가 현대화시켜 상세하게 해설한 古方醫書의 巨著 『皇漢醫學』의 上・中・下, 全 3卷의 難澁한 일본어 고전문을 완전 國譯하여 우리 의학계에 널리 보급하게 되었으니 근래에 드문 일대 쾌사라 아니할 수 없으며, 일별하건대 例하여 원저자인 湯本求眞 씨의 기침소리조차도 원문 그대로 직역했을 정도로 번역되었다. 역자의 어떤 사견이나 여타 다른 학설은 조금도 가미되지 않은 순수한 역서이니 원저자의 뜻을 그대로 부각시킨 점을 높이 평가하겠으며, 이 책은 『傷寒論』의 대학교재로서 조금도 손색이 없겠거니와 일반 개업의와 특히 學究醫들의 좋은 반려자가 될 수 있는 필독해야 할 명저의 역본이라 하겠다.

서기 1974년 11월 일

원광대학교 한의과대학 한의학과장 金 晸 壽

서 문

문화의 발달에 따라 질병의 종류나 범위도 많이 변했고 또 이에 따른 치료법도 눈부시게 발전해 온 것은 사실이다. 특히 동양의 여러 나라에서는 서양의학이 도입되어 서구의 그것에 못지않게 발달되었지만 오랜 역사와 治驗과 學理를 겸한 동양의학은 쇠퇴되기는커녕 오늘날과 같이 비약일로에 처해 있는 것은, 동양의학이 그만큼 인류에게 주었던 공이 컸던 것을 누구나 부인 못할 것이다.

여기서 돌이켜 생각해 보자면, 그렇게 큰 빛을 낼 수 있었다는 것은 여러 조건과 요소가 있었겠지만 그 중에서 큰 비중을 차지하게 된 것은 『皇漢醫學』 그것이 아닐 수 없는 것으로 느껴진다.

이 『皇漢醫學』은 동서의학을 비교해 가면서 張仲景의 傳說 중의 모든 필요한 점과 『金匱要略』을 합하여서 임상적으로 예를 들어 가면서 가감운영하는 데에 주력한 것이고, 湯本 씨는 원문을 손상한 점이 없이 충분한 해석과 意譯을 다한 것이다. 더욱이 湯本 씨는 古來에서 널리 사용하던 古方을 많이 보완해 넣고 또한 그의 선배들의 使用方도 또한 널리 인용한 것이다.

이러한 책을 더욱이나 일본의 古文으로 된 湯本 씨의 것을 우리말로 번역한다는 것은 임상의 대가인 朱 兄으로서는 정신·물질·시간적으로 커다란 우리에 대한 봉사요 희생이 아닐 수 없는 일이다. 임상을 하시는 여러 선배님들이나 서양의학을 하는 여러 선생께서나 동양의학을 하는 학도나 누구나가 평생을 옆에 놓고 지내야 마땅할 좋은 책이라 느껴 이에 무능한 사람이 감히 추천하는 바이다.

1974년 11월 14일

경희대학교 의과대학

한의학과장 의사 한의사 具 本 泓

역자 서문

『皇漢醫學』이란, 일본 고유의 전통의학과 중국에서 도입된 한의학이 융합된 것을 지칭하는 바, 사실은 한방의학을 뜻하는 것이다. 이 책의 내용은 張仲景의 『傷寒雜病論』에 註釋을 加하고, 諸家의 논설과 治驗例를 인용함과 아울러 저자의 탁견으로 이를 예리하게 분석한 漢方 臨床書이다.

주지하는 바와 같이, 『傷漢論』과 『金匱要略』의 2部를 포괄하는 『傷漢雜病論』은 현존하는 최고의 한방 임상의학의 전문서적이다. 역사적인 고증으로 볼 때, 고대의 이론의학인 『黃帝內經』과 짝을 이루는 임상의학으로서의 『外經』이 있어야 할 것인데, 이것이 없어졌으므로 漢代의 醫聖 張仲景이 이를 정리 보완한 것이 바로 『傷寒雜病論』이라고 보는 見解가 지배적이다. 때문에 한방의학을 논함에 있어서는 반드시 2大古典으로서 『黃帝內經』과 『傷寒論』을 들지 않을 수 없다.

『傷寒論』에는 비단 傷寒病 腸티푸스에 관한 證治를 논술한 데 그치지 않고, 모든 내과질환 일반의 치료원칙이 포괄되었으므로 자못 그 의의가 크며, 이것이 종합 臨床醫書라고 일컫는 소이이다.

然이나 距今 2천여년 전에 발간된 고전으로서 장구한 세월이 흐르는 동안 아깝게도 그 일부가 散帙되어 후세학자들에 의하여 보완되었다고는 하지만, 구구한 논설이 있음으로 하여 仲景의 진의를 파악하기에 난점이 없지 않았다.

이러한 계제에 일본에서의 한의학 중흥의 鼻祖라고 일컫는 湯本求眞 씨가 심오한 연구와 임상실험을 통하여 한의학의 진수를 체득하고자 필생의 노력을 경주한 끝에 찬술한 이 책의 내용은 과연 仲景의 면목을 躍如하게 한 노작으로서 그 공적이 높이 평가되어 일본 국내에서 뿐만 아니라, 한의학의 발상지인 중국에서까지 번역출판될 정도로 널리 애독되고 있다.

특히 湯本 씨는 서양의학을 전공하다가 이에 懷疑를 가지게 되어 한의학을 깊이 연구한 석학으로서, 그의 所論은 始終 동서의학을 비교검토하는 방향에서 그 장단점을 명쾌하게 파헤쳤으므로, 오늘날 동서의학의 융합발전책이 모색되고 있는 마당에서, 새삼 湯本 씨의

所論을 음미할 가치가 있을 것이다.

이렇듯 原書가 가지는 의의와 비중이 막중함에 비추어 천학비재한 역자로서 그 내용을 완전무결하게 옮긴다는 것은 至難한 일이므로 이 책의 내용과 서술면에 오류를 범하지 않았을까 두려운 마음 금할 수 없으나 독자 여러분의 叱正과 寬恕를 바라면서, 다만 한의학의 임상치료면에 있어서 仲景의 진의를 파악하고 이를 臨證應用함에 있어서 도움이 되고 참고자료가 될 수 있다면 望外의 기쁨으로 삼겠다.

1974년 11월 일

한의사 朱 甲 恵 譯識

『皇漢醫學』自序

나는 부모의 뜻을 좇아 金澤醫學專門學校에서 의학을 공부하여, 1901년(명치 34년) 졸업하였다. 그후 병원에 근무하기도 하고 몸소 개업을 하기도 하면서 진료에 종사하였다.

그러다가 1910년(명치 43년) 나의 장녀가 疫痢에 걸려 죽게 되자 내가 修得한 의학에 신뢰성이 적은 것을 통감하였고, 그후 몇 달 동안은 심각한 번민에 빠져 거의 정신착란의 지경에까지 이르렀다. 이 때 우연히 돌아가신 은사 和田啓十郎 先生의 저서『醫學의 鐵椎』라는 책을 읽고 깊이 느낀 바 있어『皇漢醫學』을 공부하기 시작하였다.

그 후 18개 성상을 지내오는 동안 동서남북 각지를 流轉하면서 여러 가지 곤궁함에 시달렸지만 초지를 굽히지 않고 노력·연구한 결과 겨우『皇漢醫學』의 大要나마 짐작하게 되었고, 구시대의 의학이라 하지만 그 蘊奧를 얻어 활용할 때는 날로 새로워지는 현대의학을 능가하는 일이 많음을 알게 되었다.

그러나 세태는 歐美의학 쪽으로 내닫고 다시는 이 의학을 돌아보지 않아 머지않아 멸망할 위기에 빠진 것을 어찌 하리요? 이것은 내가 밤낮 통탄하지 않을 수 없는 점이고, 또한 좌시·감내할 수 없는 점이기도 하다. 이에 이 頹勢를 만회하기 위하여 나의 천학비재함을 돌아볼 겨를 없이 이 책을 세상에 내놓아 만천하의 안목이 있는 모든 분에게 호소하는 것이다.

1927년(소화 2년) 6월 상순

田端의 陋屋에서
著 者 識

緖 言

한방에는 의성 張仲景[1]의 유훈을 계승하는 古方學派, 晋·唐·宋·元·明·淸의 의술을 받드는 後世學派 및 이 두 學派로부터 갈라져 나온 절충학파 등의 3파가 있다. 그런데 나는 古方派를 깊이 신봉하므로 이 책의 내용도 역시 대부분 仲景의 『傷寒論』과 『金匱要略』에 기초하고 있으며, 기타 인용된 諸家의 論設·治驗은 모두 다 仲景의 所論을 演繹·확충한 것에 한한다.

내가 古方派인 까닭은 尾臺榕堂 씨가 자기의 저서 『類聚方廣義』의 題言에서, 長沙[2]는 千古用方의 鼻祖다. 그렇지만 그의 方은 모두 3대 聖賢의 精製에서 나온 것으로, 長沙가 이를 집대성한 것일 뿐이다.

"長沙의 方은 簡明正嚴, 理路整然, 寬猛支治, 和攻之法 등이 모두 갖추어져 있다. 그러므로 講習諳練하여 그 뜻을 精究하고 推察하면 만병의 치료가 손바닥에 올려 놓고 다루는 듯할 것이다."라고 하였듯이, 仲景의 治法方劑는 중국 고대문명의 精華로서 시종일관 조리를 갖추었기 때문이다.

또 내가 後世派를 배격하는 까닭은 同書 同題下에, 일반 의사들은 걸핏하면 "古方은 너무 적어서 여러 병에 적용하기 어렵다"고 말한다. 그래서 그런지 『千金』·『外臺』에서 宋明諸家의 方에 이르기까지 두루 주워 모아 가지고 말하기를, "이와 같이 하지 않으면 여러 병을 고칠 수 없다"고 한다. 그들은 諸家의 趣意가 서로 다르고 그 의술의 흐름이 같지 않은 것을 알지 못하고, 따라서 그 立論制方이 각기 다른 것을 알지 못한다. 그러고도 여러 가지 잡동사니를 주워 모아 가지고 질병의 치료에 쓴다. 그러므로 그들의 방법에는 통일된 것이 없고 치료에 있어서도 규칙이 없다. 무릇 대부분의 질병은 변화무궁하여 병을 따라 方을 구한다면 한이 없을 것이다.

한편, 方은 長沙보다 오래된 것이 없고 長沙보다 좋은 것이 없다. 실로 萬世不刊의 서적

---

1) 仲景을 배출한 중국에서는 그의 醫方을 돌아보는 사람이 적고, 이것을 수입한 우리나라(※ 역자 주: 이 책에서는 일본을 칭함)에서는 이를 활용하고 있다. 그래서 이를 『皇漢醫學』이라 칭하는 것이다.

2) 仲景은 일찍이 長沙太守로 있었던 일이 있다. 그래서 이렇게 약칭하는 것이다.

이라 하겠다. 어찌 후세 諸家가 私意로 날조한 方과 동일한 관점에서 논할 수 있겠는가? 그러므로 長沙의 方을 연구하되, 유년에서 장년으로, 장년에서 노년으로, 엎어지고 자빠지고 갖가지 우여곡절을 겪으면서도 마치 자기가 長沙의 당대에 살고 직접 그에게서 가르침을 받는 것처럼 정진하면 의술이 정밀하고 醫技에 익숙해져서, 임상시에 活機靈動하여 그래서 뜻한대로 법을 운용하며 상궤를 벗어나도 상궤에 부합되고, 操縱自在하여 좌우 어느 쪽이나 다 원리에 어긋나지 않게 된다. 질병이 천만 가지라 하지만 어찌 적용하지 못할 것이 있겠는가? 이것이 이른바,

"'간이하게 하여 번거로운 것을 制御한다(簡御繁)'는 것이다. '간이하게 하여 천하의 이치를 얻는다' 함을 어찌 신봉하지 않을 수 있겠는가? 陣實功이 말하기를, '方은 많아야 좋은 것이 아니다. 마음을 가지런히 하면 저절로 靈活하게 되고, 證을 인정하기가 어렵지 않게 된다. 병리에 통하면 곧 명료해진다(方不在多, 心契則靈, 證不難認, 會意則明)'라 한 것은 至言이라 할 만하다."

라고 서술한 것처럼, 이 학파는 아무렇게나 諸家의 方劑를 주워 모은 데 불과한만큼 각 方劑 사이에 연결된 점도 없고 통일된 점도 없으며, 또 그 方劑의 과반은 病症의 枝葉에 토대를 두고 조성된 것인만큼 方劑의 수효도 거의 무한대로 증가하여, 후진으로 하여금 취사선택하기 어렵게 하고 말았으며, 적격인 것이 드물기 때문이다. 그러나 古方에서 구할 수 없는 生生乳·輕粉 등 驅梅藥 기타는 부득이 後世方에 의존하지 않을 수 없으니, 반드시 이를 버려야 할 것은 아니다. 요컨대, 먼저 古方을 배워 의술의 大本을 습득하고 여력이 있으면 後世方을 배울 일이다.

이 책에 諸家의 論說·治驗을 망라한 까닭은 仲景이 古訓을 구하고 널리 諸方을 취하기에 힘썼던 뜻을 좇아 독자로 하여금 연구하기 편하게 하고자 함이지, 결코 아무렇게나 함부로 인용한 것이 아니다. 諸家의 治驗을 들고나서 나의 治驗을 기록한 이유는 自畵自讚이란 욕을 먹지 않기 위해서다.

이 책 立論의 대부분은 나의 경험적 사실을 기초로 하여 여기에 이론을 첨가한 것이니, 가령 이론에 다소의 오류가 있다고 하더라도 사실에 있어서는 단연 허위가 없다. 그러므로 어쩌다 이론의 착오를 발견했다 하더라도 그 여세를 타고, "중이 미우면 장삼마저 밉다"라는 속담에 따라 사실마저도 거짓이라 속단하여 옥석을 구분하는 일이 없도록 하기

바란다.

이 책에 인용된 서적은 대개 한문이니, 만약 원문대로 게재한다면 한자 제한론 또는 폐지론, 로마자 보급회 등이 유행하여 漢籍에 대한 지식이 저하되고 있는 오늘날인만큼, 일반 독자에게는 난해한 곳이 없지 않으리라 생각하여 의역 또는 직역을 하였지만, 이렇게 말하는 나 역시 한학이 쇠퇴하는 조짐이 있던 明治 초년기에 태어났고, 한학을 전공한 사람이 아닌지라 조예가 깊지 못하므로 오역이 없다고 단언하기 어렵다. 독자가 이를 양해하기 바란다.

引用書目

張仲景師 著, 傷寒論
上　同, 金匱要略
上　同, 玉函經
葛洪 씨 저, 肘後百一方
張子和 씨 저, 儒門事親
吳有性 씨 저, 瘟疫論
李時珍 씨 저, 本草綱目
徐靈胎 씨 저, 蘭台軌範
上 同, 醫學源流論
汪昂 씨 저, 本草備要
陳言 씨 저, 三因方
陳實功 씨 저, 外科正宗
北山友松 씨 저, 醫方口訣集
吉益東洞 씨 저, 醫斷
上　同, 醫事惑問
上　同, 類聚方
上　同, 方極
上　同, 方機
上　同, 建珠錄
上　同, 藥徵
上　同, 輯光傷寒論
上　同, 東洞遺稿
上　同, 古書醫言
上　同, 東洞家配劑抄
松原閑齊 씨 저, 松原家藏方
永富獨嘯菴 씨 저, 漫遊雜記
上　同, 黴瘡口訣
上　同, 吐方考
福島喜又 씨 저, 芳翁醫談
山脇東門 씨 저, 東門隨筆
上　同, 養壽院方極
香月牛山 씨 저, 牛山活套
吉益南涯 씨 저, 續醫斷
上　同, 續建珠錄
上　同, 成蹟錄
上　同, 醫範
上　同, 氣血水藥徵
上　同, 觀證辨疑
吉益羸齊 씨 저, 六名解
村井大年 씨 저, 續藥徵
六角重任 씨 저, 古方便覽
和久田寅叔 씨 저, 腹證奇覽
原南陽 씨 저, 叢桂亭醫事小言
賀川子玄 씨 저, 産論
賀川玄廸 씨 저, 産論翼
有持桂里 씨 저, 方與輗

中神琴溪 씨 저, 生生堂醫談
上　　同, 生生堂治驗
上　　同, 生生堂雜話
和田東郭 씨 저, 焦窓雜話
上　　同, 方意解
上　　同, 導水瑣言
上　　同, 百灰一貫
龜井魯道載 씨 저, 病因備考
華岡青州 씨 저, 青州醫談
上　　同, 青州治譚
上　　同, 青州治驗錄
上　　同, 瘍科瑣言
上　　同, 丸散便覽
上　　同, 瘍科方筌
雨森宗眞 씨 저, 松蔭醫談
片倉鶴陵 씨 저, 産科發蒙
上　　同, 黴癘新書
上　　同, 靜儉堂治驗
上　　同, 青囊瑣談
荻野元凱 씨 저, 荻野家口訣
上　　同, 刺絡篇
天羽友仙 씨 편, 二神傳
丹羽元簡 씨 편, 脈學輯要
上　　同, 傷寒論輯義
上　　同, 觀聚方要補
丹羽元堅 씨 저, 傷寒論述義
上　　同, 金匱要略述義
加古坎主水 씨 저, 吐方撮要附黴瘡治方論
平田篤胤 씨 편, 醫宗仲景考
山田正珍 씨 저, 傷寒考
上　　同, 傷寒論集成
擁鼻老人 씨 저, 用方經權
賀川子靜 씨 저, 産科議要
저자 불명, 餐英舘治療雜話
木間玄調 씨 저, 瘍科秘錄
上　　同, 續瘍科秘錄
中川成章 씨 저, 證治摘要
저자 불명, 饗庭家秘錄百方口訣 外傳
山邊篤雅 씨 저, 産育論
三浦貞固 씨 저, 痘疹救逆方
大倉 씨 저, 痲疹一哈
尾台榕堂 씨 저, 類聚方廣義
上　　同, 方伎雜誌
上　　同, 榕堂療指示前錄
上　　同, 同後錄
上　　同, 霍亂治略
上　　同, 醫餘
저자 불명, 自準亭處劑錄
淺田宗伯 씨 저, 傷寒辨要
上　　同, 雜病辨要
上　　同, 傷寒雜病辨證
上　　同, 勿誤藥室方函口訣
上　　同, 治瘟編
上　　同, 醫學智環
上　　同, 後芻言
上　　同, 橘窓書影
上　　同, 栗園雜纂
茶田立齊 씨 저, 愛育茶譚

今村亮 씨 저, 三病考
저자 불명, 杏壇漫錄
羽佐間芝瓢 씨 저, 老婆新書
저자 불명, 柚木流眼療秘傳書
博濟病院 편찬, 博濟堂脚氣提要
和漢醫學講習所輯錄, 溫知醫談
藤田謙造 씨 저, 溫知堂雜著
藤藤貴 씨 저, 德本翁遺方
小松帶刀 씨 저, 德本遺稿
上　　同, 德本傳
和田啓十郎 씨 저, 醫界之鐵椎
小泉榮次郎 씨 저, 和漢藥物考
上　　同, 黑燒의 硏究
月野七五郎 씨, 一色直太郎 씨 合著, 和漢藥物學
森嶋庫太 씨 저, 藥物學
桂秀馬 씨 저, 外科總論

* 이밖에도 많지만 이 책과 중대한 관계가 없으므로 이를 생략한다.

목 차

I. 총 론

II. 太陽病篇

I

총 론

1. 洋漢醫學의 比較概論

무릇, 어떤 학문에 있어서든 이론과 실제가 일치부합되어, 그 사이에는 조그마한 차이도 생길 수 없는 것이 수학의 경우에 있어서와 마찬가지이라면, 오로지 이론적 연구에만 몰두하여 게을리하지 않을 뿐이고 다시 경험적 지식을 필요로 하지 않는 것이지만, 의학처럼 靈妙 불가사의한 活物인 인간을 대상으로 하는 학문에 있어서는 단순한 이론만으로는 해결할 수 없으므로 경험적 지식에도 의지하지 않을 수 없다.

아니, 오히려 인체의 경험적 실제에 기초하지 않은 이론이라면 진정한 이론이 못된다고 단정하는 편이 적절할 것이다. 마땅히 인체의 경험적 실제를 선행시키고 이론이 그 뒤를 따르도록 하지 않으면 안 된다. 그런데, 대부분의 양의들은 과학만능주의자로서 적어도 과학의 힘에 의한 것이기만 하면 해결 못할 것이 없다고 보는 망상에서 시험관과 인체를 동등시하며, 동물실험을 금과옥조로 하고 있다. 이러한 실험에서 얻어낸 결론을 곧 至妙不可解한 인체에 적용하려 하므로, 속담에 이르는 "계산은 맞는데 돈은 모자란다"는 말처럼 연구실 속에서는 지극히 精緻微妙한 느낌마저 있던 이론이 임상에 적용할 때는 권위를 잃고 마는 것이다.

이에 반하여, 漢方은 수천년 전부터 數千萬億의 인체에 관하여 병리와 藥能을 연구하고 百練千磨한 다음 완성된 것이므로 일견 空漠한 느낌이 없지 않으나, 그 실로 질서정연하고 시종일관한 조리가 있고 藥方 또한 그러한고로 실제에 있어서 혁혁한 偉効를 나타낸다. 이것은 나의 실제 경험이 증명하는 바이다.

그런데 이런 주장은 洋方의 단점만을 들고 장점을 들지 않으며, 한방의 장점을 말하되 단점을 말하지 않는 것이므로 편견인 것임을 수긍하기에 나 역시 인색하지는 않다. 나는 漢醫方이 있음을 알고 洋醫方이 있음을 알지 못하는 사람이 아니다. 또, 경험적 지식만을 존중하고 과학적 지식을 무시하는 사람도 아니다. 졸저 『漢方醫學解說』 自序에,

"내가 이 책을 저술하는 까닭은 의성 張仲景이 창설한 東洋古醫學을 서양의학의 원리에

입각하여 해설하여, 그 장점을 분명히 함과 동시에 현대 치료술의 단점을 찾음으로써 兩醫學의 융합통일을 기하고자 하는 宿望에서 비롯된 것이다. 둔재한 저자가 원래 이런 대임을 맡을 자격이 없겠지만, 적어도 그 連鎖에 기여하는 중매인이라도 될 수 있다면 나의 희망은 충족될 수 있는 것이다. 독자 여러분은 내가 漢醫方을 맹신하는 頑愚의 輩라고 단정하지 말기 바란다."

라고 서술하였듯이, 나는 원래 洋漢醫方 절충주의자로서 洋醫方의 장점은 더욱 조장하고, 동시에 그 단점은 단연 폐기하며, 洋醫方의 장점에 漢醫方의 장점을 배합하여 혁신된 의술을 출현시키고자 희망하는 사람이다. 그런데 이제 유독 漢醫方의 장점만을 역설하는 까닭은, 漢醫方이 멸망의 위기에 처하여 겨우 餘喘을 지속하는 悲境에 빠져 있으므로 그 장점을 발휘하는 일이 급무 중의 급무라고 믿기 때문이고, 洋醫方의 단점을 드는 것은 比較論究上 부득이 그렇게 된 것일 뿐이다. 어찌 洋醫方을 즐겨 痛罵함으로써 기쁨을 삼을 것이랴.

2. 表裏·半表半裏·內外·陰陽虛實·主客本末

'表裏'의 '表'란 피부를 가리키는 말로서, 이 부위에 병독이 집중하면 일종의 병증이 발한다. 이것을 '表證'이라 하고, 發汗解熱藥을 써서 병독을 汗腺으로부터 모조리 배제시킴을 원칙으로 한다. 만약 이 발한을 철저하게 하지 않으면 병독은 轉移하여 호흡기·소화기·비뇨기 등에 들어가 여러 가지 질병을 일으킨다.

'裏'라는 것은 소화관을 뜻하며, 이 부위에 병독이 集積하여 實證을 나타내는 일이 생기면 瀉下藥을 사용하여 病毒을 구축함을 원칙으로 한다. 그렇게 하지 않으면 병독은 마침내 內位로 침입하여 왕왕 불치의 雜病을 유발한다. '半表半裏'란 胸腹兩腔의 中間部란 뜻으로서, 기관지·폐·心·간·脾·膵·위 등이 있는 곳에 해당한다. 만약 이 부위에 병독이 집중한다면 上述한 諸 臟器 가운데 하나 내지 몇 개가 발병한다. 이것이 곧 '半表半裏證'이라 하는 것이다. 이 병독은 和劑를 사용하여 緩解하고, 동시에 그 일부를 피부·호흡·비뇨기로부터 배설함을 원칙으로 한다.

이와 같이 병독은 表에서 半表半裏 또는 裏로, 裏에서 內로 전입하든지, 表에서 內로, 半表半裏에서 內로 전입하는 것이지만, 때로는 이와 정반대로, 內에서 裏나 半表半裏나 表로, 또는 裏에서 半表半裏나 表로, 또는 半表半裏에서 表로 전출하는 수가 있다. 이것은 인간이 活物인 까닭으로 단순한 이론만으로는 해결할 수 없음을 말하는 것이다.

'內外'란 상대적인 말로서, '內'란 피부·호흡기·소화기관 이외의 臟器組織을 말하고, '外'란 '內' 이외의 장기조직을 말한다. 그러므로, '內'에 대하여 '裏'는 '外'이지만, '表'에 대하여는 '裏'도 역시 '內'이고, '半表半裏'는 中間部에 위치하므로 이런 이름이 붙은 것이니, '裏'에 대하여는 '外'이지만 '表'에 대하여는 '內'이다. 이와 같이 仲景이 表裏內外를 구분한 까닭은 요컨대 병독의 소재를 명시하고 동시에 그 轉變狀態를 분명히 하여 의사가 이에 정확히 대응할 수 있도록 하기 위함이다.

'陰陽'의 '陰', 즉 '陰證'이란 '소극적'이란 뜻 또는 '寒性'이란 뜻으로, 병세가 沈伏하여 발현되기 어렵고, 脈은 沈遲·沈弱·沈細·沈微하여 힘이 없고, 오한·厥冷 등 증상이 있는 것을 말한다. '陽' 즉 '陽證'이란 '적극적'이란 뜻에서 또는 '熱性'이란 뜻으로, 병세가 發揚하여 開顯 안 된 것이 없고, 脈도 역시 이에 準하여 浮數·浮大·滑大·洪大하며, 대체로 발열하는 것을 말한다.

이와 같이 '陰證'과 '陽證'은 전혀 정반대로 천양지차가 있으니 이들을 엄밀히 구별하지 않으면 안 된다. 왜냐하면, 가령 같은 병이라 하더라도 그것이 '陰'이냐 '陽'이냐에 따라 치료법이 다르기 때문이다. 예컨대, 感冒의 表證이 있을 때 만약 陰證이라면 發表藥에다 熱性과 發揚性을 가지는 附子·細辛을 배합한 桂枝加附子湯·麻黃附子細辛湯 등을 처방해야 할 것이고, 만약 陽證이라면 發表藥에다 冷性·沈降性이 있는 石膏를 배합한 葛根湯加石膏·小靑龍湯加石膏 등을 투약해야 할 것이다.

만약 이 법칙을 따르지 않고 陰證에 附子·細辛이 없는 桂枝湯·麻黃湯 등을 쓰고, 陽證에 石膏가 포함되지 않은 葛根湯·小靑龍湯 등을 쓴다면, 그 어느 경우이든지 모두 병을 고치지 못할 뿐만 아니라, 오히려 더욱 악화시킬 따름이다.

또, 만약 이 법칙과는 정반대로 陰證에 葛根湯加石膏·小靑龍湯加石膏 등을 쓰고, 陽證에 桂枝加附子湯·麻黃附子細辛湯 등을 쓴다면, 陰證이나 陽證을 더욱 심화시켜 예상하지 못했던 變을 초래한다.

그런데 이 이치를 모르는 洋醫는, 체온계를 유일한 지침으로 하여 체온의 急昇을 확인하면 그것이 陰이든 陽이든 일률적으로 동일한 해열제를 쓰며, 溫藥을 써야만 될 陰證에 반대로 陰冷한 水藥을 쓰며, 게다가 얼음주머니를 貼付한다. 그러므로 경미한 感冒라 하더라도 용이하게 치유하지 못하고 왕왕 카타르性 肺炎 등을 유발시켜서 환자를 위기로 몰아넣는 것이다.

'虛實'의 '虛', 즉 '虛證'은 空虛하다는 뜻으로, 병독이 아직 없어지지 않고 精力이 이미 虛乏한 것이니, 脈은 細·小·微·弱하고, 복부도 軟弱無力하여 마치 綿花를 만지는 것처럼 탄력이 소실되어 고무공을 만지는 것 같다. 그러므로 물론 吐下하면 안 되고, 發汗도 역시 매우 경계해야 하며, 主로 和法[1]을 써야 하는 것이다. 이에 反하여 '實', 즉 '實證'이란 충실하다는 뜻으로, 病毒이 체내에 충실하지만 체력이 아직 病毒과 대항하고 있는 것이니 일반적으로 壯實한 느낌이 있다. 實·長·大·滑 등의 脈狀을 나타내며, 腹部는 堅滿하고 힘이 있거나 堅硬하고 저항이 강하므로 汗·吐·下를 철저히 행하지 않을 수 없는

1) '和法'이란 汗·土·下 이외의 治法을 총칭하는 것이다

것이다.

그러므로 가령 수십 일 간 변비를 하더라도 하제의 사용을 엄금해야 할 虛證이 있고, 하루 수십 회의 설사를 하더라도 하제를 쓰지 않을 수 없는 實證이 있는 것이다. 많은 洋醫들이 이 차이를 알지 못하고 오직 체온의 상승과 대변의 秘結만으로 汗下法을 결정하는 것은 잘못이라 하겠다.

'主客'의 '主'란 證의 주인이란 뜻이니 처음부터 나타나서 시종불변한 증상을 말하고, '객'이란 손님이라는 뜻이니, 후에 發하여 隱現出沒하는 증상을 말한다. 예컨대, 桂枝湯證의 主症은 두통이니 病初부터 출현하여 恒存的이지만, 乾嘔는 그 客證이니 후에 발현하여 非必在的이다. 그러므로 桂枝湯은 두통을 주목적으로 하여 써야 하고 乾嘔를 주목적으로 해서는 안 된다. 이것이 주객의 차이점이고 치료의 巧와 拙이 구분되는 것이니 명심하지 않으면 안 된다.

'本末'의 '本'은 병의 근본이고 '末'은 지엽이니, 병의 뿌리를 뽑아버리면 지엽적인 증상은 고치지 않더라도 저절로 낫는다는 이치이다. 그러므로 병을 진찰할 때는 반드시 본말을 구별하지 않으면 안 된다.

3. 腹證 · 腹診法

1) 腹證 · 腹診法의 유래와 특징

漢醫方에서 '腹證' '腹診法'이라 하는 것은, 東漢 때 長沙太守였던 醫聖 張仲景의 저서 『傷寒論』과 『金匱要略』에서 胚胎한 것이지만, 그 요람지인 중국에 있어서는 晉·唐 이후 의술이 점차 頹廢하고 仙術·陰陽五行 등의 空理空論이 심해졌으므로 다시 이를 고려하지 않게 되었으나, 일본에 전래된 뒤 이후로는 점차 진보의 서광을 볼 수 있었다. 특히 吉益東洞 옹이 나와 復古의 學을 부르짖고나서 갑자기 長足의 발달을 이루어 漢醫方 가운데 가장 중요한 위치를 점하기에 이르렀다.

그러면, '腹證'·'腹診法'이란 어떠한 것인가? 洋醫方에서는 해부·조직·생리·병리 등의 기초의학 및 理化學과 器械類가 발달한 관계로 個個 臟器의 病變에 대한 진단법은 정밀하니, 甲이라는 臟器에 原發的 病變이 있으면 乙이나 乙·丙 등의 臟器에도 續發的 病變을 야기하는 사실과 이유는 알지만, 原發的 病變이 있는 甲이라는 臟器 및 續發的 病變이 있는 乙·丙 등의 臟器에서 發하는 錯綜된 제 증상 가운데 이들 몇 개의 臟器의 病變에 고유한, 또 一定不變한 他覺症을 복부에서 검출하여 가지고 이것을 處劑의 목표로 하여 適方을 처방할 때는, 이 목표를 나타내게 된 諸 臟器의 病變은 그것이 原發的이든 續發的이든 상관 없이 치유된다는 사실을 알지 못하고, 따라서 이 목표에 대한 方劑를 가지고 있지 못한다.

이에 반하여 漢醫方에 있어서는 수천 년 간의 경험에 의하여 이 목표를 熟知하고 있을 뿐만 아니라, 이에 대한 方劑를 가지고 있으므로 이 목표를 '腹證'이라 하고, 진찰방법을 '腹診法'이라 하여 진단치료의 기본으로 하는 것이다.

상세히 말하자면, 이 '腹證'과 脈證, 舌證, 外證을 참조하면 곧 그 치료법, 즉 써야 할 方劑가 확정되는 것이므로 '腹證'과 方劑는 마치 그림자가 물건의 형체를 따라가는 것과 같아서 언제나 서로 수반되어야 할 것이지, 서로 떨어져서는 안 된다는 것이다.

예컨대, 小柴胡湯·柴胡薑桂湯·大柴胡湯·四逆散 등의 柴胡劑를 응용하는 데 있어서

목표가 되는 '胸脇苦滿'[1]은 腹證으로, 胃카타르에나 腸카타르에나, 肝臟·膽囊·輸膽管의 염증에나, 말라리아에나, 脚氣에나, 심장병에나, 늑막염에나, 폐결핵에나, 腎炎에나, 자궁질환에나 흔히 現出하는 腹證인데, 만약 이들 환자에게 胸脇苦滿의 證을 확인하였다면 다시 脈證·舌證·外證을 參照하여 柴胡劑 가운데 適方을 골라 쓰면 上記 諸症은 모두 완전히 낫는다.

그러므로 가령 폐렴카타르를 胃카타르로 오진하고, 右側 늑막염을 간장병이라고 착오하더라도 腹證에 잘못이 없으면 단지 병명을 오진한 데 그치고 그 치료법에는 잘못이 없다는 이치인데, 洋醫는 '오진, 즉 誤治'가 되므로 큰 차이가 있다. 또, 이런 이치가 있기 때문에 이 腹診法에 의한다면 각종 질병의 초기에 不定症狀만 존재하여 진단이 곤란한 경우라 하더라도 단지 병명을 결정하지 못하는 데 그치고 치료법에 있어서는 당초부터 허점이 없다면 治期를 遷延하거나, 만회하기 어려운 禍厄을 환자에게 주는 과실은 있을 수 없다.

또, 같은 이치에 의해서 이 腹診法을 쓴다면, 병을 가지고 있음에도 불구하고 이를 자각하지 못하는 외관상 건강하게 보이는 사람이라도 潛伏한 病根을 觸知할 수 있으므로 이것을 뽑아버려서 병을 예방할 수가 있다. 仲景이 "훌륭한 의사는 병을 예방한다(上工治未病)" 한 것은 대개 이것을 말하는 것이다.

두 개 이상의 臟器에 病變이 併發하거나, 또는 甲이라는 臟器에 原發的 病變이 있어서 이것이 乙이라는 臟器에 續發的 病變을 일으킨 경우, 이를테면 위장 카타르와 자궁병이 併發했을 때라 하여도 '胸脇苦滿'의 證이 있다면 柴胡劑 가운데 適方을 골라 쓰면 위장카타르나 자궁병이나 모두 치유된다. 또, 각기병에 심장병을 續發시켰을 때라도 '胸脇苦滿'의 證이 實在한다면 역시 마찬가지로 柴胡劑 가운데 適方을 골라 쓴다. 이렇게 하면 原發病인 각기를 고침에 따라서 續發病인 심장병도 역시 저절로 치유된다. 이것이 한방이 미묘한 所以이고 洋方의 의술이 미치지 못하는 바이다.

2) 腹證·腹診法의 중요성

'腹'은 생명체의 근본이다. 그러므로 百病은 여기에 근원하는 것이다. 따라서, "병을 진찰함에 있어서는 반드시 환자의 배를 살핀다"라는 東洞 옹의 이 말은 실로 漢方 腹證·腹診法의 大綱을 갈파한 것이다. 이를 과학에 입각한 洋方의 원리에 비추어 보아도 역시 다대

1) '胸脇苦滿'의 證은 第2卷에 詳論한다.

한 진리를 함축하고 있음을 알 수 있다. 왜냐하면, 腹腔은 신체 중 가장 큰 空洞으로서 胃·腸·肝·膽囊·輸膽管·脾·膵·腎·副腎·輸尿管·膀胱·攝護腺을 포용하고 있으며, 여자에게 있어서는 다시 난소·輸卵管·자궁을 포용하고 있으니, 頭蓋腔이 뇌와 五官器를, 脊住管腔이 脊髓를, 胸腔이 氣管과 기관지와 폐와 심장과 식도를 포용하고 있는 데 불과한 점과 比해 그 個數에 있어서도 비교가 되지 않는다.

소수의 장기를 가지는 他體部에 비하여 다수의 장기를 가지는 복부는 臟器의 障碍, 즉 질병을 頻繁히 발하고, 또 이 부위의 병증이 다른 體部의 질병의 원인이 되는 일이 많은 것은 필연적인 이치이다. 뿐만 아니라, 腹腔 속의 胃腸은 전신의 영양을 主宰하는 것이니, 만약 一朝에 이 위장에 장애가 온다면 곧 전신에 영향을 미치는 것은 마치 병참부의 결함이 全軍의 興敗에 직결되는 것과 같으므로 특히 중요한 것이다.

위장은 섭취기관으로서는 호흡기와 다를 바 없지만, 호흡기는 환경이 상이하지 않는 한 各人이 동일한 공기를 흡입하므로 각 개인의 체질에 있어서 차별이 없는 이상 그 질병도 단순 일반적이고 各人의 증상이 동일할 것인데 반하여, 위장이 섭취하는 음식물은 귀천빈부의 차에 따라, 또 기호가 다름에 따라 各人各樣한 만큼 그 질병도 역시 各人各樣하고 복잡다단할 것임은 必至의 이치이다. 특히 腸管은 신체 중 最長最大의 하수구로서 음식물의 찌꺼기 및 각종 老廢的 독물을 배설하는 임무가 있는 것이므로, 만약 일단 이 배설작용에 장애가 있게 된다면 그로 인하여 독물의 흡수를 촉진하고 자가중독증을 現出하기에 이른다.

내가 실제 경험한 바에 의하면, 일반적으로 원인불명이라고 칭해지는 諸病의 대부분은 대개 이 자가중독증에 기인한 것이다. 메찌니코프 씨가 "인류의 단명함은 腸性 自家中毒[1] 때문이다"고 한 것은, 나의 주장을 달필로 뒷받침하는 것이다. 漢方에 下劑의 종류가 많은 것은[2] 좋은 일이라 하겠다.

신장은 液狀老廢物의 배설기관이므로 만약 이것에 장애가 생기면 독물이 축적되기 때문에 일종의 자가중독을 초래하게 된다. 즉, 體表·體腔에 水腫을 나타내거나 網膜炎·심장병·尿毒症을 일으키게 된다. 이런 사실과 이유는 洋醫도 역시 알고 있는 바이지만, 이 사

1) 이 '腸性 自家中毒'을 '食毒'이라 한다.

2) 한방에서는 하제를 바로 쓰면, 이것을 아무리 오래 쓰더라도 환자를 衰脫케 하지 않을 뿐더러 오히려 肥健하게 한다. 이것은 病毒만 배제하고 체력은 빼앗지 않기 때문이다. 이것으로 미루어 洋方의 下劑와 撰法을 달리하는 것임을 알아야 한다.

실 이외에 신장장애로부터 續發하는 질병이 많이 있음을 알지 못하는 이유는 그들이 소변의 鏡檢·定性定量 시험에 중점을 두고 檢尿上, 腎上皮細胞[3)]·血球·圓柱·단백 등을 인정하지 않는다면 곧 신장장애를 부정하는 과학만능주의에 의한 소치이다. 왜냐하면, 이 '장애'와 이 '尿變'은 반드시 언제나 일치하는 것이 아닐 뿐더러 오히려 일치하지 않는 경우가 많은 것이기 때문이다.

나의 실제 경험에 의하면, 수포성 결막염·수포성 각막염·홍채염·망막염·약시 등의 안질, 두통, 이명, 重聽, 현운, 震戰, 搐搦, 불면, 신경쇠약, 히스테리, 신경통, 知覺·운동의 마비 등 五官器 腦脊髓 症狀과 咳嗽·呼吸促迫·심계항진 등 심폐증상, 胃內停水·오심구토·水瀉性 下利 등 위장증상 같은 것은 다른 원인에 유래한 것도 없지 않지만 그 대부분은 신장기능장애의 결과인 尿性 自家中毒, 즉 水毒에 유래한다. 이것으로 미루어 그 해독이 얼마나 큰가를 알 수 있을 것이다.

婦人은 월경장애, 특히 그 短少·閉止가 많고 산후에 惡露가 정체함으로 인하여, 남자는 遺傳 기타의 원인으로 인하여 腹內에 어혈을 내장하여 신체 각부에 질병을 유발한다.

요컨대, 질병의 태반은 腸管의 배설장애, 즉 食毒에 기인하거나 또는 신장의 기능장애, 즉 水毒에 기인하거나 또는 어혈의 정체, 즉 혈독에 기인하거나 또는 이들 중 둘 내지 셋이 합병한 데 기인한 것이고, 이밖에 이른바 '원인'이란 것은 모두 誘因이나 近因인 데 불과한 것이니만큼, 이 三因이 湧出하는 원천인 장기조직을 所藏하는 복부는 百病의 근본이다. 그러므로 병을 진찰할 때는 반드시 배를 살피지 않을 수 없는 것이다.

---

3) 오줌 속에 腎上皮細胞 등이 섞이는 것은 腎炎이 急劇하기 때문이니, 腎炎이 완만한 사람의 오줌에 이것이 섞이지 않는 것은 당연하다. 신장장애가 炎症機轉에 의하지 않은 것은 원래 이들 異常物이 섞이는 일이 없다.

4. 脈證, 診脈法

洋醫의 진맥은 거의 형식적이어서 이것을 실용에 응용하는 일이 없지만, 드물게는 脈狀이 미약할 때 캄퍼 주사를 놓는 경우처럼 진맥에 의하여 치료법을 정하는 일이 전혀 없는 것은 아니다. 그러나 대개는 이 진맥으로 병명을 결정하고 豫後의 판정에 참고로 하는 데 그치고, 진맥과 治法 사이에 불가분의 관계를 인정하지 않는만큼 진맥을 경시하는 폐단을 낳지 않을 수 없다.

이에 반하여 한방에 있어서는 진맥이 腹診에 버금가는 중요한 진단법이고 또 치료법을 지시하는 磁針의 임무를 맡는 것이다. 이제 이것을 구체적으로 논할 때, 東洞 옹의 말과 같이 다수의 질병은 복부에 근원을 두고 있으니 腹診의 중요성은 말할 것도 없지마는, 病症의 종류에 따라서는 하등 복부와 관계함이 없이 오로지 脈에만 그 징후를 나타내는 것이 있고, 또 복부에 淵源하여 腹證을 나타내는 것이라도 그것이 虛한가, 實한가, 陰인가, 陽인가를 정함에는 반드시 脈證을 참조할 필요가 있다. 이를테면 脈이 浮할 때는 병이 表에 있는 징후이니 반드시 發表劑를 처방해야 할 것이지만, 浮하며 弱할 때는 桂枝湯을, 浮하면서 緊할 때는 麻黃湯을 써야 한다. 이것은 腹證에 의한 것이 아니고 오로지 脈性에 따라서 治法을 결정하는 경우인 것이다.

脈이 沈할 때는 病이 裏에 있다는 징후이니 腹證에 따라 치료법을 정해야 할 것이로되, 沈하며 實할 때는 下劑를 沈하며, 微·弱·細·小할 때는 人蔘·乾薑·附子 등의 溫熱劑를 처방해야 한다. 이것은 腹證과 脈證을 대조하여 치료법을 결정해야 할 기회인 것이다. 그리고 桂枝證은 陽證으로서 表虛에, 麻黃湯證은 陽證으로서 表實에, 下劑의 證은 陽證으로서 裏實에, 人蔘·乾薑·附子의 證은 陰證으로서 裏虛에 각각 속한다. 이와 같이 脈證과 진맥법은 진단요법과 극히 긴밀한 관계가 있으므로 古來로 허다한 名醫哲工이 전후해서 배출되어 연구에 몰두하여, 脈學을 완성한 것이다.

그런데 脈은 원래 민감한 것이어서 평상시 병이 없을 때에라도 사소한 정신적 영향에 의해서 금방 변동하는 것이니 병적인 경우는 더욱 제반 영향에 의해서 여러 가지로 잡다

하게 변화한다. 그러므로 진맥에 잘못이 없게 하기 위해서는 다년간의 경험과 숙련을 필요로 한다. 만약 이 점에 깊이 유의하지 않으면 도저히 脈으로 병을 진찰하는 경지에 도달하지 못하는 것임을 알아야 한다.

무릇, 어떤 學藝이고를 막론하고 모두 경험으로부터 우러나오는 직관력이 발달하지 않으면 결코 기술의 심오한 경지에는 들어가지 못하는 것이며, 진맥도 또한 마찬가지다. 결국 맥은 책으로 배울 수 있는 것이 아니고 환자를 대하면서 천신만고하여 自得해야만 하는 것이다. 中神琴溪 씨는 다음과 같이 말했다.

問. "越人[1]이라 하더라도 脈으로써 병을 알았고 王叔和[2]는 『脈經』을 저술한 지, 천 년을 醫의 先務로 하고 있습니다. 그런데 선생님 혼자만 '古人이 말하는 脈論은 조금도 치료에 보탬이 안 된다. 오히려 迷妄을 낳고 해가 많다.'고 하시는 것은 무슨 까닭입니까?"

答. "맹자가 말하기를 '胸中이 바르면 곧 눈동자가 또렷하고, 胸中이 바르지 못하면 곧 눈동자가 흐리다. 그 사람의 말을 듣고 그 사람의 눈동자를 보면 그 사람에 관하여 알지 못하는 점이 어찌 있을 수 있겠는가?' 하였다. 이 말은 千歲에 남을 격언으로서, 어떤 사람의 진위허실을 살필 때는 눈동자를 보는 것보다 좋은 방법은 없다. 그 눈동자의 표징은 웅변가도 말로 표현할 수 없고, 문장가도 글로 표현할 수 없으며, 다만 조용히 마음으로 깨달을 수밖에 없다. 맥도 이와 마찬가지로 입으로 말할 수 없고, 붓으로 기록할 수 없는 것이다.

그런데 叔和의 『脈經』은 아무래도 글로 쓰여진 것이니, 後人이 이 책에 의해 맥을 알 수는 도저히 없는 것임을 알아야 한다. 이렇게 말한다고 해서 맥을 버려야 한다는 말은 아닌 것이다. 맥을 모르면 병의 반응을 모르게 되고, 병의 반응을 모르면 약을 쓸 수 없다. 맥은 이것을 아는 데 술법이 있는 바, 浮·沈·遲數·滑·濇은 누구나 아는 바이다.

그 밖의 맥은 이를테면, 經閉로 아는 환자에게서 經閉의 맥을 알고, 懷胎로 아는 사람에게서 懷胎의 맥을 알아, 무슨 병에서든지 그 병에 특징적인 맥을 짚어서 깨닫고 또 언제나 주의를 집중하여 異變의 맥을 발견하면 그 병의 반응을 생각하여

---

1) 扁鵲은 越나라 사람이므로 그를 '越人'이라 한다.

2) 王叔和는 晋나라 사람. 처음으로 『傷寒論』을 撰次하였고, 『脈經』을 저술하였다.

알 수 있도록 掛念하여 습관이 됨으로써, 마침내 맥으로 병을 알 수 있는 경지에 이르는 것이다. 어찌 扁倉[3]에게 뒤질 것인가? 이것이 吾門이 맥을 배우는 術法이다. 『脈經』을 연구하여, 그것으로 해서 병을 알려 하는 것은 심히 迂遠하고 迷妄되어 마침내 참된 것을 알 수 없게 된다. 이것은 앞에 말한 바와 같이 '입으로 말할 수 없고 붓으로 기록할 수 없는' 것을 저술한 책이기 때문이다. －하략－"

이것은 참으로 至言이지만, 初學者에게는 학습의 端緖로서 그 定型을 가리킨 요체이므로 『脈學輯要』에서 발췌하여 가지고 약간의 해설을 가하여 또 淺田 씨의 注意를 인용하여 독자의 참고가 되도록 하겠다.

(1) **總 說**

朱奉議는 다음과 같이 말했다. "무릇, 按指할 때는 먼저 中指 끝으로 按하여 關位를 짚는다. 掌後의 高骨을 '關'이라 한다. 이어서 前後 두 손가락을 똑같이 내린다. 이것을 '三部之脈'이라 한다. 前指는 寸口이고 後指는 尺部이다. 만약 환자의 팔이 길면 손가락을 성기게 내리고, 팔이 짧으면 붙여서 내린다."

我說. 먼저 中指 끝으로 高骨, 즉 橈骨結節部를 按하고, 다음에 示指 및 藥指를 中指에 接해서 내리면 寸, 關, 尺, 3部의 脈으로, 中指 끝에 닿는 부분은 關位, 示指가 닿는 곳은 寸口, 藥指가 닿는 곳은 尺部가 된다는 뜻이다.

徐春甫 씨의 말. "脈에 3部가 있다. '寸'이라 하는 것과 '關'이라 하는 것과 '尺'이라 하는 것들이다. '寸'은 天을 法하고, '關部'는 人을 法하고, '尺部'는 地를 法한다. 寸部는 上, 즉 흉부에서 심장부・폐・인후・頭部・日部에 병이 있는 곳을 살피고, 關部는 中, 즉 胸隔 以下 小腹에 이르기까지에 병이 있는 것을 살핀다. 脾・胃・肝・膽은 모두 中에 있다. 尺部는 下, 즉 小腹에서 허리・腎・무릎・정강이・발에 병이 있는 것을 살핀다. 大腸・小腸・방광은 모두 下에 있는 것이다."

이것은 『十八難』[4] 3部 上・中・下 診候의 法이라고 생각한다. －중략－ 환자를 진찰할

3) '扁倉'은 옛 名醫 扁鵲과 大倉을 약칭한 것.

때는 上部에 병이 있으면 반응이 寸口에 나타나고, 中部에 병이 있으면 關上에 나타나고, 下部에 병이 있으면 尺中에 나타난다. 이것은 가장 명확한 사실이다. 春甫의 말에 틀림이 없다.

吳山甫 씨의 말. "東垣은 이것이 알기 어려운 것임을 표현하여 말하기를 '脈은 神이 있으므로 중요하다. 神이 있다 함은 힘이 있다는 것이다. 六數·七極·三遲·二敗[5]라 할지라도 生할 수 있다' 하였다. 이것은 診脈者가 精一한 뜻을 얻은 것이라고 하겠다. -중략- 맥이 도래함에 힘이 있는 것을 陽證이라 하고, 沈微하여 힘이 없는 것을 '陰證'이라 한다. -중략- 浮하며 힘이 있는 것을 '風'[6]이라 하고, 힘이 없는 것을 '虛'라 한다. 沈하며 힘이 있는 것을 '積'[7]이라 하고 힘이 없는 것을 '氣'[8]라 한다. 遲하며 힘이 있는 것을 '痛'이라 하고, 힘이 없는 것을 '冷'[9]이라 한다. 數하며 힘이 있는 것을 '熱'이라 하고 힘이 없는 것을 '瘡'이라 한다. 각 부위에서 이것을 볼 수 있다. -하략-"

滑伯仁 씨의 말. "맥을 살핌에는 반드시 '上下來去至止'라는 여섯 字를 알아야 한다. 이 여섯 字를 분별치 못하면 陰陽虛實을 식별할 수 없다. 上하는 것을 '陽'이라 하고, 來하는 것을 '陽'이라 하고, 至하는 것을 '陽'이라 한다. 下하는 것을 '陰'이라 하고, 去하는 것을 '陰'이라 하고, 止하는 것을 '陰'이라 한다. 上하는 것은 尺部에서 寸口로 上하는 것이고, 下하는 것은 寸口에서 尺部로 下하는 것이고, 來하는 것은 골육의 분야에서 피부의 際로 나오는 것이고, 去하는 것은 피부의 際에서 골육의 分으로 돌아가는 것이다."

陳遠公 씨의 말. "맥을 볼 때는 반드시 神이 있고 없음을 살펴야 한다. 참으로 이것이 비결인 것이다. 그러면 神이 있고 없음은 무엇으로 구별하는가? 浮·沈·遲·數·濇·滑·大·小의 각 맥을 논하는 것이 아니라, 按指의 촉감에 만약 條理가 있고 先後가 秩然하여 亂하지 않으면 이것은 神이 있는 上이다. 만약 손가락으로 만져 보아서, 充然하고 힘

---

4) 『十八難』이란 脈證·診脈法을 說한 『難經』을 말한다.

5) '六數'은 한 번 呼吸할 때 六至가 되는 脈, '七極'은 七至가 되는 脈, '三遲'는 三至가 되는 脈, '二敗'는 二至가 되는 脈이다.

6) '風'은 '感冒'이다.

7) '積'은 腹內에 病毒이 鬱積한 것이다.

8) '氣'는 神經症.

9) '冷'은 '陰證'과 같은 뜻.

이 있는 것이라면 이것은 神이 있는 次이고, 그밖에 손가락으로 만져 보아서 미미하게 鼓動하는 것도 역시 神이 있는 것이라 하겠다. 만약 손가락으로 만져서 산란한 것, 혹은 있고 혹은 없는 것, 來함에 힘이 있지만 去함에 힘이 없는 것, 輕하게 만지면 있고 重하게 만지면 끊어져 없는 것, 때로는 續하고 때로는 斷하는 것, 續하려 하나 不能한 것, 接하려 하나 부득한 것, 沈細한 가운데 갑자기 依稀之狀[10]이 있는 것, 洪大한 가운데 갑자기 飄渺之形이 있는 脈狀은 모두 神이 없는 맥인 것이다. 맥이 至하되 神이 없는 것은 두려워할 병인 것이다. 마땅히 大補의 劑를 써서 이것을 급히 구하도록 해야 한다. 因循等待하면 변하여 死脈이 된다. 그리고 후에 이것을 구하려 해도 이미 때가 늦은 것이다."

汪石山 씨의 말. "－상략－ 무릇『脈經』一書는 친절하게 사람들에게 診法을 제시하였는데, 關卷入首한즉 形을 觀하고 色을 察하여 가지고 이것들을 서로 참조하여 生死를 결정해야 할 것이다. 望・聞・問・切[11]은 醫師로서 하나도 缺할 수 없음을 알아야 한다. 어찌 偏廢할 수 있으랴."

董西園 씨의 말. "노인은 기혈이 이미 쇠하였다. 맥은 쇠약한 것이 좋다. 過旺하면 이것이 곧 병이다. 만약 맥이 盛하되 躁하지 않으며 建飯이 평상시와 같은 사람이라면 稟賦가 두터운 것이고 장수할 징조다. 만약 强하되 躁疾이 있으면 孤陽[12]으로 본다. 少壯年은 맥이 충실함이 좋다. 약하면 병이 많다. 그 사람의 기혈이 날로 왕성해 갈 나이에 弱脈을 나타내는 것은 不足이라 할 수 있기 때문이다. 만약 脈體가 小하고 和緩하며 3部가 相等한 것이라면, 이것은 稟이 靜하고 養이 定한 것이다. 다만 細하고 勁急한 것이라면 이것은 불길한 것이다. 그러므로 맥을 짚어 증상을 살핌은 一成之矩이다. 사람에 따라서 變通함은 圓機之義다. 肥盛한 사람은 氣가 밖으로 盛하여 肌肉이 豊厚하니 그 맥은 대부분 洪하고 沈하다. 야위고 작은 사람은 氣가 中에 急하여 肌肉이 천박하니, 그 맥은 대부분 數하고 浮하다. 술마신 뒤의 맥은 반드시 數하고, 食後의 脈은 언제나 洪하다. 遠行의 脈은 반드시 疾하고 久饑의 脈은 반드시 空하다. 유아의 脈은 數한 것이 보통이다."

徐春甫 씨의 말. "맥이 없는 것은 그 原因이 한 가지가 아니다. 久病으로 맥이 없고, 기

10) '依稀'는 '彷佛'이란 뜻.

11) '望'은 視診, '聞'은 청진, '問'은 문진, '切'은 진맥・복진이다.

12) '孤陽'은 陽證의 根底가 없는 것으로 陽虛證이다.

절하는 사람은 죽고, 급성질환으로 맥이 없고 病毒이 鬱積한 사람은 고칠 수 있다.
—하략—"

我說. "久病으로 맥이 없고 기절"하는 것은 체력이 탈진했기 때문이므로 아무리 다량의 캄퍼 주사를 반복하더라도 효력이 없는 것이다. "급성질환으로 맥이 없고 기절하는 것"은 病毒이 鬱積한 때문이므로 汗·吐·下에 의하여 病毒을 驅逐하면 나을 수 있고, 캄퍼 주사로 고칠 바가 아니다.

⑵ 浮

『十八難』에, "'浮'는 脈이 肉上에서 있고 循行하는 것이다."

張介賓 씨의 말. "대개 '浮'하며 힘이 있고, 神이 있는 것은 '陽有餘'[13]라 한다. 陽有餘이면 火[14]가 반드시 이를 따른다. —中略— '浮'하며 힘이 없고 空豁한 것을 '陰不足'[15]이라 한다. —중략— 이들을 表證으로 본다면 해가 막대하다."

張路玉 씨의 말. "'浮脈'은 손가락을 下하면 이내 浮象이 나타나고, 만지면 약간 減하되 空하지 않게 된다. 떼면 泛泛히 流利하여, '虛脈'이 만지면 不振한 것과 다르고, '芤脈'이 만지면 中空인 것과 다르고, '濡脈'이 綿軟하고 無力한 것과 다르다. '浮'는 經絡肌表의 반응이다. —중략— 그러므로 대개 '浮脈'의 主病은 모두 表에 屬한다."[16]

⑶ 芤

張三錫 씨의 말. "'芤'은 풀이름으로 잎은 葱[17]에 類하고 中空, 指下에 浮大 無力한 것이 이것이다. 亡血·陰虛, 陽氣浮散의 象이다. —중략— 諸種의 失血過多 및 産後에 많이 나타난다."

---

13) '陽有餘'는 陽證이 劇한 것이다.

14) '火'는 충혈 및 염증.

15) '陰不足'은 陰虛證.

16) (譯註) 閻德潤의 『脈辨』에는 다음과 같은 말이 있다. "'浮脈'인 사람은 혈압이 하강하고 심장의 박동에 오히려 힘이 있는 일이 가끔 있다. 이른바 '平波脈'이란 것과 서로 비슷한 것이다(浮脈者, 血壓降下, 心搏博動猶有力時所現之脈也. 與所謂平波脈相似矣)"

17) '蔥'은 '葱의 古字다.

張介賓 씨의 말. "浮大・中空하여 만지면 葱管과 같다. '芤'은 孤陽脫陰의 징후이고 失血・脫血의 所致이다."[18]

(4) 滑

遜思邈 씨의 말. "만지면 珠子가 움직이는 것 같다. 이름하여 '滑'이라 한다. '滑'은 陽脈이다."

滑伯仁 씨의 말. "'滑'은 澁하지 않는 것이다. 往來流利하기가 盤 위에 구슬이 구르는 것과 같다."

『像寒論』에는 '滑'을 實熱[19]의 脈으로 보고 있다. "맥이 오히려 滑하면 去할 바가 있다. 이것을 下하면 곧 낫는다(脈反滑, 當有去處. 下之乃愈)" "맥의 滑하고 疾한 것은 小承氣湯[20]으로 다스린다. 맥이 浮滑한 것은 表에 寒이 있고 裏에 熱이 있는 것이다(脈滑而疾者, 小承氣陽主之. 脈浮滑, 此表有寒裡有熱也)" "脈이 滑하고 厥[21]한 것은 裏에 熱이 있는 것이다(脈滑而厥者, 裏有熱也)" "脈이 滑하고 數한 것은 宿食[22]이 있는 것이다(脈滑而數者, 有宿食也)" 이것은 모두 陽이 盛하고 熱이 實한 징후다. 그렇지만 虛한 사람에게서 오히려 滑脈을 볼 수 있는 경우가 있다. 이것은 곧 元氣가 外泄한 징후다. 修學者는 모름지기 細心體認해야 할 것이다.[23]

18) (譯注) 閻德潤의 『脈辨』에는 다음과 같은 말이 있다. "이 맥은 혈압이 中等度 이하로 내려가고, 血量이 부족하여도 심장이 오히려 힘있게 박동할 때 생긴다. 마땅히 小軟虛脈(pulsus suppressus)과 서로 비슷하다(此脈當生於血壓降至中等度以下, 血量不足, 然心猶有力博動之時. 當與小軟虛脈 pulsus suppressus 相似)"

19) '實熱'은 陽明證이다.

20) '小承氣湯'은 下劑다.

21) '厥'은 四肢 또는 전신이 냉각하는 것을 말하며, 대부분 인사불성을 수반한다.

22) 宿食은 飮食 等이 정체한 것.

23) (譯註) 閻德潤의 『脈辨』에는 "'滑脈'은 '澁'의 반대이고, '數'과 비슷하며 實이 많다. 대개 오늘날의 頻小脈에 해당한다. 혈압과는 긴요한 관계가 없으므로 심장의 일정한 시간 동안의 박동수로 관찰할 수 있다(滑脈爲澁之反, 且與數相似, 而實多也. 大概卽今之頻小脈, 與血壓無緊要之關係, 而偏重於心臟一定時間內博動之數, 而觀察之也)"

⑸ 洪

吳山甫 씨의 말. "'洪'은 洪水의 '洪'과 같다. 脈이 來하되 大하고 鼓함이다."

張介賓 씨의 말. "'洪'은 大하고 實함이다. 擧按間에 모두 有餘하다. 洪脈은 陽이다. -중략- 혈기가 燔灼하고 大熱의 징후가 있다. '浮洪'하면 表熱이고, '沈熱'하면 裏熱이다.[24) -하략-"

⑹ 數(疾)

吳山甫 씨의 말. "'數'은 의사의 一呼一吸時에 환자의 맥이 來함이 六至인 것을 말한다. 七至·八至인 것도 또한 '數'이고, 九至·十至·十一至·十二至는 '數'이 극심한 것이다. 七至를 '甚'이라 하고 八至를 '難治'라 한다. 九至 이상은 모두 '不治'로 본다. 嬰兒는 純陽의 氣이니 七至·八至라 하더라도 정상이고 大人의 예를 따르지 않는 것이다."

張介賓 씨의 말. "五至·六至 以上, 대체로 急·疾·緊·促 등은 모두 그 부류이다. 寒熱[25)·虛勞·外邪·癰瘍 등 증상이 있다. 滑數·洪數에는 열이 많고, 澁數·細數에는 寒이 많으며, 暴數에는 外邪가 많다. 久數은 반드시 虛損이다. 數脈에는 陰이 있고 陽이 있다."

汪石山 씨의 말. "무릇 병에서 數脈을 볼 수 있을 때는 대부분 고치기 어렵다. 병이 오래 되었고 맥이 數하면 더욱 좋지 않다."

蕭萬與 씨의 말. "-상략- 대개 數은 본래 熱에 屬한다. 그런데 眞陰虧損[26)의 脈도 역시 急數하다. 그래서 점점 數하면 점점 虛하고, 점점 虛하면 점점 數하다. 그러므로 한 번 差誤하면 生死가 如反掌이다."

⑺ 疾

李士材 씨의 말. "六至 以上의 脈에는 두 종류가 있다. '疾'이라는 것과 '極'이라는 것이다. 이들은 모두 급속한 形으로 數의 極이다. 다만, 傷寒熱極 및 勞瘵虛憊한 사람에게서

24) (譯註) 閻德潤의 『脈辨』에, "이 脈은 오늘날의 '大脈'과 相類한다(此脈與今之大脈相類)"

25) '寒熱'은 오한발열, '虛勞'는 폐결핵, '外邪'는 장티푸스, '虛損'은 虛證이다.

26) '虧'는 '缺'이다. '眞陰虧損'은 陰虛證이 심한 것.

바로 이 맥을 볼 수 있다. 이것은 陰髓가 下에 竭하고 陽光이 上에 亢하며, 日이 있고 月[27]이 없다. 이것으로 死期를 결정해야 한다. 반드시 喘促聲嘶하게 되고, 겨우 胸中 數寸間으로 호흡하며 根帶에 達할 수가 없다.[28] 眞陰은 下에 極하고 孤陽은 上에 亢하며 短氣[29]가 이미 極하다."

'疾'은 '數'이 심한 것이다. －중략－ 환자에게서 경험한 바에 의하면, 脚氣惡證의 맥은 대부분 數疾이고 來去하는 것이 매우 날카롭다.

⑻ 促

高陽生 씨의 말. "'促'(速也, 迫也, 近也)은 陽이다. 指下로 만져 보아 極數하며 寸口에 併居하는 것을 '促'이라 한다. 점차 더해 가면 죽고, 점차 덜해 가면 산다."

揚仁齊 씨의 말. "'促'은 陽이다. 貫珠하여 上하고, 寸口에 促하며, 魚際[30]로 나온다. 짚어보면, 數急하고 때로 멎는 것 같으나 다시 來한다.'

方龍潭 씨의 말. "무릇 '促脈'은 맥이 疾促하여 寸口에 併居함을 이르는 것이다. 대개 '促'은 數(삭)이 勝한 것으로, 數은 '促'의 원천이다. 먼저 數하고 그 다음 '促'한다. 이것은 至數의 極이다."

⑼ 弦

李中梓 씨의 말. "－중략－ 叔和는 말하기를, '弓弦을 당긴 것과 같다'고 하였고, 巢씨는 말하기를, '만지면 움직이지 않고 탄력이 있어서 금슬의 현을 만지는 것과 같다' 하였다. 同父는 말하기를, '中에서 直過하여 指下에 挺然[31]하다' 하였다. 諸家가 弦脈을 論한 것은 深切著明하다 하겠다."

---

27) '日'은 陽, '月'은 陰.
28) "겨우 胸中 數寸間으로 호흡하며 根帶에 達할 수가 없다" 함은 淺表性의 호흡곤란이다.
29) '短氣'는 呼吸息迫.
30) '魚際'는 拇指球.
31) '挺然'(譯註) 튀어나오는 것.

吳山甫 씨의 말. "'双弦'은 脈이 來함에 두 線을 당기는 것과 같다. 肝實의 증상이 있고 통증이 있다. 만약 單絃이라면 一線뿐이다."

徐忠可 씨의 말. "一手에 兩條의 脈이 있을 때는 '双弦'이라고 한다. 이것은 元氣가 쇠한 사람에게서 왕왕 많이 볼 수 있다. 역시 虛에 속한다."

'弦脈'에는 大要 셋이 있다. 邪氣가 少陽에 있는 것이 있고(瘧邪[32]는 역시 少陽에 있다. 그러므로『金匱』에 이르되, "瘧脈은 저절로 弦하다〔瘧脈自弦也〕"고 하였다), 혈기가 收斂하고 筋脈이 拘急하는 것이 있으며(복통·脇痛·痃氣[33]·疝瘕는 따라서, 대부분 弦脈을 볼 수 있다), 胃氣가 衰敗하여 木邪가 土에 乘하는 것[34]이 있다(虛勞에 대개 弦細數을 볼 수 있음이 이것이다).[35]

(10) 緊

생각하건대, '緊'의 一脈은 古今의 脈書에 그 要締를 얻은 것이 없고 모두 '弦'과 서로 비슷하다고만 말하고 있다. 나의 아버지가 일찍이 말하기를, "『素問』·仲景의 이른바 '緊脈'은 반드시 諸家의 說과 같지는 않으니라. 대체로 '緊'은 散하지 않는 것이고, 그 넓이는 한계가 있으며, 脈은 肉과 劃然, 분명하다"고 한 일이 있다. 寒은 收引을 주관한다. 이 때문에 脈道는 緊束하며 감히 開散渙漫하지 않다.[36] —하략—

(11) 沈

黎民壽 씨의 말. "'沈'은 陰氣가 厥逆[37]하며 陽氣가 펴지지 않는 징후로서 '沈'은 '浮'와

---

32) '瘧'은 말라리아.

33) '痃氣'는 肋骨弓下에 있는 凝結物이다. '疝瘕'는 腸의 假性腫瘤.

34) "木邪가 土에 乘한다" 함은 陰陽五行의 空論이므로 따를 바가 못된다.

35) (譯註) 閻德潤의『脈辨』에, "'弦脈'은 혈압의 고저가 重하지 않고, 압력이 강하하는 상황이 重하다. 혹은 急하고 혹은 緩하는 것을 말한다. 곧, 오늘날의 '鈍脈'에 해당한다(弦脈者, 不重於血壓之高低, 乃重壓力降下之狀況. 或急或緩之謂. 卽今之鈍脈也)"

36) (譯註) 閻德潤의『脈辨』에, "'緊脈'은 脈의 硬度가 특히 重하다. 그런데 이 硬度가 높은 것은 혈관벽의 變性에 起因한 것이든지 心臟이 驅血되기 쉬운 데 起因하여 發生한 것이든지 하여 確定지을 수가 없다. 대체로 '强脈'에 가까운 것이다(緊脈特重於脈之硬度. 然此硬度之高, 因血管壁之變性, 或因心臟驅血之易而生者, 不可得而確定, 槪言之, 當近於强脈也)"

37) '厥逆'이란 사지의 말단부로부터 중심부를 향하여 거슬러 냉각됨을 말한다.

상대된다. '浮'는 陽邪가 勝하는 바이고 혈기가 發越하여 外에 있으므로 陽이라 하고 表를 주관한다. '沈'은 陰邪가 勝한 바이고 血氣가 固滯하여 不振하므로 陰이라 하며 裏를 주관한다."

吳授 씨의 말. "'沈'의 診法은 重手로 按하되, 근골 위에 이르러 이를 切하고[38] 裏證의 허실을 살피는 것이다. 만약, 沈微·沈細·沈遲·沈伏으로서 힘이 없으면 神이 없는 것이고, 陰이 盛하며 陽이 微한[39] 것이다. 급히 맥이 생기게 하고 陽을 돌이키는 것이 좋다. 만약, 沈疾·沈滑·沈實로서 모두 힘이 있으면 熱이 實하고 神이 있는 것이며, 陽이 盛하고 陰이 微한[40] 것이다. 급히 陰을 養하고 陽을 退하는 것이 좋다. 무릇 診沈하는 法은 가장 緊關한 要締인 것이다. 이것으로 陰陽·冷熱을 결정한다. 用藥의 生死는 머리카락 하나만한 차이이다. 자세히, 그리고 삼가 관찰하지 않으면 안 된다. 무릇 脈 中에 힘이 있는 것을 '神이 있다.' 하고 이것은 다스릴 수 있는 것으로 본다. 脈 中에 힘이 없는 것은 '神이 없다' 하고 다스리기 어려운 것으로 본다."

何夢瑤 씨의 말. "'浮'와 '沈'은 禀賦에 依하는 것이 있다. 趾高氣揚한 사람들은 脈이 浮한 경우가 많고, 鎭靜沈潛한 사람들은 脈이 沈한 경우가 많다(또 살찐 사람은 沈이 많고, 여윈 사람은 浮가 많다). 그리고, 계절에 따라 변하는 것이 있으니, 봄·여름은 氣가 昇하니 곧 맥이 浮하고, 가을·겨울은 氣가 降하니 곧 맥이 沈하다. 병에 따라 일어난 것은, 병이 上(人身의 上部다)에 있고, 表에 있고, 府[41]에 있는 것은 그 맥이 浮하고(上·表·府는 모두 陽에 속하며 浮脈도 역시 陽에 속한다. 陽病은 陽脈을 나타내는 것이다), 下에 있고, 裏에 있고, 臟[42]에 있는 것은 그 맥이 沈한 것이다.[43]"

---

38) '切'함이란 診脈을 말한다.

39) "陰이 盛하여 陽이 微"함은 陰證인 것을 말한다.

40) "陽이 盛하고 陰이 微"함은 陽證.

41) '府'란 내부가 공허한 臟器를 말한다.

42) '臟'이란 내부가 충실한 臟器.

43) (譯註) 閻德潤의 『脈辨』에, "脈이 沈한 것은, 脈의 搏動이 不足한 데 起因된 것이다(脈之沈者, 因脈躍之不足)"

(12) 伏

戴同父 씨의 말. "'伏脈'은 처음에 손가락을 내려서 輕按해서는 느낄 수 없고, 다음에 이를 中部에서 찾아도 역시 느낄 수 없고, 그 다음 重手極按하여도 역시 그 象이 없다. 그 손가락으로 근을 밖으로 미는 것을 기다려 진맥하면 겨우 나타난다. 대개 맥은 筋下를 순행하는 것이다. 만약 常診처럼 筋을 밀지 않고 求한다면 볼 수가 없다. 어리석은 사람은 이것을 보고 맥이 絶하였다고 한다. '芤脈'은 만져서 알 수 있고, '伏脈'은 밀어서 알 수 있는 것이다. '伏'과 '沈'은 서로 비슷하다. '沈'은 重按하면 이내 알아볼 수 있지만, '伏'은 重按을 하더라도 안 되고 반드시 筋을 밀어야만 알아볼 수 있는 것이다. 만약, 重按을 하여도 안 되고 筋을 밀어서 뼈에 닿아도 脈이 전무한 경우라면 맥은 絶無한 것이고 伏이 아니다."

張介賓 씨의 말. "있는 것도 같고 없는 것도 같고 뼈에 닿아서야 겨우 알아볼 수 있다. 이것은 陰陽潛伏,[44] 阻隔閉塞[45]의 징후로서, 火가 閉하여 伏한 것이든지, 寒이 閉하여 伏한 것이든지, 氣가 閉하여 伏한 것이다.[46] 痛極·霍亂[47]·疝瘕·閉結[48]·식체·분노·厥逆水氣[49] 등의 증상이 있다. '伏脈'의 體狀은 細微하다 하지만 역시 반드시 은은하며 힘이 있다. 무릇 '伏脈'의 출현은 沈微·細脫한 것과 相類한다 하지만, 실은 같지 않은 점이 있다. 대체로, 맥이 '伏'함은 본래 있되 없는 것 같고, 일시 은폐되어 보이지 않을 뿐 -중략- 그러나, 이것은 반드시 暴病·暴逆의 환자에게 있으며, 환자의 氣를 調하면 맥은 저절로 회복된다."

吳又可의 『溫疫論』에는, "溫疫[50]으로 裏證을 얻어 神色이 敗하지 않고 言動이 自如하며 별로 怪症이 없는데 갑자기 六脈이 실과 같이 微細하고 軟하며, 심지어 맥이 없기까지 하

---

44) '陰陽潛伏'이란 陰證과 陽證이 共히 潛伏한 것.

45) '阻隔'은 生理的 機能을 阻隔한다는 뜻. '閉塞'은 病毒閉塞이다.

46) "火가 閉"한다 함은 炎症이 劇烈한 것, "寒이 閉한다" 함은 水毒이 劇烈한 것, "氣가 閉한다" 함은 精神感動이 劇烈한 것.

47) '霍亂'은 급성 위장카타르·유럽 콜레라·아시아 콜레라의 총칭이다.

48) '閉結'이란 대소변의 閉結이다.

49) '厥逆 水氣'는 水毒에 의한 厥逆이다.

50) '溫疫'이란 장티푸스.

여 양쪽 손에 모두 맥이 없든지 한쪽 손이 먼저 '伏'하든지 한다. 환자를 살펴볼 때, 이 맥이 있음에도 반응이 없다가 나타날 경우는, 응당 下해야 할 것이로되 下하지 못해서 內結壅閉하여 營氣[51]가 內로 逆하고 四肢에 달하지 못한 때문이다. 이것이 '脈厥'이다.

－하략－

我說. 이 '脈厥'이 있을 때 함부로 캄퍼 주사를 쓰지 않는 의사가 드물지 않다. 猛省해야 한다.[52]

(13) 革

李時珍 씨의 말. "諸家의 脈書에는 모두 이것을 '牢脈'으로 본다. 그래서 '革'이 있되 '牢'가 없든지, '牢'가 있고 '革'이 없든지 하여 錯綜, 판별이 안 된다. '革'은 浮하나 '牢'는 沈하고, '革'은 虛하나 '牢'는 實하여, 形證이 모두 다른 것을 알지 못하는 것이다."

仲景은, "脈이 弦하고 大하다. 弦한즉 곧 減이 되고, 大한즉 곧 芤가 되며, 減한즉 곧 寒이 되고, 芤한즉 곧 虛가 된다. 虛와 寒이 相搏한다. 이것을 이름하여 '革'이라 한다. 부인은 곧 流産漏下하고, 남자는 곧 失精亡血하게 된다(脈弦而大. 弦則爲減, 大則爲芤, 減則爲寒, 芤則爲虛, 虛寒相搏, 此名爲革. 婦人則半産漏下, 男子則失精亡血)"고 하였다. 이 말에 비추어 時珍 등의 잘못을 알 수 있다 하겠다.[53]

(14) 牢

孫思邈 씨의 말. "'牢脈'은 按하면 實强하고, 그 脈은 沈·伏과 비슷하다. 이름하여 '牢'라 한다. '牢'는 陽이다."

'革'은 浮堅無根의 極이고, '牢'는 沈堅有根의 極이다. 마땅히 이 점에 비추어 兩者를 구별해야 할 것이다.[54]

---

51) '營氣'란 혈액·임파액 등의 총칭.

52) (譯註) 閻德潤의 『脈辨』에, "이것은 '沈脈'이 심한 것이며, 곧 '强脈'이 極한 것이고, 또한 곧 虛脈의 조짐이다(此爲沈脈之甚者, 卽强脈之極者, 亦卽虛脈之兆也)"

53) (譯註) 閻德潤의 『脈辨』에, "'革脈'은 平波脈으로, 약간 遲脈의 성질을 띤 것이다(革脈當爲平波脈而稍帶遲脈之性質者也)"

54) (譯註) 閻德潤의 『脈辨』에 "'牢脈'은 脈의 複象이다. 그러나 硬度에 의하여서 알 수 있다. 분류한다면

(15) 實

滑伯仁 씨의 말. "'實'은 '虛'가 아닌 것이다. 輕按하여도 끊어지지 않는다. 맥이 높고 오랫동안 움직이며, 힘이 있고 疾하지도 않고 遲하지도 않다. 三焦[55]에 氣가 滿한 징후인 것이고, 嘔·痛·氣塞·氣聚·食積[56]·下利·伏陽在內[57] 등의 증상에 있다."

張介賓 씨의 말. "'實脈'에는 眞性과 假性이 있다. 眞性은 알기 쉽고 假性은 착오하기 쉽다. 그러므로 반드시 그것이 비롯된 원인을 묻고, 兼하여 形證을 살피면 곧 반드시 그 神을 얻게 되고, 바로 高手가 된다.[58]"

(16) 微

滑伯仁 씨의 말. "'微'는 顯하지 않은 것이다. 依稀輕細하여 있는 것도 같고 없는 것도 같다. 氣와 血이 모두 虛한 징후이다."

長路玉 씨의 말 "'微脈'은 있는 성싶은데도 없는 것 같고, 끊어질 듯하면서도 끊어지지 않는다. 그러나 按하면 약간 모호한 狀이 있다. 弱脈이 小弱하되 分明하고, 細脈이 섬세하되 有力한 것과는 다르다."[59]

(17) 澁

戴同父 씨의 말. "脈의 來함이 蹇·澁[60]·細·遲하여, 流利가 圓滑하지 못한 것은 '澁'이다. '滑'과 상반된다."[61]

'太甚硬脈'에 속하는 것 같다(牢脈爲脈之複象, 然偏重於硬度可知, 欲分類之, 似屬於大甚硬脈)"

55) '三焦'는 上焦·中焦·下焦의 약어로서, 上焦는 乳部 以上을, 中焦는 乳部 以下 배꼽까지를, 下焦는 배꼽 이하의 體部를 말한다.

56) '食積'은 '宿食'과 같다.

57) '伏陽'은 陽證의 伏匿이란 뜻.

58) (譯註) 閻德潤의 『脈辨』에, "이것은 곧 오늘날 '實脈'의 징후이다(此乃今日實脈之候)"

59) (譯註) 閻德潤의 『脈辨』에, "이것은 곧 搏動함이 낮은 것이다(此卽其跳躍之低者)"

60) '蹇'은 '停'과 같은 뜻. '澁'은 "지체되다"라는 뜻.

61) (譯註) 閻德潤의 『脈辨』에, "'澁脈'은 곧 오늘날의 不整脈 가운데 '結代脈'이다(澁脈乃今日之不整脈中之結代脈也)"

(18) 細('小'라고도 한다)

李中梓 씨의 말. " '細'의 뜻은 '小'이다. '微脈'은 모호하여 알아보기 어려운 것이고, 細脈은 '顯明'하여 알아보기 쉬운 것이다. 그러므로 '細'는 '微'보다 비교적 크다."[62]

(19) 軟(즉, '濡'다. '耎'·'輭'이라고도 한다)

李時珍[63] 씨의 말. "水上의 浮漚[64]와 같다. 重手로 按하면 손을 따라서 沒하는 象이다." "浮細하며 綿과 같은 것을 '濡'라 하고, 沈細하며 綿과 같은 것을 '弱'이라 하며, 浮하며 極細하고 끊어지지 않는 것을 '細'라 한다."

李士材 씨의 말. "—상략— 久病이 있거나 노년인 사람에게서 이런 脈象을 나타내지만, 아직 끊어지기까지는 이르지 않고 맥이 증상과 부합된다. 만약 平人·少壯年·急病患者에게서 이 脈象을 볼 수 있다면, 이름하여 '無根의 맥'이라 한다. 죽음이 멀지 않다."[65]

(20) 弱

李時珍 씨의 말. " '弱'은 곧 '濡'가 '沈'한 것으로 —중략— 병후나 노인에게서 이를 나타내면 順이고, 平人이나 소년에게서 이를 보면 逆[66]이다."

(21) 虛

周正倫 씨의 말. " '虛'는 '實'하지 않은 것이다. 힘이 없는 것을 '虛'라 한다. 按하여 뼈에 이르도록 脈이 없는 것을 '힘이 없다'고 한다."[67]

(22) 散

滑伯仁 씨의 말. " '散'은 '聚'하지 않는 것이다. 陽이 있고 陰은 없다. 按하면 손가락에 滿하였다가 '散'하여 '聚'하지 않는다. 來去가 不明하다. 넓고 根抵가 없다. 氣血耗散·臟府氣絶의 증상에 나타나고, 虛陽不斂을 主症으로 하는 것이다."[68]

---

62) (譯註) 閻德潤의 『脈辨』에, " '細脈'은 오늘날의 '小脈'이 이에 해당한다(細脈者, 當以今日小脈當之)"

63) (譯註) 李時珍.

64) '浮漚'는 물거품이다.

65) (譯註) 閻德潤의 『脈辨』에, " '濡脈'은 곧 오늘날의 '軟脈'이다(濡脈者, 卽今日之軟脈也)"

66) (譯註) 閻德潤의 『脈辨』에, " '弱脈'은 '濡脈'에 比하여 훨씬 '沈'하다. 이것은 마땅히 '弱脈'으로 보아야 한다(弱脈較濡脈尤須沈取, 當以弱脈視之)"

67) (譯註) 閻德潤의 『脈辨』에, " '散脈'은 대체로 오늘날의 '虛脈'과 相類하다(虛脈者, 槪與今日之虛脈相類矣)"

(23) 緩

吳山甫 씨의 말. "'緩'狀은 琴弦이 오랫동안 팽팽함을 상실한 것과 같다. 느슨하여 整하지 않는 것을 '緩'이라 한다. '遲'와 같지 않다. '遲'는 數를 가지고 말하는 것이고, '緩'은 形을 가지고 말하는 것이다. 그 차이는 매우 다르다."

(24) 遲

吳山甫 씨의 말. "'遲'는 의사의 一呼一吸에 환자의 맥이 來함이 三至하는 것을 말한다. 二至·一至도 역시 '遲'이다. 만약 二呼二吸에 一至일 경우는 '遲'가 極한 것이고, 陰脈이다. 陽虛寒의 증상이 있다. -하략-"

程應旄가 말하기를, "'遲脈'은 邪가 聚하고 熱이 結하는 것, 腹이 滿하고 胃가 實한 것 등이 經隧[69]에 阻住하여 이루어진 것이 있다. 즉 이것을 알지 않으면 안 된다" 하였다. 이제 癥瘕[70]·痃氣가 隧道를 壅遏하여 '遲脈'을 보이는 것이 있음을 볼 수 있다. 이것은 곧 雜病[71]도 역시 '遲脈'을 나타내는 경우이며 모두 寒으로 볼 수 없다.

我說. 仲景이 "脈이 遲하고 땀이 나고" 운운하는 證에 峻下劑인 大承氣湯을 쓴 점으로 보아 '遲脈'은 반드시 陰證의 징후만은 아님을 알아야 한다. 뿐만 아니라, 내가 경험한 바에 의하면 오늘날 '遲脈'이 있는 患者는 대체로 모두 陽實證이고 下劑의 적응증이 아닌 것이 없다. 吳山甫의 말을 다 믿을 수는 없다.[72]

(25) 結

張介賓 씨의 말. "脈이 來하자 갑자기 止하고, 止하다가 다시 起한다. 이런 것을 통틀어 '結'이라 한다. -중략- 대부분은 혈기가 점차 쇠함으로 해서 정력이 繼하지 않고 斷하다가 다시 續하고 續하다가 다시 斷하는 所以이다. 보통 久病者에게서 많이 나타나고, 虛勞

---

68) (譯註) 閻德潤의 『脈辨』에, "'散脈'은 緊張이 없는 맥이다. 즉, 逍遙自放하다. 釋蒲克來 씨가 말하는 '逍遙脈'이랄까(散脈是無緊張之脈, 卽逍遙自放. 殆釋蒲克來氏所謂之逍遙脈歟)"

69) '經隧'·'隧道'는 혈관계라는 뜻이다.

70) '癥瘕'는 腹內의 凝結物.

71) 傷寒 이외의 諸病을 '잡병'이라 한다.

72) (譯註) 閻德潤의 『脈辨』에, "이것은 곧 오늘날의 '稀脈'에 속한다. 즉, 일정한 시간 동안 來하는 數가 평상에 미치지 못하는 것이다(此則屬於今日之稀脈. 卽一定時間內所來之數, 不及平常也)"

者에게서도 많이 볼 수 있다. –중략– 또, 병이 없이 평생 동안 맥이 '結'하는 사람도 있다. 이것은 그 素禀이 정상과 다르기 때문이고, 이상하게 생각할 것이 없다."[73]

(26) 代

張景岳 씨의 말. "'代'는 '更代'의 뜻으로 平脈인데도 갑자기 軟弱함을 보이거나, 갑자기 數하거나, 갑자기 疎하거나 斷하였다가 다시 起하는 것을 일률적으로 이름하여 '代'라 한다."[74]

(27) 動

何夢瑤 씨의 말. "數하고 跳突하는 것을 '動'이라 이름한다. 즉 '跳動'이란 뜻으로 大驚時에 이 脈을 많이 본다. 대개 驚할 때는 즉시 心胸이 跳突한다. 그러므로 脈도 역시 이에 응하여 跳突하는 것이다."[75]

(28) 長

李時珍 씨의 말. "'長脈'은 大도 아니고 小도 아니고 迢迢 自若한 것이다. 긴 막대기의 끄트머리를 어루만지는 것과 같은 것을 平으로 보고, 새끼줄을 잡아당기는 것같이 긴 막대기를 만지는 것과 같은 것을 병으로 본다. 實·牢·弦·緊은 모두 '長脈'을 兼한다."[76]

(29) 短

滑伯仁 씨의 말. "'短'은 '長'하지 않은 것이다. 兩頭는 없고, 中間은 있으며 本位에 미치지 않는다. 氣로써 그 血을 前導하기에 足하지 않다. 陰中의 伏陽, 三焦의 氣壅, 宿食不消의 증상에 나타난다."

『千金方』에 脚氣를 논하여 이르되, "心下가 급하거나, 氣喘이 停하지 않거나, 自汗이 자주 나거나 갑자기 寒하다가 갑자기 熱하며, 그 脈이 促短하며 數하고, 구토가 멎지 않는

73) (譯註) 閻德潤의 『脈辨』에, "'結脈'은 확실히 오늘날의 '부정맥'에 관련되며, 또, 그 中 '결핍맥'이나 '緩延脈'에 속한다(結脈確係今日之不整脈, 又屬其中缺乏脈或緩延脈也)"

74) (譯註) 閻德潤의 『脈辨』에, "'代脈'은 오늘날의 '更換脈'이나 '交互脈'이다(代脈者, 卽今日之更換脈或交互脈也)"

75) (譯註) 閻德潤의 『脈辨』에, "그 脈性은 응당 오늘날의 이른바 '熱脈'에 不外하다(其脈性當不外今白之所謂熱脈是也)"

76) (譯註) 閻德潤의 『脈辨』에, "곧 오늘날의 '長脈'이다(卽今日之長脈也)"

사람은 죽는다." 하였다. 대개 促短하며 數한 것은, 환자에게서 경험한 바에 의하면, 그 맥이 來去함이 이것을 재촉하는 것같이 '短縮'하며 數疾하다. 이것은 毒氣가 心을 衝하고 脈道가 窘迫한 까닭이며, 곧 死證이다. 이것은 '短脈' 가운데 가장 두려워할 만한 것이다. 그러므로 여기에 덧붙인다.[77]

(30) 婦 人

張景岳 씨의 말. "무릇 婦人이 懷妊을 하면 피가 留하고 氣가 聚하며 胞宮[78]이 內實한다. 그러므로 맥은 반드시 滑數하고 평소의 倍가 된다. 이것은 마땅히 그러해야 할 것이로되, 中年에 受胎하고 血氣羸弱이 있는 婦人에게는 맥이 細小하며 數하지 않음을 볼 수 있는 경우가 역시 있는 것이다. 단지 微弱한 가운데도 반드시 隱隱[79]히 滑動하는 象이 있는 것이다. -중략- 이것이 곧 임신의 맥으로서 마땅히 구별해야 할 점이 있다는 것이다. 또, 胎孕의 맥은 數하고 勞損의 맥도 역시 數하여 대체로 서로 닮은 점이 있다. 그렇지만, 損脈의 數은 대부분 弦澁을 겸하고 胎孕의 數은 반드시 和滑을 겸한다. 이것은 마땅히 微少한 차이지만, 邪氣와 胃氣가 다름을 변별하고, 再審할 때는 證으로써 참조해야 하는 것이다. 顯然自明한 사실이다.

'離經'의 脈은 -중략- 戴父가, "尺脈을 짚어 보아서, 脈이 급하기가 새끼줄을 끊으며 구슬을 굴리는 듯한 사람은 産하리라"고 하였는데, 이것은 그럴 듯한 말이다. 이제 실제로 妊婦를 볼 것 같으면, 출산기에 破漿[80]할 때가 되면 대체로 맥이 一息에 7~8至하고, 분만하려 할 때는 오히려 徐遲하다. 수십 인을 경험하였으나 모두 그러하였다. 일반적으로 전해지기를, "아기를 낳으려 하는 부인은 맥이 '離經'이다." 하지만, 이것은 『難經』에 이르는 바 "一呼一至, 즉 '離經'이다"라는 말과, 뜻은 서로 다르지만 비슷하다.

내가 수차 임산부에게서 본 바에 의하면, 그 脈狀이 참으로 '離經'에 해당하는 사람이 수천 명 가운데 한두 사람에 불과하였다. 무릇 産事가 극히 쉬운 者는 破漿 후, 맥이 좌우 혹은 右나 左 어느 쪽이든지 반드시 沈細하며 滑하다. 정작 아기를 분만하려 할 때는 寸口는 모두 離絶하여 指端으로 들어가고[81] 출산 완료하면 본위로 돌아온다. 이것을 '離經'

---

77) (譯註) 閻德潤의 『脈辨』에, "'短脈' 역시 오늘날의 이른바 '短脈'이다(短脈亦今日所謂之短脈也)"

78) '胞宮'은 자궁이다.

79) '隱隱'은 '儼然'이란 뜻이다.

80) 破漿'은 羊膜이 파열하여 羊水가 쏟아져 나옴을 말한다.

81) "寸口는 모두 離絶하여 指端으로 든다" 함은 寸口에 맥이 없고 指端에 있다는 뜻, "本位로 돌아온다"

이라 하는 것일까?(本條는 賀川子玄 씨의 『産論』에 의거한 것이다).

(31) 小 兒

張介賓 씨의 말. "-상략- 그러므로 무릇 소아를 진찰함에는 언어가 통하지 않는만큼 마땅히 그 맥을 위주로 하고 形色聲音을 참조해야 할 것이다. 이렇게 하면 萬에 一失도 없다. 그런데 소아의 맥은 성인이 多端한데 비할 수 없다. 다만 맥의 강·약·완·급 네 가지를 살펴야 한다. 이것이 곧 소아에게 적당한 방법이다. 대체로 강약으로써는 허실을 보아야 하고 완급으로써는 邪正을 보아야 한다 -하략-"

(32) 怪脈[82]

① 彈 石

黎民壽 씨의 말. "'彈石'의 脈狀은 堅하고 促하며 來함이 遲하고 去함이 速하다. 指下로 이것을 찾아보면, 至搏하며 絶한다. 비유하면 손가락으로 돌을 퉁기는 것 같다. 이것은 眞腎脈인 것이다."

② 解 索

黎民壽 씨의 말. "혹은 聚하고 혹은 散하여 繩索이 解하되 收約하기 어려운 것과 같다."

③ 雀 啄

黎民壽 씨의 말. "참새가 먹이를 쪼는 것과 같아서, 來함이 三이면 곧 去함이 一이다. 脾元·穀氣가 이미 內에 絶하여, 腸胃가 虛乏하고 稟賦가 없으며 능히 諸經에 散하지 못하므로 諸經의 氣는 따라서 亡竭한다."

④ 屋 漏

吳仲廣 씨의 말. "'屋漏'는 胃經이 이미 絶하여 穀氣가 空虛한 것을 主症으로 한다. 그 맥이 來함이 指下로 按하여 극히 완만하여 二息間에 一至이고, 屋漏의 물이 땅 위에 방울방울 떨어져 四畔에 濺起[83]함과 같은 모양이다."

⑤ 蝦 遊

吳仲廣 씨의 말. "指下에 來함이 새우가 水面에서 노는 것과 같이 沉沉히 움직이지 않다가 瞥然 驚霎[84]하여 사라져 손으로 추적하려 하면 杳然하여 보이지 않는다. 잠시 후 다

함은 맥이 寸口로 돌아온 것이다.

82) '怪脈'은 "七種의 死脈"이라고도 한다.

83) '濺'은 물이 빨리 흐르는 모양이다.

시 指下에 來하였다가 좀 있으면 다시 전처럼 사라진다. 蝦蟆[85]가 물 속에 들어가는 것처럼 瞥然히 나타났다가 倏然[86]히 사라진다. 이것은 神魂이 이미 사라진 行屍의 징후이고 곧 죽는다."

⑥ 魚 翔

王叔和 씨의 말. "'魚翔'은 물고기가 行하지 않고, 단지 꼬리를 치고 머리를 움직이며 몸을 흔들면서 오래 머물러 있는 것과 비슷한 것이다."

⑦ 釜 沸

王叔和 씨의 말. "3部의 脈이 가마솥 속의 끓는 물과 같다. 아침에 이 맥이 있으면 저녁에 죽고, 야반에 이 맥이 있으면 이튿날 낮에 죽고, 낮에 이 맥이 있으면 야반에 죽는다."

---

84) '霎'은 '잠시'·'일시'의 뜻.

85) '蝦蟆'는 두꺼비처럼 생긴, 등에 검은 점이 있고 거동이 매우 빠른 동물.

86) '倏'은 '速'의 뜻.

5. '强心藥'의 無用性

환자의 심장이 점차 衰하고 脈力이 減弱하게 되면 대부분의 洋醫는 캄퍼 주사를 반복사용하는 것을 萬全의 策으로 보고, 만약 효험이 없어 죽는다면 이것은 천명으로 돌리고 아무렇지도 않게 생각하는 것 같으나, 이것은 無用의 治法이라 아니할 수 없다. 왜냐하면, 원래 심장이나 脈力이 쇠약해지는 원인은 매우 多端하며 결코 단일하지 않아서, 이를테면 食毒에 기인한 것이 있고, 水毒에 기인한 것이 있고, 血毒에 기인한 것이 있고, 이들 가운데 둘이나 셋이 합병된 데 기인한 것도 있다. 또, 이들의 원인에 다시 近因이 첨가된 데 기인한 것도 있으니 그 원인이 어디 있는가를 통찰하여 능히 이것을 제거할 때, 결과에 지나지 않은 심장이나 脈力의 쇠약은 고치지 않더라도 저절로 낫는 것이다.

그런데, 그 원인을 찾아서 이것을 구제하는 방책을 강구하지 않고 천편일률적으로 캄퍼 주사로써 技葉에 불과한 심장이나 脈力의 쇠약을 다스리려 함은, 마치 수원지의 조림과 砂防工事를 게을리하고 河川改修를 시행하지도 않고서 하류의 범람을 제어하려는 것처럼 효과를 올릴 수 없음은 당연한 일이다. 만약 캄퍼 주사로써 과연 효력이 있었다 하면, 그것은 일시적이며 일과성의 효험이었는 데 그치고, 결코 永續하는 것이 아니다.

만약 永續的 효과가 있다고 하면 그것은 캄퍼 주사 자체의 효력이 아니라 병용한 다른 약의 효험이고, 그렇지 않다면 환자의 체력이 아직 완전히 탈진하지 않아서 캄퍼 주사의 유무에 상관없이 스스로 회복할 수 있었던 것이 캄퍼 주사를 맞음으로 해서 요행히 캄퍼의 이름만 떨치게 한 것에 지나지 않는다. 이에 반하여 한방에 있어서는 病原을 다스리는 方劑는 있어도 캄퍼 주사 같은 이른바 '强心藥'은 없다.[1] 그런데도 오히려 강심작용을 온전히 하고 있는 것은 이름이 없고 實質이 있는 것이라 하겠다.

---

1) 한방에서도 熊膽·麝香 등의 强心藥을 사용하지 않는 바는 아니지만, 이것들은 돌발적 급성질환에 응용되는 것에 불과하다.

6. 瘀血

1) 瘀血의 害毒

한방에서만 운위하고 있는 '瘀血'의 意義를 討究하기로 한다. '瘀血'의 '瘀' 字는 '汚穢'라는 뜻이고, '血' 字는 물론 '혈액'이란 뜻이니, '瘀血'이란 '汚穢한 혈액' 즉 정상혈액에 반하는 혈액을 말하는 것이다. 이것을 현대적으로 해석한다면, 瘀血이란 변화된 비생리적 혈액으로서, 이미 혈액으로서의 자격을 상실한 것일 뿐만 아니라 인체에 해를 끼치는 독물인 것이다. 그러므로 이런 독물은 속히 체외로 배제해야 하며, 일각이라도 체내에 존재하지 못하게 해야 하는 것이다.

이제 관점을 바꾸어 다른 측면에서 관찰하자면, 부인에게 월경이 있는 것은 임신의 예비적 造化라 할 妙機인데, 經水 자체는 이 機轉에 관여하는 것이 아니고, 다만 이 機轉의 개시에서 완료에 이르기까지의 기간 내에 발하는 하나의 현상에 지나지 않는 것이다. 바꾸어 말하자면, 經水는 이 機轉의 개시와 완료를 알리는 信號旗인 데 그치고 이 機轉에 참여하지 않을 뿐만 아니라, 실은 이 機轉의 주인으로부터 해고당한 불량한 비복인 것이다.

그런데 이것은 독성을 가지고 있으므로, 이 점을 上論과 대조할 때 經水는 즉 瘀血이다라는 결론에 도달하게 된다. 그러므로 經水로서 만약 배설이 저애되든지 전혀 폐지되는 일이 있다면 그 毒力은 능히 사람으로 하여금 병들게 하기에 족하다. 그뿐 아니라, 이미 항균성을 잃었고 또 혈액 培養基와 같은 瘀血은 세균의 기생번식에 매우 적합한 터이므로, 쉽게 각종 세균을 誘致하고 제반 炎性 疾患을 성립시킨다.

또한, 瘀血의 停滯가 오래 되었고 또 高度에 달했을 때는, 생식기는 물론 여기에 인접한 腸管・腸間膜・임파선 등의 혈관 내에 沈着할 뿐더러, 그 일부는 생리적 혈액과 함께 전신을 순환하면서 각종 장기조직 내에 沈着하여 血塞을 일으키고, 폐・간・脾・腎에서는 출혈성 硬塞을 가져오고, 뇌・폐에서는 혈전을 발하고, 심장・혈관벽에 응착하여서는 심장판막증・협심증・동정맥류・혈관硬便 등을 일으킨다. 또, 이들 질병으로부터 제반 병증을 續發시킨다.

이와 같이 복잡다단한 병증이라 하더라도 모두 월경의 배설장애에 기인하지 않는 것이 없으니 時宜를 잃지 않고 적절한 通經劑를 處할 때, 경혈이 소통함은 말할 것도 없고, 앞으로 續發할 諸病도 미연에 방지할 수 있는 것이다.

그런데 이런 方劑가 결핍되고 있는 洋方에 있어서는 原病인 월경배설장애에 대해서나 續發하는 여러 병에 대해서나 일시적인 대증요법을 실시하는 외에 치료방법이 없다.

이에 반하여 한방에 있어서는 通經劑, 즉 驅瘀血劑로서 瘀血 가운데 陽實性인 것에는 桃仁·牡丹皮를, 陰虛證인 것에는 當歸·芎窮을, 陳久性인 것에는 蟅虫·水蛭·虻虫·乾漆을 배합한 方劑가 있고, 또 續發的 諸病에는 이 驅瘀血劑를 그 對證方劑에 合用하거나 겸용하므로 器質的 변화가 고도에 달하여 古代의 이른바 병이 膏肓에 침입한 사람이 아니라면 고치기 어려운 것이 없다.

이상 서술한 바에 의하여 독자는 洋方에서는 구할 수 없는 驅瘀血劑를 한방은 구비하고 있으며, 바로 이 醫方이 있음으로 해서 한방이 萬丈의 기염을 토하고 있음을 알 것이다. 그러나 만약 이것이 하나의 言說에 불과하다든가 一家言이라든가 독단이라든가 하는 비방을 면할 수 없다고 한다면, 아래에 옛 선현의 論說·治驗을 열거함으로써 그렇지 않음을 입증하고자 하는 바이다.

仲景은 말했다.

婦人이 —중략— 월경이 끊어지고나서 아직 3개월이 안 되어 漏下[1]가 생겨서 그치지 않고, 胎動이 臍上部에 있는 것은 癥痼로서 임신을 해치는 것이다. —중략— 하혈이 그치지 않는 까닭은 癥이 없어지지 않았기 때문이다. 마땅히 이 癥을 下해야 한다. 桂枝茯苓丸[2]으로 다스린다(婦人 —중략— 經斷, 未及三月, 而得漏下, 不止, 胎動在臍上者, 此爲癥痼害姙娠. —중략— 所以血不止者, 其癥不去故也. 當下其癥. 桂枝茯苓丸主之).

'癥'이란, 옥편에 "腹結病이다" 하였고, 尾臺 씨는 "대체로 腹中에 응결한 독이 있어서 이것을 손으로 만져서 徵知할 수 있다" 하였으니, 腹內에 小腫瘤狀을 이룬 것임이 분명하

1) '漏下'는 子宮出血.

2) 桂枝茯苓丸 중에는 桃仁 牡丹皮가 含有된다.

다. 이것이 月經閉止 및 子宮出血과 因果的 關係가 있는 점으로 보아 "癥은 血塞이다"고 推知할 수 있고, 또 仲景이 "피가 그치지 않는 까닭은 癥이 없어지지 않았기 때문이다"고 한 것으로 보아 이 出血은 '癥', 즉 血塞 때문에 혈류가 저애되어 側枝血行에 혈압이 상승한 결과임을 알 수 있다. 또, 仲景이 "마땅히 이 癥을 下해야 한다. 桂枝茯苓丸으로 다스린다" 한 것으로 보아, 이 方에 血塞 및 이것에 기인된 출혈을 다스리는 작용이 있음을 알 수 있다. 또,

산부의 복통은 枳實芍藥散을 써야 하는 것이다. 만약 낫지 않는다면, 이것은 腹中에 乾血이 있어서 臍下部에 附著한 것이다. 下瘀血湯으로 다스린다. 下瘀血湯은 經水不利도 다스린다(産後腹痛, 法當以枳實芍藥散. 假苓不愈者, 此爲腹中有乾血著瘀臍下. 宜下瘀血湯主之. 又主經血不利).

下瘀血湯方

大黃 2兩
桃仁 20枚
蟅虫 20枚

위의 3味를 가루로 만들어 가지고, 煉蜜에 개어서 4丸으로 만들어 술 한 되에 1丸꼴로 달여서 8合을 취한다. 이것을 頓服한다. 新血이 下하는 모양은 豚肝과 같다.

(註) 徐靈臺 씨의 말. "'新' 字는 마땅히 '瘀' 字로 봐야 한다." 尾臺 씨의 말. "'新血'은 '乾血'의 잘못이 아닌가 싶다'

我說. 徐씨의 말에 일리가 없는 바 아니지만 尾臺 씨의 말이 더 나은 것 같다. 왜냐하면, 仲景은 이미 "이것은 乾血이 있어서 臍下部에 附著한 것이다"고 말하였으므로, 本方을 복용한 다음 下하는 것이 乾血임이 분명하기 때문이다. '乾血'이란 陳久한 것을 말한다.

仲景이 "經水不利도 다스린다" 하였고, 또, 頓服한 다음 乾血의 下하는 모양이 豚肝과

같다고 한 것으로 보아, 이 복통은 월경배설이 불충분하였기 때문에 瘀血이 오래되어 臍下部의 혈관 속에 凝滯하여 이내 血塞을 일으켰고, 이어서 隣接部의 知覺神經을 압박・자극하였기 때문에 일어난 것이다. 本方을 복용한 다음 통증이 멎는 까닭은 神經刺戟의 原因이였던 乾血, 즉 血塞이 豚肝狀으로 변화되어 배제되었기 때문인 것이다.

『續建珠錄』에는,

攝州 船場의 상인 某의 딸이 나이는 18세인데, 변비로 대변이 통하기 어려운 것이 이미 1년을 넘었다. 최근 3개월간 월경이 끊어졌다. 그 부모가 남몰래 간통을 한 것이 아닌가 의심을 하였다. 즉시 의사로 하여금 진찰해 보도록 하였다. 의사가 임신이라 하니 환자가 부인하였다. 다시 다른 의사로 하여금 진찰하게 하였다. 의사가 진상을 알아낼 수 없었다.

그래서 선생으로 하여금 진찰하게 하였다. 배를 만지니 臍下部에 한 작은 덩어리가 있어서, 손을 가까이 가져가면 통증이 있었다. 선생이 말하기를, "이것은 蓄血[3)]입니다. 임신이 아닙니다" 하였다. 즉시 大黃牡丹皮湯[4)]을 주었다. 湯을 세 첩째 복용하자 下利하기 數十行, 변에 黑血이 섞여 있었다. 그후 덩어리가 반으로 줄었다. 또 當歸芍藥散을 겸용하자 오래지 않아 經水가 오고 대변이 평상시와 같게 되었다.

월경이 끊어지고 3개월째, 下腹部에 작은 덩어리가 생긴 사람에게 大黃牡丹皮湯을 복용시키니 黑血을 下하고 작은 덩어리가 반감한 것으로 보아 그 작은 덩어리가 血塞인 것은 의심할 여지가 없다.

『類聚方廣義』 桂枝茯苓丸條에는,

經水가 不調하고 때때로 두통이 있으며 腹中이 拘攣하거나 수족이 痺痺하는 사람, 또는 월경기에 이를 때마다 頭重眩暈하고 腹中・腰・脚에 동통이 있는 사람, —중략— 월경이 끊어지고 上衝・두통이 發하며, 눈 속에 翳膜이 생기고 赤脈이 縱橫하며 동통・羞明하고, 腹中이 拘攣하는 사람 등을 다스린다.

두통・頭重・眩暈함은 瘀血이 두뇌에 상충하기 때문이고, 翳膜이 생기며 혈관이 怒脹・동통・羞明함은 그것이 眼球에 파급하였기 때문이고, 수족이 마비되며 腰脚이 동통함은 그것이 요부나 四肢에 전파되어 知覺神經을 侵襲하였기 때문인 것이다.

---

3) '蓄血'은 瘀血이 쌓인다는 뜻.

4) 大黃牡丹皮湯 속에는 桃仁・牡丹皮가 들어 있고, 當歸芍藥散에는 當歸・芎窮이 들어 있다.

同書 桃核承氣湯[5]條에는,

經水가 不調하고 上衝이 심하며, 眼中에 두터운 막이 생기거나 赤脈이 怒起하고 瞼胞[6]가 赤爛하거나 齲齒가 疼痛하고, 小腹이 急結하는 사람을 다스린다. 월경이 끊어지고 上逆, 발광하는 것을 다스린다.

이 안질 및 齲齒疼痛도 역시 瘀血이 上衝한 所致이고, 발광 즉 정신병을 發하는 것은 그것이 극심하기 때문인 것이다.

同書 抵當湯條[7]에는,

부인이 經水가 不利하는 것을 방치하고 고치지 않으면 후에 반드시 胸腹煩滿이나 小腹硬滿·善饑·健忘·悲憂·驚狂 등의 증상을 發하고, 또는 偏枯·癱瘓·勞瘵·鼓脹·噎膈 등의 증상을 造成하여 마침내는 起動할 수 없게 된다. 빨리 이 方을 써서 血隧를 通暢하고, 그렇게 함으로써 後患을 방지해야 할 것이다.

(註) '胸腹煩滿'이란, 번민한 느낌이 있는 胸腹部('胸'은 心下部임)의 膨滿을 말하고, '小腹硬滿'이란 下腹部가 단단하게 膨滿하는 것을 말한다. '善饑'의 '善' 字는 '흔히'·'자주'라는 뜻이므로, '善饑'란 多嗜症이고, '健忘'·'悲憂'·'驚狂'은 神經衰弱·히스테리·히포콘데리 등의 신경증 및 정신병이다.

'偏枯'는 반신불수이고, '癱瘓'은 脊髓麻痺다. '鼓脹'이란 腹部膨大症을 총칭이므로 자궁 및 난소의 腫瘤 같은 것도 포함하는 것이다. 또, '噎膈'이란 식도·胃의 협착증을 총칭하는 것이니, 식도암·위암도 포함하며, '血隧'의 '隧' 字는 '穴道'라는 뜻이니 '血隧'는 곧 '혈관계'라는 뜻이다.

이상의 諸說을 熟讀·음미하면 나의 주장이 결코 誣妄된 것이 아님이 명백할 것이다. 부인의 瘀血은 단지 월경장애에만 기인되는 것이 아니고 산후 惡露의 排泄不全에 기인된 것도 적지 않다. 왜냐하면 이 惡露는 임신기간 중에 생긴 瘀血인만큼 분만 후 자연적으로

5) 桃核承氣湯에는 桃仁이 들어 있다.

6) '瞼胞'는 眼瞼.

7) 抵當湯에는 水蛭·虻虫·桃仁이 들어 있다.

배출되어야 할 것이지만, 自然良能作用이 不及하였거나 인위적으로 이것을 억지하였기 때문에 전혀 배제가 되지 않을 때는 腹內에 沈着하여 각종 질환의 원인이 되는 것임은 월경장애에 있어서와 다를 바 없다.

『子玄子産論』에는,

무릇 산후 3일이면 반드시 먼저 折衝飮[8]을 쓰되, 外證과 虛實에 구애되지 말아야 한다. 惡露가 아직 완전히 제거되지 않은 사람은 百 가지 질환이 발생하여 생명의 위험이 있으므로 삼가 이 점을 경계해야 한다.

(註) 이 說은 일반론으로서는 매우 타당하지만 "外證과 虛實에 구애되지 말아야 한다" 한 것은 극단적인 견해이다. 修學者는 이 說을 다 믿을 수는 없다.

『生生堂治驗』에,

間街 五條의 北, 釜屋伊兵衛의 妻가 流産한 다음, 面色이 黎黑하고 上氣·頭暈하였다. 선생이 진찰하여 보니 맥이 緊하고 臍下가 結鞕하였다. 이르되, "이것은 蓄血입니다" 하였다. 곧 抵當湯을 쓰고 3일째에 腰部 이하에 解怠함을 느끼게 되었다. 다시 桃核承氣湯을 썼다. 과연 大戰寒을 잠시 發하고, 發熱[9]·汗出하고 헛소리를 하며 四肢가 搐搦하며, 前陰에서 달걀 모양의 血塊를 6일간 약 20여개나 배출하였다. 前方을 계속 쓰기 약 20일 만에 숙환이 잊어버린듯 나았다.

(註) '黎黑'은 광택이 없는 黃黑色이고, '頭暈'은 眩暈이다. '臍下가 結硬'함은 下腹部에 堅硬한 凝塊가 있다는 뜻이니 곧 血塞이고, '搐搦'은 間代性 痙攣이며, '前陰'은 膣口이다.

이 증상은 流産時에 惡露의 배설이 不全하여서 下腹部에 血塞이 생기고 그 여파가 두뇌에까지 미쳐 眩暈하게 된 것이다. 抵當湯·挑核承氣湯을 服用함으로써 瘀血을 모두 배출하였기 때문에 나은 것이다.

---

8) '折衝飮'은 桂枝茯苓丸加味方.

9) '發熱·汗出하고 헛소리를 하며 四肢가 搐搦'함은 桃核承氣湯의 反應症狀, 즉 瞑眩이다.

『産育論』에는,

무릇 산후 玉門이 不閉하는 데는 桂苓黃湯을 써서 瘀血을 제거하면 곧 淸血이 充暢하고 玉門의 不閉는 저절로 낫는다.

(註) '玉門'은 膣口이니, '玉門의 不閉'는 會陰破裂이다. '桂苓黃湯'은 桂枝茯苓丸에 大黃을 가하여 湯藥으로 한 것이다. 會陰破裂을 고치는 데 내복약을 쓰는 것이 어찌 微妙하지 않으랴.

또, 同書에, 산후에 惡露가 下하지 않고 腹中이 脹痛하는 사람은 桂苓黃湯이 좋다. 또, 산후 惡露가 오래도록 끊어지지 않고 때때로 淋瀝할 경우, 마땅히 그 혈색이 汚濁한 것인가 淺淡한 것인가 臭穢한 것인가를 따져서 方藥을 구변 사용해야 한다. 淺淡한 경우는 芎歸膠艾湯이 좋고, 汚濁하거나 臭穢한 경우는 桂苓黃湯이 좋다.

(註) 惡露의 血色이 '淺淡'한 것은 脫血의 징후이니 芎歸膠艾湯을 써서 止血해야 하고, '汚濁臭穢'한 것은 瘀血의 징후이니 本方을 써서 驅除해야 한다는 뜻이다.

또, 産後의 氣喘은 위험한 것이다. 『危急便方書』에는 '敗血上攻'이라 命名하고 있다. 환자의 얼굴은 반드시 紫黑하다. 桂苓黃湯 및 獨龍散이 좋다.

(註) '氣喘'이란 喀痰을 喀出하지 않고 喘鳴息迫한 것을 말한다. 이것은 敗血, 즉 瘀血이 上攻하였기 때문에 일어난 것이고, 아마도 肺栓塞인 듯하다.

『類聚方廣義』 桂枝茯苓丸條에는,

산후 惡露가 완전히 제거되지 않으면 이내 諸 疾患이 錯出하여 마침내는 구할 수 없게 된다. 그러므로 이것을 고치는 데는 瘀血을 제거함이 至要하다. 이 方이 좋다.

同書 桃核承氣湯條에는,

산후 惡露가 下하지 않고 少腹이 凝結하며, 上衝急迫하며 心胸이 불안한 사람을 고친다. 무릇 산후의 제 질환은 대부분 惡露가 완전히 제거되지 않았기 때문에 일어난 것이다. 빨리 이 方을 쓰는 것이 좋다.

이상 諸說은 모두 나의 주장을 뒷받침하고 있는 것이다. 부인에게 瘀血이 많고, 또 여기서 胚胎되는 질환이 많은 것은 前述한 바와 같지만, 이 瘀血은 오로지 婦人에게만 專有한 것은 아니다. 남자에게도 매우 많은 것임을 내가 일상 경험하는 바이나, 그 실례를 枚擧할 겨를이 없고, 이제 다만 한 例로서 나 자신의 경험담을 말하기로 한다. 나는 원래 건강하여 아직 이렇다 할 병을 모르고 지내 왔으나, 단지 痔疾이 있어서 때때로 胃部의 膨滿停滯感·변비·逆上·不眠을 發하였다. 그래서 腹證에 따라 大柴胡湯과 桂枝茯苓丸의 合方을 썼는데 겨우 한 번 복약하자 粘血便을 瀉下하고 혈압이 크게 下降할 뿐만 아니라 前症이 크게 減退하는 것이 보통이었다. 그런데, 만약 大柴胡湯만을 單用하면 瀉下는 하되 粘血便이 없고, 또 逆上 등 腦症 및 혈압은 영향을 매우 적게 받았다. 이런 사실로 미루어 보아 桂枝茯苓丸에 驅瘀血作用이 있음이 더욱 분명하고, 남자에게도 瘀血이 있음을 察知할 수 있다.

또, 다음에 인용하는 吉益南涯 씨의 治驗, 즉 浪華島 안의 상인 伊丹屋某라는 사람이 일찍이 복통을 앓았다. 腹中에 하나의 작은 덩어리가 있어서 만지면 통증이 극심하고 신체가 尫羸하며, 面色이 靑白하고 대변이 통하기 어려우며, 음식은 平常과 같았다. 곧 大柴胡湯을 썼다. 이것을 1년 남짓 복용하니 약간 차도가 있었다. 이렇게 되자 환자가 태만하여 복약을 하지 않았다.

7~8개월이 지나자 前症이 다시 發하였는데, 덩어리가 前日의 倍가 되어 마치 冬瓜와 같았고, 煩悸喜怒[10]를 하여 심할 때는 미친 사람 같았다. 여러 의사가 번갈아 가며 치료를 하였으나 차도가 없었다. 다시 선생에게 치료를 請하였다. 선생은 다시 前方을 쓰되 當歸芍藥散[11]을 겸용하였다. 한 달 남짓 복용하니 하루는 크게 異物을 下하였다. 그 형상은 海月처럼 생겨 회백색의 주머니 같은 것이었다. 그리고 그 내부가 공허하여 水醬을 담을 수 있었다. 나머지는 둥글거나 길쭉하거나, 크거나 작거나, 끈과 같은 것이거나, 黃色의 魚餒처럼 생긴 것이거나, 敗肉 같은 것이거나 하여 천태만상인지라 枚擧할 수가 없었다. 이렇게 하기 9일 만에 숙환이 깨끗이 나았다.

(註) '魚餒'의 '餒'는 魚肉이 腐爛한 것을 뜻하므로 '魚餒처럼 생긴 것' '敗肉 같은 것'은

---

10) '喜'는 자주.

11) 이 환자에게 처음부터 大柴胡湯과 當歸芍藥散의 合方을 썼더라면 그 경과를 훨씬 단축할 수 있었을 것이다.

瘀血에 不外하다. 이것으로 當歸芍藥散에 驅瘀血作用이 있음을 알 수 있다. 또, 남자에게도 瘀血이 있음을 알 수 있다.

에 依해서도 입증할 수 있는 것이다. 월경·임신 등과 관계가 없는 남자에게 瘀血이 있는 것은 무슨 까닭인가? 그 원인은 여러 가지겠지만, 내가 알 수 있는 범위 안에서는 세 가지를 들 수 있다.

第一因은 遺傳을 들지 않을 수 없다. 遺傳에 관한 학설을 주장하기에는 직접적으로 논단할 수 없으므로, 통계 기타 여러 가지 자료에 依해서 간접적으로 推理歸納함이 常例이다. 따라서 나도 이와 같은 방법으로 설명을 하기로 한다. 나의 경험에 의하면 그 아버지를 진찰하여 大黃牡丹皮湯의 腹證이 있을 때는 그 자녀들 가운데 몇 사람에게도 同湯의 腹證이 있다. 그 어머니를 진찰하여 當歸芍藥散의 腹證이 있을 때는 그 자녀 가운데 누군가에도 역시 同散의 腹證이 있다. 그리고 부모 가운데 누군가에 桃核承氣湯이나 桂技茯苓丸證이 있을 경우도 역시 그런 것이 보통이다. 이 사실은 僅少한 실제 경험에서 얻어진 것인만큼, 부모의 腹證과 자녀의 그것이 우연히 일치한 것이라고 할 수 없는 바 아니지만, 몇 번이고 이런 관찰을 반복하더라도 그렇지 않은 것이 없는 점으로 보아 우연의 일치라고 하기는 어렵다. 이것이 내가 瘀血遺傳說을 주장하는 이유이다.

第二因은 타박 등 외상에 기인된 溢血이다. 무릇 打撲처럼 경미한 외상은 어떤 사람이든 간혹 입는 터이지만, 만약 그 정도가 좀 심하면 皮下 또는 근육에 溢血이 생긴다. 그런데 이 溢血은 혈관 밖으로 迸出된 것이므로 혈액으로서의 성능을 상실하여 다시 생리적 상태로 복귀할 수가 없다. 死血, 즉 瘀血이란 말이다. 그러므로 만약 이것을 방치한다면 점차 혈관 내에 흡수되어 생리적 혈액과 함께 체내를 순환하게 되므로 마침내는 각종 질환의 원천이 되기에 이른다.

第三因은 熱性 疾患에 있어서의 熱溶血症이다. 장티푸스처럼 高熱持續性 전염병에 있어서 血球는 세균독소와 고열로 인하여 붕괴된 이른바 熱溶血證을 現出한다. 그런데 이 溶血은 비생리적 혈액, 즉 瘀血에 불외하다. 그러므로 治期를 놓치지 말고 이를 湯滌하지 않으면 왕왕 可恐할 장출혈을 일으켜 생명을 위협하게 한다. 가령, 간신히 명맥을 보존할 수 있었다 하더라도 이 瘀血을 제거하지 않는 한 장차 諸般의 病症을 續發시키게 된다.

2) 瘀血의 腹證

仲景이 말하기를,

—상략— 다만, 少腹이 急結하는 사람은 즉시 이것을 攻해야 한다. 桃核承氣湯으로 다스린다. 腸癰인 者는 少腹이 腫痞하여서 만지면 아프다. —중략— 大黃牡丹皮湯으로 다스린다. —상략— 이것은, 乾血이 臍下에 附著한 것이다. 이 증상은 下瘀血湯으로 다스린다. —상략— 脈이 沈結하고 少腹이 鞕하다 —중략— 抵當湯으로 다스린다. 傷塞으로, 熱이 있고 小腹이 滿하다, —중략— 抵當丸을 쓴다(—상략— 但少腹急結者, 乃可攻之. 桃核承氣湯主之. 腸癰者, 小腹腫痞, 按之則痛. —중략— 大黃牡丹皮湯主之. —상략— 此爲有乾血, 着於臍下. 下瘀血湯主之. —상략— 脈沈結, 小腹鞕 —중략— 抵當湯主之. 傷寒有熱, 小腹滿 —중략— 宜抵當丸).

고 하였다. 이와 같이 仲景의 瘀血治劑는 모두 少腹, 즉 하복부를 목적으로 하여 처방해야 한다고 說한 것은 무슨 이유인가?

腹腔은 신체 중 최대의 腔洞으로서 최대량의 혈액을 수용하는 까닭에 瘀血이 있을 때는 他體部에 비하여 그 양이 가장 많을 수밖에 없다. 그런데 그 일부를 이루는 骨盤腔은 신체 중 최하위의 腔洞으로서 운동을 하지 않으므로 만약 瘀血이 있는 경우라면 이 부위에 沈墜하기가 가장 용이하고, 따라서 血塞의 형성이 용이할 수밖에 없다. 이렇게 형성된 血塞이 만약 一定度 이상의 용적에 달할 경우는 腹診時에 능히 瘀血診斷의 목표로 될 수 있는 것이다. 이것이 仲景이 瘀血治劑 應用의 목적을 下腹部에서 구한 첫째 이유인 것이다.

둘째 이유는 門脈의 존재에 의하여 발생되는 것이다. 해부학과 생리학이 가르치는 바에 의하면, 이 靜脈은 腹腔 內 諸 臟器組織의 靜脈血과 腸管에서 흡수된 乳糜를 간장으로 수송하는 임무를 가지고 있다. 그런데 이 靜脈에는 他 靜脈에서처럼 瓣膜裝置가 결여되어 있기 때문에 혈액의 前進을 촉진하기 어려울 뿐만 아니라, 그 역류를 저지할 수가 없다고 한다. 더욱이 이 靜脈의 下流에 해당하는 肝內靜脈은 무수히 分岐되어 있으므로 충실한 肝實質內를 통과하기에는 그 저항면이 매우 크다. 그러므로 이 靜脈의 혈압은 극히 僅微하여 움직이기만 하면 그 起始部로 역류하려 하는 정황이 이루어지게 되니 만약 瘀血이 있어서 이 혈압을 絶無하게 하든지, 陰壓을 발생케 하는 일이 있으면 즉시에 역류하여 이 靜脈의 本源인 腹內 諸 臟器組織의 혈관 속에 瘀血이 沈着되어 血塞을 이루는 것이다. 특히 이 靜脈의 經路와 거의 일직선을 이루어 마치 그 본류인 것처럼 보이는 下腸間膜靜脈의 起始部, 즉 하복부는 가장 빈번히 또 강도 있게 血塞을 일으키는 것이다. 그러므로 만약 이 부위의 혈색으로서 어떤 한도 이상으로 증대하게 되면 또한 瘀血治劑 응용의 목표로 할 수 있는 것이다.

셋째 이유는 부인에게서 생기는 것이지만 그 이치는 前述한 바가 있으므로 생략한다.

이상과 같은 이유가 있기 때문에 만약 하복부에 저항물을 觸知하며, 만지면 동통을 호소하고, 그러면서도 숙변, 結石, 기생충, 자궁임신을 부정할 때 이는 모두 瘀血인 것이다. 治瘀血劑를 選用해야 한다. 이 抵抗物 및 壓痛을 瘀血의 腹證이라 한다.

3) 瘀血의 脈證

仲景이 이르되,

腸癰의 證은 少腹이 腫痞하여 만지면 아프고 임질처럼 소변이 自調하며, 때때로 발열하며 自汗이 나고 다시 오한한다. 그 맥이 遲緊한 것은 아직 膿이 이루어지지 않은 것이다. 이를 下해야 한다. 응당 血이 있을 것이다. 맥이 洪數한 것은 膿이 이미 이루어진 것이다. 下하면 안 된다. 大黃牡丹皮湯으로 다스린다(腸癰者, 少腹腫痞, 按之則痛. 如淋小便自調, 時時發熱, 自汗出, 復惡寒. 其脈遲緊者, 膿未成. 可下之. 當有血. 脈洪數者, 膿已成. 不可下也. 大黃牡丹皮湯主之).

하였다. 이 條文은 맹장염의 진단·요법을 說한 것인데, 이제 잠시 이것을 뒤로 미루고 腹候에 관하여 관찰하기로 한다. 무릇 발열오한할 때는 맥이 반드시 浮數하는 것이다. 그런데 이제 이에 반하여 맥이 遲緊한 이유는 동통에 의한 반작용도 그 一因이 되겠지만, 대부분은 少腹腫痞, 즉 맹장부에 腫脹硬結한 장애물이 血流의 중간에 嵌在한 데 기인된다. 이것이 血流를 阻碍한 결과라고 봐야 할 것이다. 왜냐하면, 맹장염이 화농한 경우, 즉 少腹腫痞가 감퇴할 때는 맥이 洪數(이것의 한 원인은 化膿熱이다)하게 되는 것으로 알 수 있다.

또,

太陽病 6~7일에 表證이 아직 있고, 백이 微하고 沈하며, 그런데도 結胸이 안 되고 환자가 狂症을 發함은 열이 하초에 있기 때문이다. 少腹은 마땅히 鞕滿할 것이다. -중략- 抵當湯으로 다스린다(太陽病, 六七日, 表證仍在, 脈微而沈, 反不結胸, 其人發狂者, 以熱在下焦也. 少腹當鞕滿. -중략- 抵當湯主之).

라고 하였다. "表證이 아직 있고"라 한 것은 오한·발열·등의 증상이 있는 것이니 맥은 마땅히 浮數할 것인데, 반대로 '微하고 沈'(이 '沈'은 陰證에 있어서의 '沈'과 다르다. '沈'으로서 '結'한 것이다)한 까닭은 瘀血의 한 變形인 少腹硬滿이 혈액循環路 가운데 介在하여 혈류에 지장을 주고 있기 때문이다.

또,

太陽病으로, 身黃하고 脈이 沈結하며 少腹이 硬하고, 소변이 下利한 증상을 無血이라 한다. 소변이 自利하고 환자가 미친 듯한 것은 血證임이 분명하다. 抵當湯으로 다스린다(太陽病, 身黃, 脈沈結, 少腹硬, 小便不利者, 爲無血也. 小便自利, 其人如狂者, 血證締也. 抵當湯主之).

고 말했다. 이 조문은 血性 黃疸과 瘀血性 精神病을 논한 것으로, 脈이 沈結하는 까닭은 前條와 다름없다.

王肯堂 씨는,

瘀血이 있으면 곧 脈이 澁한다. 桃仁承氣湯[1]으로 이것을 下한다.

고 말했다.

이러한 諸論을 귀납하건대, 瘀血이 一定度 이상으로 增劇할 때 혈류를 阻碍하게 되고, 그 應徵으로서 맥에 血液不流行의 象形을 나타내게 된다는 결론을 얻을 수 있다. 그러나 이것은 陽實性이고 高度한 證에 국한된 脈狀인 것이지, 모두가 그런 것은 아니다. 또, 이 脈狀은 반드시 左脈에 나타나고 右脈에는 나타나지 않는다. 이것은 나의 多年에 걸친 경

1) '桃仁承氣湯'은 곧 桃核承氣湯.

험인 것이다.

4) 瘀血의 外證

마음 속에 감추어도 안색에 드러나네.
내 사랑, 마음 속으로 그릴 뿐인데도, 벌써 남들은 묻는구나.

라는 옛 노래가 있고, "思在於內하면 色現於外한다"는 격언이 있는 것처럼, 희로애락의 情緖는 아무리 억제하려 해도 반드시 그 言動에 나타나는 것이다. 疾病도 이와 같아서 體內에 병독이 있을 때는 반드시 그 應徵을 外表에 나타내는 것이다. 扁鵲이, "병의 반응은 大表에 나타난다(病之應現於大表)"라 한 것도 역시 이런 뜻인 것이다. 瘀血도 질병의 하나이니만큼 이런 이치에서 예외가 될 수는 없다. 체내에 瘀血이 있을 때는 반드시 外表, 즉 피부점막 등에 그 징후를 나타내는 것이며, 이 외부에 나타난 증상을 '瘀血의 外證'이라 하는 것이다. 그런데 이 外證은 천상만태하여 거의 端倪를 불허한다. 그러므로 이것을 오진하지 않기 위해서는 의사의 心眼에 기대할 수밖에 없으며, 필설이 능히 미칠 바 못된다. 그러나 初學의 階梯로서 古人의 論說·治驗을 인용함으로써 그 一端을 보이고 나머지는 修學者의 연구에 일임하기로 한다.

仲景이 말하되,

환자가 胸滿하고 脣痿·舌靑·口燥하며 물을 단지 입에 머금으려 할 뿐 삼키려 하지는 않고, 寒熱이 없고 맥이 微大하여 來脈이 늦고, 腹滿하지 않으면서도 환자가 滿을 호소하는 것은 瘀血이 있는 소치이다(病人, 胸滿, 脣痿, 舌靑, 口燥, 但欲漱水而不欲嚥, 無寒熱, 脈微大而來遲, 腹不滿, 其人言我滿者爲有瘀血也).

(註) "물을 단지 입에 머금으려 할 뿐 삼키려 하지는 않는" 것은 瘀血患者에게서 자주 보는 터이지만 그 확증으로 보기는 어렵다. '舌靑'은 혀에 울혈이 있기 때문이니만큼 瘀血인 증거다. 또, "腹滿하지 않으면서도 환자가 滿을 호소"하는 것은 瘀血이 있다는 확증이다. 그러나 이 腹滿은 下腹滿임을 알아야 한다.

『續藥徵』에는,

－상략－ 仲景에게는 또 별도로 瘀血의 外證을 진찰하는 법이 있다. 즉 '그 몸이 甲錯한 것' '胸中이 甲錯한 것(胸中은 대체로 心胸의 상부에 해당한다)' '肌膚가 甲錯한 것' －하략－

(註) '甲錯'이란 피부가 물고기 비늘 같고, 龜甲의 주름무늬 같은 것을 말한다. 이것은 아마도 瘀血이 있기 때문에 생리적 혈액의 灌漑가 결핍되어 피부의 영양상태가 불량한 데 기인된 것인 듯하다. 이 징후가 있으면 瘀血임이 확실하다.

『生生堂醫談』에는,

鈹 鍼

問. "의사들은 단지 藥石만을 쓸 뿐, 鈹鍼을 시술하는 일이 드뭅니다. 그런데 유독 선생님만 이 術을 행하십니다. 이것은 본래 누구에게서 비롯된 것이고, 또 어떤 증상에 어떤 효력이 있습니까?"

答. "나에게는 일찍이 定해진 스승이 없었고 古人을 모두 스승삼아 공부한 것이니, 鈹鍼도 역시 古人이 한 일을 보고 행한 것이다. 또 鈹鍼의 용도는 毒血을 제거하는 데 쓰이지만, 그 효험은 예견해서 말할 수 없을 정도로 여러 가지 무수한 증상에 실시하여 참으로 奇效가 있는 것이다. 『內經』에도 鈹鍼으로 毒血을 취한 예가 많이 보인다. 또 明나라의 龔廷賢이 『萬病回春』에서 '靑筋症은 北人이 많이 앓는다'고 말했던 것이 곧 痧病이다. 또, 淸나라의 郭志邃[1]의 『痧脹玉衡』도 모두 同症으로 봐야 하며 예로부터 있었던 術이다. 그런데 우리 나라에서는 이것을 충분히 음미하지 않았고 전공하면서 사용하였던 의사가 아직은 없다. 山脇東門이 이 術을 실시했다는 말을 들은 일이 있고 또 요즘 荻野臺州가 『刺絡扁』을 저술한 것도 알고는 있다."

郭有陶는 처음으로 이 術을 施行하여 큰 효험을 거두었다. 그래서, 그 이름이 높아지고 후에 一家를 이루어 『玉衡』을 저술한 것으로 보인다. 그러나 앞서 언급한 바와 같이 그 術을 신성시하였기 때문에 潤色이 실로 지나쳐서 오히려 사람들이 取하지 않게 된 것이

1) 郭右陶.

다. 나는 郭有陶의 論도 方도 取하지는 않지만 鈹鍼으로써 毒血을 빼는 것만은 시행하여 효험을 얻은 일이 매우 많다. 이것은 전적으로 右陶 씨의 덕택인 것이다. 어떤 사람은 痧를 앓는 사람이 千名 가운데 한 사람도 안 된다 하는데, 이것은 實情을 충분히 음미하지 못하고 하는 말이다. 내가 痧患者를 평소에 보아온 바에 의하면 열 사람 가운데 한두 사람은 반드시 痧病이 있었다. 졸도하는 병에는 더욱 많다. 이런 점에서 郭씨가 처음으로 오로지 이 術을 시행한 것은 찬양할 만한 일인 것이다.

我說. 나는 여러 해 동안 癈人이 된 痼疾沈痾를 이 術로 치유한 일이 매우 많다. 이제 그 中 가장 현저한 例 두어 개를 들어 論하기로 한다. —중략—

1. 江州 山田五條村 太郎左衛門이란 사람의 처가 나이 50세인데, 양쪽 발이 냉하여 얼음과 같았으며 拘攣하여 멀리까지 걸을 수가 없었다. 여러 의사가 치료해 보았으나 효험이 없었다. 나를 청하기에 진찰해 보니 양쪽 다리가 紫筋縱橫網과 같았다.[2] 내가 곧 鈹鍼으로 이것을 두세 차례 터뜨리니 血이 두세 合이나 쏟아져 나왔다. 桂枝茯苓丸加大黃을 지어서 20일쯤 쓰자 정상으로 회복되었다. —중략—

이밖에 이 術로써 효험을 본 것을 枚擧할 겨를이 없다. 急卒[3]히 發하는 痧는 저녁에 發해서 아침에 죽는 병이다. 이 병증을 모르는 사람은 卒中風類로 보고, 百會·人中·神闕·湧泉[4] 등에 施灸를 하고, 延齡丹·蘇合香圓·搐鼻散[5] 등을 쓰지만 효험을 보지 못한다. 나중에는 속수무책, 죽음을 기다릴 뿐이다. 또, 小兒의 諸 急症, 上竄·搐搦 등에는 양쪽 손의 五里·地倉[6] 등을 찌르고 입으로 세게 빨아 피를 내면 소생한다. 急卒한 경우에 鈹鍼을 쓰면 藥石보다 훨씬 효력이 있다. "扁鵲이 虢[7] 太子를 고친 일에도 나는 양보하지 않는다"고 하는 것은 이 術이 있기 때문이다.

---

2) "紫筋縱橫網과 같다" 함은 靜脈瘤를 말한다.

3) 이 증상은 아마도 뇌전색인 듯하다.

4) '百會'·'人中'·'神厥'·'湧泉'은 灸穴이다.

5) 延齡丹·蘇合香圓은 주로 麝香·龍腦 등을 配合한 亢奮劑이고, 搐鼻散은 비점막 자극제이다. 그리고 이 散을 쓰는 目的은 이것을 콧속에 불어넣어서 반사작용에 의하여 의식을 회복시키기 위함이다.

6) '五里'·'地倉'도 역시 灸穴이다.

7) 古代 中國의 一 國名.

我說. 痧는 어떤 증상을 띠는 것인가? 郭有陶는 대체로 脈과 證이 상반되는 것[8]이 痧病이라고 보았다. 그러나 이것도 믿을 수 없는 것이다. 나는 먼저 혈색을 보고 다음에 委中·尺澤[9]의 細絡을 보아서 결정한다. 尺澤에서는 자주 보이지 않으나 委中에서는 많이 볼 수 있는데, 빛깔은 紫·黑·紅의 중간 것이 많다. 古書에서는 이것을 '靑筋'이라 하지만 靑筋에는 오히려 毒血이 적고, 간혹 있다 하더라도 피부에서 잘 보이지 않는다. 만약 薄靑한 것이 보인다면 그것은 痧다. 또 자세히 보면, 보이지 않던 것이 얇은 黑點 모양으로 보이게 되는 것도 역시 痧다. 이것을 찌르면 피가 많이 나고 功効가 빠르다. 그리고 三稜針을 찌르는 데 淺深의 요령이 있다. 淺刺하면 피가 나기는 하지만 충분히 나지 못하고 말며, 深刺하면 絡을 관통하여 大害가 있다. 또, 一鍼으로 피가 한두 되씩이나 나는 것도 있고, 數鍼으로도 나지 않는 것도 있다. 출혈의 다소에 관계없이 명현이나 졸도·昏暈·搐搦·구토 등을 일으키는 일도 있다. 놀랄 것은 없다. 平臥시키고 냉수 한 공기를 먹여 두면 금방 正氣가 확실해지고 심신이 갑자기 建爽해지는 것이다. 瞑眩이 있는 사람은 효력도 크다. 명현이 强하면 효력 역시 더 많다. 이것은 참으로 길조인 것임을 알아야 한다.
—중략—

무릇 痧는 毒이 絡中에 滯在하여 기혈이 流行하지 못하게 하는 것이니, 痧에서 천변만화 가지가지의 증상이 비롯되는 것이다. 그러므로 독이 있는 피를 방출해 버리면 기혈의 순환이 잘 되는 것이다. 먼저 絡을 찔러 보라. 毒이 없는 絡은 피가 나지 않는다. 이것이 확실한 증거인 것이다. 부인의 경혈은 매달 나와야 하는 것인데 만약 한 달이라도 정체하게 되면 병을 일으키게 된다. 痔疾을 앓는 사람의 하혈을 무리하게 멎게 하면 異症으로 변해서 여러 가지 질환을 일으킨다.[10] 毒血이 환자의 몸 속에 있기 때문이다. 痧도 마찬가지이다. 이 독혈을 뽑는 데는 鈹鍼이 없이는 안 된다. 그러나 放痧의 術이 만약 잘못되어 동맥을 찌르게 되면 전신의 피가 모두 나오므로 뻔히 알면서도 죽게 되는 것이다. 신중을 기하여 잘못을 저지르지 않도록 해야 한다.

我說. '痧病'이란 병명은 古來로 관용이 되어 온 것이지만 실제 潛伏瘀血이 발동한 것을

---

8) "脈의 證이 상반된다"란 腹·舌·外證과 脈證이 일치하지 않는 것을 말한다.

9) '委中'은 膝膕窩이고, 尺澤은 肘窩이다.

10) 男子에게 痔出血이 있는 것은 마치 여자에게 월경이 있는 것과 같다. 그러므로 선혈을 下하지 않는 한 지혈을 시켜서는 안 된다.

오인한 데 불과하다. 유명한 中神 씨도 이 점에 착안하지 못하고 어혈 이외에 따로 瘀病이 있다고 한 것은 千慮一失이라 하겠다. 中神의 瘀病論은 곧 瘀血論이니 '瘀病'의 '外證'을 '瘀血'의 '外證'으로 보아야 한다. 나의 경험에 의하면, 瘀血患者의 안색은 대체로 暗紫色黑 또는 暗赤色이며, 특히 입술에 甚하다. 中神 씨가 '먼저 혈색을 보고' 瘀病을 결정하라는 것은 대체로 이 점을 언급한 것인 듯하다.

『生生堂治驗』에는,

京師 油小路五條의 北近江屋甚助라는 사람의 처가 전신에 發班하여, 큰 것은 동전 만하고 작은 것은 콩알 만하였다. 빛깔은 紫黑이고, 日哺時에는 반드시 痛痒을 發하였고, 또 齒齦에서 언제나 피가 났다. 선생이 진찰하니 臍下部가 拘急하여 허리에까지 미쳤다. 桃核承氣湯을 쓰되 坐藥을 겸용하였다. 前陰에서 농혈을 배출하고 며칠 되지 않아서 이내 나았다.

我說. 이 증상은 瘀血의 일부가 內 및 裏에서 表로 전출한 것이다. 紫班・出血・疼痛・瘙痒 등이 그 外證이다.

또 同書에,

한 부인이 나이는 30인데, 오랫동안 두창을 앓았다. 臭膿이 滴出하여 멎지 않았다. 또는, 머리카락이 粘結하여 빗질을 할 수가 없었다. 의사가 보고 매독이라 하고 치료하였으나 낫지 않고 痛痒이 그치지 않았다. 선생에게 치료를 구하였다. 진찰한즉 환자의 脈이 弦細하고 少腹이 急痛하여 腰腿에 引하였다. 이르되, "瘀血입니다" 하고, 桂枝茯苓丸加大黃湯을 투약하되 겸하여 坐藥을 썼다. 한 달이 채 못되어 완전히 나았다. 그 後에 어느날 밤 2, 3陣을 복통하고나서 蓄血을 크게 下하였다고 한다.

我說. 이 증상도 역시 瘀血의 一部가 內 및 裏에서 表로 轉出한 것으로 頭部濕疹・疼痛・瘙痒이 그 外證이다.

또,

醍醐村에 道士가 있었는데 이름은 戒善이었다. 그의 처가 나이는 40세이었는데, 온몸에 黃色을 發하였다. 그래서 의사들이 함부로 황달이라고 단정했었다. 그러나 선생이 按診하며, 臍下部에 이르니 아파서 못견디겠다고 환자가 말했다. 桃核承氣湯을 10여일 쓰니 완전히 나아버렸다.

我說. 이것은 血性 黃疸이다. 나도 大柴胡湯・桃核承氣湯의 合方을 써서 이런 종류의 황달을 고친 일이 있다.

『方伎雜誌』에는,

－상략－ 그런데 나는 7세 여아의 월경을 치료한 일이 있다. 복약 10여일 만에 나았다. 그 아이는 그후 14~15세에 월경이 시작하여 不滯하였고 17세 때에 처음으로 한 아들을 낳았다. 또, 2세 여아가 월경이 있는 것을 고친 일이 있다. 처음에는 小便血인가 하고 의심했으나, 牝戶[11]를 檢視하니 經水였다. 참으로 드문 일이었다. 두 사람 모두 다른 증상은 없었다. 그래서 단지 血의 妄行이라 보고 桂枝茯苓丸을 탕약으로 만들어서 먹였더니 不日中에 나았다. －하략－

我說. 이것은 진짜 월경이 아니라, 瘀血로 인한 자궁출혈이다. 그러므로 출혈 역시 瘀血의 外證임을 알아야 한다.

『榕堂翁 療難指示前錄』에는,

－상략－ 무릇, 血熱證은 舌色이 반드시 殷紅하다. 마땅히 이를 판별해야 한다.

我說. '殷紅'이란 鮮赤色이란 뜻이다. 나의 경험에 의하면 瘀血患者에게서는 단지 혀뿐이 아니라 입술도 또한 殷紅빛을 나타내는 것이 있다.

『橘窓書影』에는,

내가 여러 해 동안 蓄血의 證을 銳意 진찰하건대 舌上에 특별한 答도 없고 온 얼굴에 벌겋게 자반점이 있는 사람이 있었다. 蓄血의 증상으로서 大患이다. 熱候가 輕하다 하더라도 방심해서는 안 된다. 토혈이나 下血을 하여 亡陽하는 사람도 있다. 그 사람이 血症[12]을

---

11) '牝戶'는 膣口.

12) '血證'이란 출혈을 말한다.

나타내지 않더라도 蓄血의 증상으로 단정하고 치료해야 한다. 外邪에 限하지 않고 잡병에서도 舌上에 이런 징후가 있는 사람은 蓄血症인 줄 알아야 한다. 또, 喘息・胸痛・肩背痛 등은 모두 蓄血에 起因한 것으로, 血이 他竅로부터 누출하는 사람은 물론, 胃中을 공격하는 사람은 吐血이 上奔하며, 만약 蓄血이 上을 衝하여 上達할 수가 없고 下泄할 수도 없는 사람은 죽는다. 그 때에 大吐血을 하는 사람도 역시 죽는다. 토혈을 하고 죽는 사람은 脫氣이고 토혈을 하지 않고 죽는 사람은 壅塞이다. 내가 듣기에 長崎의 吉益耕作이 나이 70여에 중풍이 되었다. 手足不遂가 되었는데 어쩌다 넘어져 頭上이 깨졌다. 출혈이 數合이나 되었는데, 그후 不遂가 나았다 한다. 또, 長崎升齊의 이야기에, 中風 반신불수인 사람이 癰疽를 發한 사례를 셋이나 보았다 한다.[13] 이것도 역시 天幸이라 할 것이다. 蓄血이 表發하지 않고 內鬱하는 사람은 여러 가지 惡症을 發하는 일이 있다. 本條의 이치를 확실하게 알아두어야 한다.

我說. 淺田 씨가 瘀血의 外證으로서 혀의 선홍점 및 자반점을 들었던 것은 確說이지만 안구결막에 右의 반점이 있든지, 또는 紫青色을 나타내는 것도 역시 瘀血의 징후임을 附加할 필요가 있다. 또 喘息・胸痛・肩背痛・吐血・뇌출혈 등으로서 瘀血에 기인된 것이 많다는 점은 나도 동감이다.

---

13) 頭出血 後 반신불수가 나은 것은 瘀血이 제거되었기 때문이고, 癰疽를 發하고 낫는 것은 瘀血이 外發했기 때문이다.

7. 전염병

1) 전염병은 자가중독증이란 전제가 없이는 성립할 수 없다

오늘날 의사들의 傳染病觀에 세균을 중시하는 경향이 특히 심하여, 적어도 세균이 있기만 하면 獨力으로 능히 전염병을 성립시킬 수 있다고 妄信하여 이것을 극히 嫌惡畏怖하고 있다. 그러나 이것은 로베르트 코호[1] 씨 이래로 勃興하여 온 세균만능설의 감화를 받은 餘弊로서 하나는 알고 둘을 모르는 편견이다. 무릇 질병의 성립요건은 內外 二因의 兩存을 要하는 것으로, 外因이 아무리 인체에 작용을 하더라도 內因이 共鳴하지 않는다면 질병의 성립이 안 되는 것임은 萬古不易의 철측인 것이다. 전염병이라 하더라도 마찬가지로 질병인 이상 이 원칙에서 예외가 될 수 없는 것이다.

다시 이를 구체적으로 논하건대, 세균도 1개의 생물이니만큼 자기에게 적합한 영양물·수분·온도가 있지 않으면 그 명맥을 보존할 수가 없을 것이다. 그런데 이 영양물·수분·온도, 즉 자연적 培養基는 자가중독증이 없고 항균력이 왕성한 건강체에는 존재하지 않음은 코호 씨의, 콜레라균이 체내에 침입하면 곧 콜레라병이 발생한다는 설에 반대하여, 이 균의 순수배양물을 꿀꺽 삼킴으로써 그렇지 않음을 입증하였던 페텐코페르[2] 씨의 헌신적 체험으로 보아서도 명백하다.

또, 맹독인 디프테리아균이 구강·인후 속에 實在함에도 불구하고 발병시킬 수 없는 實例, 그리고 병원균을 보유하면서도 하등 건강체와 다름없는 이른바 보균자가 존재하는 사실 등에 의해서도 입증되는 것이다. 이들 사실을 세균학자들은 선천적 또는 후천적인 면역성으로 설명하려 하지만, 이른바 선천적 및 후천적 면역성이란 것은 세균의 기생번식에 적합한 자연적 培養基, 즉 자가중독증을 선천적이든 후천적이든 가지고 있지 않다는 말에

---

1) (譯註) Robert Koch, 1843~1901. 독일인. 術部術을 연구, 현미경 시험에 오래 몰두하였다. 폐결핵 치료법을 발견.

2) (譯註) Max Josef von Pettenkofer, 1818~1901. 독일인. 건강유지 및 질병예방법을 가르침. 실내환기법 등.

지나지 않는다. 어찌 선천적 면역성이란 것이 있겠는가?

맹자가 "敵國外患이 없으면 나라가 망한다"고 극론한 것처럼, 적국외환은 온 나라의 士氣를 충동하고 적개심을 불러일으키기 때문에 깊이 우려할 바 못된다. 그렇지만, 두려워해야 할 것은 綱紀가 문란하고 인심이 퇴폐하게 되는 일이다. "나라가 망해도 山河는 남아 있다"는 탄식을 남게 한 망국의 비극은, 적국외환의 度에 비하여 綱紀와 인심이 弛廢한 程度가 보다 더 심각하게 관련된다. 敵侵에 대한 저항력을 약화시킨다면 비록 적이 침입하여 오지 않더라도 자멸할 날이 멀지 않을 것이다.

인체도 이와 마찬가지이다. 어떤 세균이든 아무리 많이 인체에 침입한다 하더라도 체력이 왕성하면 이 세균으로 인하여 발병하지는 않는다. 그러나 瘀血이 조상이나 부모에게서 유전되었거나, 起居·眠食 등 섭생을 게을리 하였거나 하여, 食·水·血의 3毒의 停滯, 즉 廣義의 자가중독증을 일으키게 되면 세균에 대한 저항력이 減弱할 뿐만 아니라, 오히려 그것의 기생번식에 매우 적합한 培養基를 제공하여 전염병을 성립시키는 것이다.

『醫餘』에 이르되,

『呂氏春秋』에 이르되, "무릇, 사람의 三百六十節·九竅[3]·五臟·六腑·피부는 그 比함을 바란다. 혈맥은 통함을 바라고, 근골은 固함을 바라고, 心志는 和함을 바라고, 精氣는 行함을 바란다. 만약 이렇게 되면 病이 居할 곳이 없고 惡이 生할 곳이 없게 된다. 病이 留하고 惡이 生하는 것은 精氣가 鬱함이다. 그러므로 水가 鬱하면 곧 汚가 되고, 樹가 鬱하면 곧 蠹[4]가 되고, 草가 鬱하면 곧 蕢가 된다. 나라도 역시 鬱하는 일이 있으면 主德이 通하지 않고 民欲이 達하지 않는다. 이것은 國鬱이다. 國이 오랫동안 鬱하면 곧 百惡이 아울러 일어나고 萬災가 叢至한다"고 하였다.

'比'는 '密'이고 '通'은 宣이다. '固'는 '堅'이다. '和'는 '安'과 같은 것이다. '行'은 '流'이고, '惡'은 '慝'[5]이다. 사람의 精氣가 流通하고 肢體가 견고하면 병독이 繇生[6]하지 않는다. '蕢'의 뜻은 未詳이다. 亢倉子는 "草가 鬱하면 곧 腐가 된다"고 하였다. 생각컨대, 淮南子의 『原

3) '九竅'는 눈·코·입·귀·항문·뇨도구를 말한다.

4) '蠹'는 벌레가 나무를 갉아 먹는 것.

5) '慝'은 惡·不良·不善·邪·감추어진 나쁜 일·凶人 등의 뜻.

6) '繇'는 '由'와 같다.

道訓』에, "堅强하고 韇[7]하지 않는다" 하였고, 張湛은 "韇의 音은 折이다" 하였으니, 아마도 '蕢'는 '韇'의 訛語가 아닌가 본다. 이 條는 질병의 原由를 治亂의 胚胎로 보았으며, 그 議論의 통절함은 至言이라 하겠다.

淮南子는 이르되, "經世로써 養生하고 終年하도록 抱德하면 곧 體道라 할 것이다. 만약 그러하다면, 血脈에 鬱滯가 없고 五臟에 蔚氣[8]가 없다" 하였다.

혈맥에 鬱滯가 없고 五臟에 蔚氣가 없으면, 즉 정신은 內守하고 肉腠는 外拒하여 厲風苛毒[9]이 있다 해도 이를 侵犯하지 못한다. 道家의 말이지만 역시 지론이다. 『家語』에서는 '蔚'를 '鬱'로 보고, '文字'로서는 '折'로 본다.

그렇다면 혈맥 및 五臟의 鬱滯, 즉 자가중독증이 없다면 厲風苛毒, 즉 수천 개의 세균이 있더라도 아무렇지 않을 것임이 명백하다. 이 점 역시 나의 주장을 입증하고 있는 것이라 하겠다.

2) 대부분의 전염병은 병원체에 따라서 치료하지 말고, 발현하는 證에 따라서 치료해야 한다

『溫疫論』에,

病邪가 사람에게 附着함은 음주와 같다. 무릇 사람이 술에 취했을 때는 맥이 반드시 洪하며 數하고 氣가 높고, 身이 熱하며, 면목이 다 같이 붉은 것이 정상이다. 비정상을 말하자면 각양각색이다. 취한 다음 망언망동하고는 깬 다음 전연 모르는 사람이 있고, 沈醉를 했을지라도 神思가 끝내 不亂한 사람이 있다.

취한 다음은 마땅히 낯이 붉어져야 한다. 그런데도 오히려 刮白한 사람이 있다. 또, 마땅히 萎弱해야 할 것인데도 오히려 剛强한 사람이 있고, 마땅히 壯熱해야 할 것인데도 오히려 오한전율하는 사람도 있다. 醉하기도 쉽고 깨기도 쉬운 사람이 있으며, 취하기도 어렵고 깨기도 어려운 사람이 있다. 하품이나 재채기를 발하는 사람이 있고, 頭眩・眼花[10]

---

7) '韇'는 '韇'로 본다. '韇'는 '꺾이다'는 뜻.

8) '蔚'은 '鬱'과 같은 뜻.

9) '厲'는 '疫', '疫神'의 뜻.

10) '頭眩'은 '眩暈'이고 '眼花'는 눈이 아찔아찔한 것이다.

또는 두통을 일으키는 사람도 있다.

이것은 氣血虛實이 같지 않은 것, 臟腑稟賦가 各異한 것, 또 多飮少飮의 구별이 있은 것 등에 기인된 것이다. 그 情狀을 일으키는 것은 각인각색인 것이다. 술에 취함을 논하자면 一態이지만, 술에서 깸을 논하자면 一切諸態가 없어지는 것이다.

라고 하였듯이, 똑같이 술을 마셨음에도 불구하고 그 취태는 천차만별하다. 그 이유는 각자의 稟賦體質이 相異하기 때문이다. 그러므로 치료법은 원인인 주독에 집착하지 말고 그것이 發現하는 상태에 따라서 講究하지 않으면 안 된다. 왜냐하면, 그 원인에 해당하는 것이 주독임은 말할 것도 없지만 이것을 제거하는 데는 아무리 이상적인 수단이라 하더라도 주독이 이미 체내에 竄入하여 널리 臟器組織을 浸潤해 버렸을 때는 예나 이제나 불가능한 일로 보고 있다. 아마 앞으로도 영원히 이 목적을 달성할 날이 오지 않을 것이다. 이렇게 難中至難한 空想을 憧憬함은 痴人이 꿈이야기하는 것과 다를 바 없다. 그러므로 취한 사람의 상태 및 주독의 所在가 다름에 따라서 發汗劑를 써서 주독을 汗腺으로부터 驅逐하든지, 吐劑를 써서 구강으로부터 驅逐하든지 下劑를 써서 항문으로부터 驅逐하든지, 이뇨제를 써서 뇨도구로부터 驅逐하든지 할 수밖에 없다.

전염병도 마찬가지이다. 가령 동일한 병원체의 침입을 받았다 하더라도 환자의 체질 및 병독의 소재가 다름에 따라 천태만별한 증상을 발현한다. 그런데 2~3個의 병증[11]을 제외하면 신체를 훼손하지 않고 병원체를 멸살시키며 그 餘孽을 없게 한다는 것은 전혀 불가능한 일이다.

또 吳有性 씨가, 諸竅는 사람 몸의 門이다. 邪는 竅를 통하여 들어오지만 竅를 통하여 나가지 않는 것이 없다. 經에 이르되, "아직 府에 들어가지 않은 것은 발한으로 배출시켜야 하고, 이미 府에 들어간 것은 下함으로써 배출시켜야 한다" 하였다. 麻徵君[12]은 다시 汗·吐·下의 3法을 增補하였다. 이들은 모두 邪氣를 導引하여 門戶로부터 배출하는 치료법의 大綱이라 하겠다. 이 법 말고는 모두 治標[13]의 法이다.

11) '2~3個의 병증'이란 화학적 요법이 응하는 매독 기타를 말한다. 그렇지만, 이들 병증에 있어서도 화학적요법이 완전히 下記의 목적을 달성하는 것이 아니다. 다만, 비교적 그렇다는 말일 뿐이다.

12) 麻徵君은 元人. 張子和에게 師事, 吐法을 배웠다. 吳씨가, '麻徵君은 … 增補' 운운하여 마치 麻씨가 吐法을 창설한 것처럼 말하고 있지만, 吐法은 古來로 존재한 것이고, 다만 그것이 쇠멸해 간 것을 張子和·麻徵 兩人이 부활시킨 데 불과하다.

13) '標'는 '本末'의 '末'과 같은 뜻이다.

라고 말하였듯이, 발현하는 증상에 따라 汗·吐·下의 3法을 撰用하지 않으면 안 된다. 이것이 바로 仲景이 "證에 따라서 다스려야 한다(當隨其證而治之)"고 說하며, 病名病原에 구애되지 않고, 오로지 환자의 체질 및 병독의 소재를 밝히고 이에 대응하는 治劑를 創製하였던 소이인 것이다.

이와 같이 논하여 온즉, 洋方의 이른바 대증요법이라는 것과 한방의 隨證治法이 똑같은 것처럼 보일지도 모른다. 그러나 실은 닮은 것이면서도 매우 다른 것이다. 왜냐하면, 前者의 대증요법이란 것은 환자가 자각한 不定症狀을 목적으로 하고 그것을 진정시키려 하는 것이니 한방의 이른바 '治標의 法'에 불과한 것이다. 그러나 한방의 隨證治法은 이렇게 천박하고 피상적인 것과는 전연 趣意를 달리하며 타각증상과 자각증을 한데 종합하여 확고부동한 증상을 목적으로 하고 이에 대응하는 治方을 處하는 것이다. 그러므로 證 자체에 대해서는 원인요법이라고도 할 수 있고 특효제라고도 할 수 있는 것이다. 상세한 점에 대하여는 다시 논하게 되겠지만 옥석을 혼동할 염려가 있기에 筆端이 여기에 이른 것이다.

3) 한방의 전염병 요법은 주로 세균성 독소를 구축하는 데 있다

통칭 전염병이라 하여도 그 종류가 매우 많으므로, 예로부터 끊임없이 유행하여 왔고 지금도 오히려 창궐을 극하고 있는 장티푸스에 관하여 설명하기로 한다. 이 병은 에베르트와 가프키 兩人이 발견한 장티푸스균이 小腸粘膜에 기생·번식함으로 해서 일어난 것으로, 균 자체가 인체에 해를 끼치는 정도에 비하여 균이 생산하는 독소의 해독이 오히려 심대하다. 이것은 서양의학이 가르치는 바이다.

그런데 발병의 초기, 즉 세균의 個數가 적고 독소의 産出이 많지 않을 때는 경미한 不定症狀을 나타내는 데 불과하지만, 어떤 한도 이상으로 증가하면 두통·項痛·四肢惰痛·오한발열 등의 증상을 發하고 浮大·浮緊의 脈狀을 나타내게 된다. 그러면, 이들 증상을 發하는 이유는 무엇인가?

이 독소에 對하여 가장 민감한 것은 延髓 속의 溫生産中樞이다. 독소의 자극을 받으면 이 중추는 즉시 亢奮하고, 그 결과로 체온이 상승한다. 그러므로 체온조절중추는 직책상 묵과할 수 없으므로 이것을 조절하려 하지만, 그 방법으로서는 이상체온을 밖으로 放散하는 수밖에 없다. 또, 放散하는 데는 絶大한 면적을 보유하면서 무수한 한선을 가지고 있는 피부에 의지할 수밖에 없으므로, 이 중추는 부하에게 명령하여 독소를 滿載한 혈액을 간단없이 피부면으로 輸送함으로써 體溫放散에 노력한다.

그러나 자연의 묘기에도 정도가 있는 것이어서 무한대에 이를 수는 없는 것이니, 마침내 발한이 안 되어 배출될 길이 없는 독소는 근골을 침공하여 頭項强痛·四肢惰痛을 일으키고, 누출되고자 해도 안 되므로 오한발열을 일으키며 혈액이 증량되었으므로 淺在動脈에 浮脈을 나타내게 되는 것이다. 이것이 곧 한방에서 '表證'이라 하는 것으로, 葛根湯·麻黃湯·大靑龍湯 등의 發汗解熱劑를 써서 自然良能作用이 미치지 못하는 바를 補助·鞭撻하여 피부면에 蝟集한 독소를 체외로 구축하는 것이다.

그러나 이 發表에 의하여 全癒되는 일은 드물다. 發表로 인해서 表證이 緩解하여 일시적으로 상쾌함을 느끼게 되는 데 불과한 것이며, 오래지 않아 체온이 점차 상승하고, 口苦·오심·구토·食機不振·구갈·설태 등의 소화기 증상, 그리고 해수·흉통 등의 호흡기증상을 발하며, 脈은 浮性이 덜해져서 弦細하게 된다. 이것을 한방에서, "表證이 풀리지 않고 少陽으로 轉入한다" 하는 것이다. 이 증상은 곧 少陽證이다.

이와 같이 病狀이 변화하는 까닭은 체온조절중추가 疲勞困憊하여 從前과 같이 다량의 혈액을 體表로 수송할 수 없게 된 必至의 운명으로서 혈액이 體內部에 充溢하게 되기 때문이다. 表證으로부터 轉入된 직후 혀에 아직 白苔가 있을 경우는 小柴胡湯이나 小柴胡加石膏湯을 써야 하고, 백태가 약간 黃變했을 경우는 小柴胡加大黃湯이나 小柴胡加石膏大黃湯을 써야 하며, 白苔가 완전히 黃變하고 상복부에 緊滿·壓痛이 있을 경우는 大柴胡湯이나 大柴胡加石膏湯을 써야 한다.

이제 이들 諸劑가 어떻게 작용하는가를 살펴보면, 이 여섯 劑 가운데 主藥으로 공존하는 柴胡는 桂技·麻黃·葛根과는 다른 의미로서의 發表藥이다. 그러므로 피부·호흡기로부터 독소를 배출하는 가능성이 있다. 또, 柴胡와 마찬가지로 여섯 劑 가운데 配用되는 半夏는 일종의 이뇨약이므로 비뇨기로부터 독소를 구축할 수 있는 능력이 있다. 또, 後者의 四劑 가운데 大黃은 瀉下藥이므로 세균독소를 腸管으로부터 배제할 수 있음은 말할 것도 없다. 또, 大小柴胡湯에 加用되는 石膏는 원래 止渴解熱藥이지만 配合藥이 무엇이냐에 따라서는 발한약이 되기도 하고, 이뇨약이 되기도 하고, 완하약이 되기도 하는 것이다.

이것을 화학적으로 관찰하건대 含水黃酸칼슘으로서 알칼리성을 가지고 있으므로 酸類를 중화시키는 작용이 있다 하지 않을 수 없다. 뒤집어 생각하건대, 本病뿐 아니라 많은 세균성 열병환자의 혈액은 독소의 맹습과 高熱持久로 인하여 고유한 약알칼리성이 탈취되어 산성으로 변한 歸結로 酸毒性을 초래하는 일이 흔히 있다. 이 때 對證方 속에 石膏를 가용하면 이 가공할 酸毒性도 금방 消散되었던 많은 경험으로 미루어, 石膏는 단지 학리상으로 뿐 아니라 임상상으로도 역시 능히 酸毒中和의 능력을 발휘한다 할 것이다.

이상과 같이 고찰할 때, 상기 여섯 劑 가운데 어떤 것은 독소를 피부 · 호흡기 · 비뇨기로부터 배설하고, 어떤 것은 피부 · 호흡기 · 비뇨기 · 소화기로부터 배설하는 것이고, 또 어떤 것은 이들 작용 외에 다시 酸毒中和의 능력이 있음이 확실하다.

이상 方劑를 썼는데도 병세가 猛劇하여 制御할 수 없을 때는 脈이 沈 · 遲 · 實 등으로 변하고, 의식의 몽롱 · 헛소리 · 潮熱 · 腹滿 · 변비나 下利(악취가 코를 찌르는 듯한 독변이다) · 식욕부진 · 舌黑苔 등의 症狀을 나타낸다. 이것은 한방에서 "少陽症이 풀리지 않고 陽明으로 轉屬하였다"고 하는 것이다. 끊임없는 毒素의 자극과 지속된 고열로 인하여 체온調節機가 극도로 攪亂되어서 그 기능이 완전히 상실되어 放散이 絶止된 결과, 독소는 발산될 길이 없어 체내 깊숙이 소화관에 집적하게 된 것이다. 그러므로 下劑를 쓸 수밖에 없다. 따라서, 한방에서 이것을 下劑의 적응증으로 보는 것은 지당한 견해로서 독소집적의 정도와 환자의 체질이 다름에 따라 調胃承氣湯 · 桃核承氣湯 · 小承氣湯 · 大承氣湯을 撰用할 때, 消化管 內에 집적된 독소는 세균과 함께 완전히 소탕되고 苦患은 금방 舞散雲消하는 것이다.

요컨대, 한방에서 表裏를 구별하여 汗下劑를 쓰는 까닭은 주로 독소가 집중된 부위 및 정도와 환자의 체질여하에 따라서 적당한 方을 사용하여 이를 철저히 구축하고자 하기 때문이다. 환언하면, 開戰初期에는 病敵軍의 虛를 찌르도록 노력하여 그 銳鋒을 꺾고, 다음에 이를 포위하여 가지고 일거에 전멸시키자는 치료전략인 것이다. 洋醫가 '待期的 療法'이라 하여 鹽里母赤酒劑를 써서 曠日彌久하는 것과는 다르다.

그러나 本論은 本病이 陽證으로 始終하는 定型을 서술한 것이지, 언제나 이와 같다는 말은 아니다. 오늘날 목격할 수 있는 대부분의 本病은 小承氣湯證과 大承氣湯證을 나타내기에 이르지 않고, 대체로 大柴胡湯證과 大柴胡加石膏湯證으로 끝나고, 간혹 陽明證을 나타내는 것도 있지만 調胃承氣湯證과 桃核承氣湯證을 초래하는 데 불과하다.

8. 한방의 특징

1) 양방은 局所的 요법에 偏倚한다

양방은 해부·조직·생리·병리 등 기초의학, 이화학 등 자연과학이 발달한 관계로 국소적 요법, 특히 器械的 療法이 우수하지만, 一利가 있으면 반드시 一害가 있고, 一長이 있으면 반드시 一短이 있음은 면하기 어려운 것인 듯하다. 이 진보한 기초의학과 과학이 임상의학에 누를 끼친 바가 심하다.[1] 이 임상의학이란 것은 전신적 관찰하에 전신적 치료를 강구해야 할 병증에 대하여도 오히려 국소적 요법에 현저히 偏倚하고 있다. 그런데 한방에서는 원래 기초의학이 없고 器械가 없고, 局所的 知識이 적으므로 局所的 療法에 偏倚하려 해도 할 수 없는지라, 부득이하여 종합적 진단요법의 연구에 전력을 경주하였으므로 腹診·진맥법의 진보와 藥劑組織의 발달을 촉진하게 된 것이다.

이제 한두 개의 예를 들어 설명하자면, 오늘날 의사는 위확장증에 대하여 대부분 위세척을 실시함으로써 胃內蓄水의 排除를 企圖한다. 그러나 이는 胃內蓄水라는 국소적 소견에 현혹된 근시안적 치료법이고, 요긴한 治法이 못된다. 이 방법을 아무리 반복 사용하더라도 병이 낫지 않는 것이다. 이에 반하여, 한의가 이 증상에 대처하는데, 胃內蓄水는 한편 위근육이 쇠약해진 데 기인한 수축운동의 不全 때문이기도 하지만, 다른 한편으로는 이뇨기능의 장애 때문이기도 하다고 본다.

이런 견해하에서는 쇠약해진 위장근에 긴장력을 부여하는 약물에다 이뇨약을 배합한 방제를 쓰게 되므로, 한편으로 위장근의 수축력을 점차 회복시킴과 아울러 다른 한편으로는 정체된 水毒을 비뇨기로부터 배출시키게 된다.

이렇게 함으로써 양자 협동하여 속효를 보게 되고, 根治 못할 일이 없는 것이다. 또, 下利病에 한방에서도 양방에서처럼 收斂藥을 쓰지 않는 것은 아니지만, 그 원인이 腸管에 있지 않고 다른 臟器組織에 있다고 인정될 경우는 발한제나 이뇨제로써 다스린다.

---

1) 기초의학과 과학이 임상의학에 누를 끼친 것이 아니고, 임상의들이 이들 제 학문을 올바르게 사용하지 못하는 것이다.

예컨대, 仲景이 "태양과 陽明이 合病한 사람은 반드시 自下利한다. 葛根湯으로 다스린다(太陽與陽明合病者, 必自下利, 葛根湯主之)"고 말한 것은 발한제로써 下利를 다스린 경우이고, 또 仲景이 "이 下利는 下焦에 있다. 赤石脂禹餘糧湯으로 다스린다. 그래도 利가 멎지 않는 사람은 마땅히 그 소변을 利해야 한다(此利在下焦, 赤石脂禹餘糧湯主之, 復利不止者, 當利其小便)"고 말하였는데, 이 後半은 이뇨제로써 下利를 다스리는 기회인 것이다. 이것은 한방이 종합적 진단요법인 증좌로서, 下利를 다스림에 있어서 헛되이 腸管에만 집착하고 流動食·收斂藥을 신뢰하는 외에 아무것도 모르는 국소적 요법과는 撰을 달리하는 것이다.

2) 한방의 진통요법은 원인요법이다

무릇 동통이란 자각증상은 어떤 병독이 지각신경의 말단을 자극하였기 때문에 發하는 현상이다. 그러므로 병독은 本, 즉 원인이고, 동통은 末, 즉 결과임은 말할 것도 없다. 그렇지만, 양의의 진통요법을 볼 것 같으면 대체로 모르핀 등 마취약을 主用하여 통각을 진압하는 데 주력하고 원인인 병독은 본문에 붙이는 경향이 있는 것 같다.

그러나 한방에서는 병독의 박멸을 주로 하고 진통요법을 객으로 한다. 이것은 원인인 병독을 제거하면 결과에 지나지 않는 동통은 저절로 낫는다는 이치에 의한 것이다. 이를테면, 급성다발성 관절 류마치스의 劇痛에 대하여 麻黃杏仁薏苡甘草湯을 쓰는 까닭은 方속의 麻黃·杏仁이 水毒을 發表하고, 薏苡仁이 水毒을 이뇨에 의해 배제함과 동시에 혈독을 구축하며, 甘草가 諸藥과 和하여 그 완화작용을 나타내기 때문에 병독이 소진되고 따라서 저절로 진통이 된다는 이치에 의한 것이다.

그리고 劇痛을 수반하여 발병되는 급성맹장염은 맹장부에 瘀血凝滯의 遠因이 있고, 여러 가지 近因이 이에 附帶하여 發炎하는 것이니, 이에 대응하는 大黃牡丹皮加薏苡仁湯을 쓰는 것은, 方 속의 桃仁·牡丹皮·冬瓜子·薏苡仁이 大黃·芒硝의 원조를 받아서 瘀血을 瀉下하고, 冬瓜子·薏苡仁은 炎性 滲出液을 비뇨기로부터 배제하기 때문에 병독이 소멸하고, 따라서 동통이 나아서 雲散하게 되는 이치에 의거한 것이다.

이상으로써 한방진통요법이 原因療法인 것임을 알 수 있을 것이다.

3) 한방제는 복합작용의 발현을 기대한다

한방제에는 양방의 처방처럼 單味藥으로써 효과를 노리는 것이 없고 모두 다 二味 이상의 同効 異質藥物을 배합한 것이므로 一味藥을 다량으로 사용할 때 보는 것 같은 중독의 염려가 없고 효력은 오히려 배가된다. 이를테면 發表劑인 葛根湯은, 發汗解熱劑인 葛根·麻黃·桂枝로 되어 있고, 解熱利尿劑인 越婢加朮湯은 解熱藥인 麻黃·石膏와 利尿藥인 石膏·朮로 되어 있으며, 桃核承氣湯·調胃承氣湯·大承氣湯은 모두 瀉下藥인 大黃·芒硝로 되어 있는 것이다. 이 밖에 여러 方들도 그렇지 않은 것이 드물다. 이것은 많은 한방제가 緩和無害한 약물로 조성되어 있음에도 불구하고 기적적인 偉効를 나타내게 되는 소이인 것이다.

4) 한방제는 一方으로써 능히 수많은 능력을 발휘한다

양방에서는 한 劑로써 많은 효과를 기대할 수 없으므로 水劑에 散劑나 丸劑를 겸용하고 때로는 거기에 頓服藥·含嗽藥·도포약·습포약·피하주사·정맥내주사·흡입·관장 등의 방법을 겸용함으로써 각개 증상의 經減을 企圖한다. 그러나 이와 같은 것은 煩雜의 흠이 있을 뿐만 아니라 各個 療法 사이에 連絡·統一이 없으므로 自然良能作用을 적절히 補助·激勵할 수 없다는 결함이 있다.

이에 반하여, 한방제는 한 方 속에 數多한 능력이 있으니, 병증이 비교적 단순한 것에 대해서는 한 方으로 능히 그 各個 症狀을 다스릴 수 있고, 복잡한 것이라 하더라도 數方을 合하여 이에 대처할 수 있다. 그래도 부족함을 느낄 경우에는 이 合分에 丸散劑를 겸용함으로써 대처할 수 있다. 그리고 이 合方 속의 약물의 個數가 매우 많더라도 方劑로서는 극히 간이하고 연락이 있고 통일이 있으므로 그 효과는 실로 위대한 것이다.

예컨대, 葛根湯은 葛根·麻黃·大棗·生薑·桂枝·芍藥·甘草의 일곱 가지 약물로 되어 있으므로 약물의 개수는 적지 않지만, 이것은 결코 오합지중이 아니고, 어느 것이나 百練千磨의 精兵인 것이며, 葛根이 이것들을 統御하되 수족과 같이 구사하기 때문에 精銳가 無比하여 向하는 곳마다 風靡하지 않는 곳이 없다. 곧, 主藥인 葛根의 證인 項背筋의 强直性 痙攣을 目的으로 하여 이 方을 사용하면 感冒에서든 장티푸스에서든, 뇌막염에서든 파상풍에서든, 류마티스에서든 喘息에서든, 熱性下利病에서든 眼疾에서든, 耳患에서든 上顎竇

蓄膿症에서든 피부병에서든 기타 어떠한 병증에 있어서든 능히 이를 고치게 되는 것이다.

또, 小柴胡湯은 柴胡·黃芩·人蔘·甘草·大棗·生薑·半夏의 7味로 되어 있는 바, 이것 역시 節度가 있고 훈련이 되어 있는 一隊의 兵士들인 것이니, 主將인 柴胡의 證인 胸脇苦滿을 목표로 하여 사용하면, 기관지염에서든 백일해에서든, 폐결핵에서든 늑막염에서든, 장티푸스에서든 말라리아에서든, 위장 카타르에서든 간장병에서든, 腎臟腎盂의 염증에서든 부인병에서든 모두 이를 고치게 된다.

그리고 桂枝茯苓丸은 桂枝·茯苓·芍藥·桃仁·牡丹皮의 5味로 되어 있으며, 臍下部의 瘀血塊나 左腹直筋의 攣急을 목적으로 하여 사용하는 方이니, 이것들을 목적으로 해서 이 方을 사용하면 瘀血로 인한 혈관·혈액의 諸病은 모두 낫는다.

또, 黃解丸은 山梔子·黃連·黃芩·大黃의 四味로 되어 있으며, 心煩·心下痞·上逆·변비를 목적으로 하여 사용하는 약제이니, 이것을 목적으로 하여 이 方을 사용하면 혈관·혈액의 炎性機轉에 기인된 諸病은 모두 낫는다.

이와 같이 한 方으로 능히 수많은 능력을 발휘하기 때문에 복잡하지 않은 병증은 상기 一方의 응용으로 만족하며, 다시 부족을 느끼는 일이 없다. 또, 가령 심히 복잡한 것의 예로서 葛根湯·小柴胡湯·桂枝茯苓丸·黃解丸의 여러 證이 併發한 경우라 하더라도 前 三方을 합한 葛根·麻黃·大棗·生薑·桂枝·芍藥·甘草·柴胡·黃芩·人蔘·半夏·茯苓·桃仁·牡丹皮의 한 方에 後 一方을 겸용하여 대처해서 조금도 유감이 없다.

그리고 이 合方은 그것이 포용하고 있는 약물이 매우 많다고는 하지만, 이것 역시 漫然히 聚集된 것이 아니라, 이미 통일이 있고 훈련이 되어 있는 一隊로 편성된 三方을 합병한 것인만큼, 繁한 듯하나 그實 簡하여, 마치 통일이 있고 연락이 있고 部署가 있는 三軍이 대오가 당당히 적진에 달려드는 것과 같고, 兼用方은 유격군의 소수병력으로 단도직입 적군의 허를 찌르는 것과 같다. 그러므로 아무리 頑强한 病敵이라 하더라도 마침내는 패주하지 않을 수 없는 것이다. 이것은 古語에 이르는 '以簡制繁'의 정신에 합치하는 것으로서 한방의 독무대인 것이다.

5) 한방제의 약물배합법은 극히 교묘하다

양방에서도 약물배합법을 무시할 수 없지만, 배합금기 같은 것을 제외하면 거의 의사의 임의에 맡겨져서 각인각색인 느낌이 있고, 規矩準繩을 볼 수 있는 것이 없는 것 같다. 이에 반하여, 한방에서는 수천년간의 경험으로부터 귀납된 확고부동한 법칙이 있고 약물의 배합법은 巧妙를 極하여, 예를 들면 한의가 古來로 관용하였고 양의도 鎭吐藥의 不備에 곤혹한 나머지 근래에 자주 賞用하고 있는 半夏 같은 것은, 만약 이것을 單味咀嚼한다면 매우 辛烈苛辣하여 삼킬 수 없지만 여기에 生薑이나 甘草·大棗·蜂蜜을 배합 사용하면 신랄한 약성이 저절로 없어진다.

그뿐 아니라, 生薑이 첨가될 때는 그것의 진토진해작용은 더욱 확실해지고, 甘草·大棗·蜂蜜 등의 緩和藥을 友藥으로 할 때는 그 진통작용이 더욱 증가된다. 이것이 바로 半夏를 처방할 때 반드시 이들 여러 약 가운데 어느 것을 배합하는 所以인 것이다.

또, 大建中湯은 山椒·人蔘·乾薑·飴로 되어 있는 劑인데, 方 속의 山椒는 그 性味가 매우 辛辣하여 자극·亢奮·살충의 작용이 있으므로 이완된 胃腸筋을 자극하여 그것의 긴장력을 회복시키는 일 외에 회충 구제작용을 가지고 있지만 약성이 辛辣하다는 결점이 있고, 乾薑 역시 이것과 유사한 데다가 인삼의 苦味마저 있게 되니 음복하기가 매우 어렵다.

그러므로 甘味가 있는 飴를 加함으로써 이 惡味를 矯正함과 동시에 한편으로는 그것이 가지고 있는 완화작용으로 해서 疼痛 기타 급박한 제 증상을 解緩하고, 또 그것이 가지고 있는 滋養强壯性을 胃腸筋에 부여함으로써 胃腸筋 긴장력의 회복에 도움을 주도록 한다.

大黃은 물론 瀉下藥이지만 燥結된 숙변·結塊에 奏效하기 어려우므로 이것을 목적으로 할 때는 瀉下와 溶解의 두 작용을 겸하는 芒硝를 配用하지 않을 수 없다. 이것이 桃核承氣湯·大黃牡丹皮湯·大承氣湯에 이 두 약을 병용하는 이유인 것이다. 그러나 이 두 약만을 사용할 경우는 瀉下作用이 너무 峻烈하게 되어 쇠약해진 환자에게는 적당하지 못하다. 그러므로 이 때에는 甘草를 加用하여서 두 약의 銳氣를 꺾고 그 작용을 완만하게 하는 것이 법이다.

이를테면, 장티푸스의 말기 또는 재발시 같은 熱病的 쇠약자에게 大黃·芒硝·甘草의 3味로 되어 있는 調胃承氣湯을 사용하면 능히 그 목적을 달성하게 되고, 그러면서도 신체에는 아무런 영향도 미치지 않게 된다. 이 어찌 배합의 묘에 기인된 것이 아니라 하겠는가?

6) 한방제는 온도를 適宜加減할 수 있는 이치가 있다

適證인 發表劑라 하더라도 이것을 熱服하고나서 溫覆하지 않으면 발한하기 어렵고 緩和

劑는 溫服하지 않으면 그 작용이 투철하지 못하다. 陰證에는 溫熱劑를 暖服토록 하지 않으면 그 효과가 뚜렷하지 않다. 鎭吐劑는 氷冷하게 하여 微量頻服하지 않으면 그 목적을 달성할 수 없다. 이것은 나의 실제 경험상 거짓 없는 사실이다.

그런데 한방에서는 湯藥을 주로 하기 때문에 服藥의 冷熱은 操縱이 自在하여 病症의 종류에 따라 適宜하게 할 수 있는, 洋方에서는 이런 이치를 알지 못한 때문인지 또는 劑型이 다르기 때문인지 이런 중요한 문제를 도외시하는 것이 보통이다. 심지어는 熱服溫覆해야 할 表證에 冷性인 水藥을 투약할 뿐만 아니라 게다가 얼음주머니마저 貼하여 發汗의 機를 阻止하고 왕왕 카타르성 폐렴을 유발시키는가 하면 暖服溫包해야 할 陰證의 假面的 체온상승에 대해서도 역시 같은 방법을 사용하여 마침내 환자를 死地로 몰아넣는 일도 있다. 이것은 모순이고 撞着이라 아니할 수 없다.

7) 한방으로 치료하는 과정에서 명현증상이 일어나는 것은, 그것이 원인요법이라는 확실한 증거이다

『尙書』에 이르되, "만약 약이 瞑眩하지 않으면, 그 병은 낫지 않는다" 하였다. 이것은 前人未發의 진리로서 의사나 환자나 모두 服膺해야 할 金言이니 이것을 설명하겠다. 한방劑를 복용한 다음 왕왕 그 반응으로서 예기하지 못한 불쾌증상이 現出되는 일이 있다. 이것이 바로 '瞑眩'이라고 부르는 것이다. 이 증상이 發하면 이를 중독증상으로 오인하여 疑懼하는 사람이 적지 않지만, 그實 그런 것 같으면서도 그렇지 않은 것이다. 왜냐하면, 만약 중독증상이라면 服藥을 계속함에 따라 더욱 악화되어야 할 터인데도 '瞑眩'은 약제의 반응현상에 불과한만큼 그 증상은 일시적인 것이고, 약제를 連用함에 따라서 이 증상은 물론 本病마저도 脫然히 나아버리기 때문이다.

이제 한두 개의 실례를 들어 설명하기로 한다. 나는 전에 重症인 惡阻病者에게 半夏厚朴湯을 처방한 일이 있는데, 복약 후 大嘔吐를 하였으나 잠시 후에 鎭吐되었고 수십일 거의 節食을 하던 환자가 흔연히 攝食하게 되었다. 이런 일로 미루어 보아 복약 후의 구토는 이 방이 驅水毒作用을 실현하는 반응증상이었음이 분명하다. 또, 이 병의 환자가 鎭吐된 다음 腹證에 따라 桂枝茯苓丸加川芎大黃을 쓰기 數日 만에 복통을 發하고 자궁출혈을 크게 함과 동시에 葡萄狀鬼胎를 排出하고 不日中에 회복된 일이 있다. 이런 일로 미루어 보아, 복약 후의 복통・자궁출혈은 이 方이 驅瘀血作用을 遂行하는 반응이었음이 명백하다.

다만, 이런 方劑들만이 그런 것이 아니고, 이 밖의 여러 方도 그것을 복용한 다음 때때로 여러 瞑眩症狀을 발현한다. 이것은 병적인 세포가 유력한 약제의 원조에 의하여 분연히 궐기해서 병독을 驅逐하려 하는 작용을 반영하고 있는 것이다. 그러므로 이 증상이 발현하는 것은, 한방치료가 원인적 요법이라는 증거로 보아야 한다.

따라서, 이 증상의 출현은 진정 경하해야 할 만한 일인데도 세상의 어리석은 사람들은 이런 이치를 모르고, 간혹 그런 일이 있으면 당황하여 의사를 바꾸고 한방을 욕하는 일이 드물지 않음은 개탄할 일이다. 범속한 情은 예나 이제나 다름없는 모양이다. 東洞 옹은, "世人이 瞑眩을 두려워함이 斧鉞과 같고 질병을 아끼는 것은 子孫과 같다"고 개탄하였다. 古今同嘆이라 하겠다.

II

太陽病篇

『傷寒論』의 大意

이미 '緒言'에서 말한 것처럼, 내가 신봉하는 것은 醫聖 張仲景의 저서인 『傷寒論』·『金匱要略』의 兩書지만 전자는 주로 '傷寒', 즉 장티푸스의 진단요법을 서술한 것이고, 후자는 雜病, 즉 『傷寒論』에서 누락된 諸 病症의 증상과 治法을 서술한 것이다. 그런데 仲景이 『傷寒論』을 저술한 진의는 다음과 같다.

永富獨嘯庵 씨의 말.

世醫는 툭하면 말하되, "『傷寒論』은 外邪[1]를 다스리는데, 천하에 더 加할 것 없다. 그러나 雜病으로 말하자면 반드시 그런 것은 아니다" 한다. 참으로 비속한 말이다. 무릇 傷寒에 만병이 있고 만병에 傷寒이 있으므로 廻互參究하여서 비로소 傷寒을 다스릴 수 있고, 만병을 다스릴 수 있는 것이다. 하물며 驪珠[2]로 古醫方을 파악한다면 『千金』·『外臺』[3]·宋·元·遼·明의 瑣言家說(後世方設)도 모두 驅使할 수 있게 되는 것이다. 可히 正統에 歸一하면 九夷八蠻이 모두 그 正朔을 받드는 듯하다.[4]

吉益嬴齊 씨의 말.

—상략— 그러므로 『傷寒論』은 萬病의 治法을 後世에 남기기 위하여 作者가 저술한 책이다.

傷寒의 진단요법을 說함으로써 만병의 證治를 말하려 한 것이므로, 능히 그 진수를 깨달을 때 만병의 치료가 손바닥 위에 올려 놓고 翫弄하는 듯하다. 修學者는 모름지기 章句

---

1) '外邪'란 '傷寒'을 말함.

2) '驪珠'란 '驪龍之珠'란 뜻. 즉 黑龍의 턱에 있는 구슬인데, 목숨을 걸고 구하지 않으면 얻을 수 없는 것이다.

3) 『千金』·『外臺』는 醫書名. 『千金』·『外臺』·宋·元·遼·明은 後世方을 가리킨다.

4) 古代中國에서는 帝王이 새로 나라를 세울 때는 자기가 제정한 曆을 천하에 發布하여 국민이 모두 이를 遵奉하였다. 그러므로 그의 臣民이 되는 것은 "'正朔'을 받든다"고 하였다.

의 枝末에 牢執하지 말고 紙背를 徹하는 活眼을 열어서 그 眞精神을 파악해야 한다.

다시 이를 구체적으로 논하건대, 이 책은 傷寒이란 同一 病에 걸렸어도 개인의 稟賦體質의 差에 따라, 病毒의 所在 差異로 인해 발현하는 증상이 서로 같지 않은 所以를 천명함과 동시에 여기에 적응하는 치료법을 세워서, 가급적 체력을 손상시키지 않고 病毒을 驅逐하는 방법을 太陽·少陽·陽明의 三陽과, 太陰·少陰·厥陰의 三陰으로 나누어 서술한 것이다.

'陽'이라 하고 '陰'이라 하는 것은, 後世醫가 妄信하는 陰陽五行의 愚論과는 달리, 仲景이 "병의 오한발열하는 것은 陽에 發한 것이고, 熱 없이 惡寒하는 것은 陰에 發한 것이다(病有熱惡寒者, 發於陽也. 無熱惡寒者, 發於陰也)" 하였듯이, 陽證이란 신진대사의 기능이 병적으로 亢進한 것이고, 陰證이란 이 기능이 병적으로 沈衰한 것이다. 그러므로 陽證이란, 대개 實證이고 다스리기 쉬운 것이며, 陰證은 대개 虛證이고 다스리기 어려운 것이다. 그리고 '太陽'이란 이 機能亢進이 體表에, '少陽'이란 胸腹間에, '陽明'이란 腹內에 發하는 것을 각각 말한다. 三陰이란 모두 이 기능감쇠가 腹內에 나타나는 것의 명칭이지만, '太陰'은 그것이 가장 輕微한 것을, '厥陰'은 그것이 가장 重篤한 것을, '少陰'은 이 兩者의 중간에 해당하는 것을 각각 말한다.

이와 같이 『傷寒論』은 病型이 가지가지인 장티푸스를 그 병세와 病位에 따라서 三陽三陰의 六篇으로 大別하여 서술함과 동시에 各 篇에 個個의 證治를 細論한 것이니, 용의주도하게 證의 細大易劇과 그 치료방법을 남김없이 망라하였다. 이하 순차적으로 이를 구술하겠다.

太陽病에 관한 師論[1]) 註釋

> 太陽의 병은 脈이 浮하고 頭項이 强痛하고 오한이 난다.
>
> (太陽之爲病, 其脈浮, 頭項强痛而惡寒 -『傷寒論』)

(註) 吉益南涯 씨의 말.

'太'는 '太甚'이다. 陽氣가 表位에 盛한[2]) 것을 '太陽'이라 한다. "脈이 浮하고 頭項이 强痛하고"란, 그 징후이다. 氣가 盛하고 血이 窘窒한다.[3]) 그러므로 强痛을 일으키는 것이며, 發出할 때는 項이 强하지 않고 惡寒하지 않고 發熱汗出하는 것이다. 날이 지나면 內에 이른다. 대개 表位는 氣의 末이다.[4]) 末은 氣가 언제나 乏하다. 이제 氣가 그 末에 盛한 것은 陽氣가 太甚한 狀인 것이고, 그래서 이름을 '太陽'이라 한 것이다.

張璐 씨의 말.

'脈이 浮'한 것은 邪氣가 肌表에 倂在한 것이다.

程應旄 씨의 말.

太陽經[5])의 顯證에 두통 · 오한보다 확실한 것이 없다. 그러므로 이것을 첫째로 게시한 것이다.

---

1) (譯註) 本書 가운데 '師論'이라 함은 모두 仲景의 論을 말한다.

2) '陽氣'는 '血氣'라는 뜻이다. "陽氣가 表位에 盛"하다 함은 피부에 充血이 심한 것을 말한다.

3) "氣가 盛하고 血이 窘窒한다" 함은 血行이 疾速하기 때문에 血液이 鬱滯한다는 뜻이다.

4) "대개, 表位는 氣의 末이다" 운운한 것은 피부는 심장에서 멀리 떨어져 있으니 혈액이 결핍되는 것이 보통인데, 이제 오히려 풍부하게 된 까닭에 '太陽'이라 命名한 것이다라는 뜻이다.

5) '經' 字는 '病' 字로 보아야 한다.

成無已 씨의 말.

'오한'은 凿凿然하게 憎惡하는 것이다. 風을 쐬지 않더라도 자연히 寒한다. 惡風은 風을 쐬게 되면 惡風하고, 밀실 속이나 휘장 속에 居하게 되면 坦然히 自舒한다.

丹羽元堅 씨의 말.

太陽病은 表熱證이 바로 이것이다. 대개, 邪에 初感하면 반드시 먼저 表部를 침범한다. 이내 正氣가 暢通하지 않고 아울러 熱이 난다.

이상 인용한 註釋들에 의해서 仲景의 뜻을 忖度할 수 없는 바는 아니지만, 한 말로 요약하면 어떠한 병증이더라도 만약 脈이 浮하고 頭項이 强痛하며 오한이 있을 경우라면 이것을 '太陽病'으로 봐야 한다는 뜻으로 실로 太陽病의 大綱을 가리킨 것이다. 그리고 '脈이 浮'한 것은 淺在動脈에 혈액이 充溢한 징후이고, 頭項이 强痛하는 것은 頭部와 項部가 他體部에 비하여 血液充溢의 정도가 강하고 凝滯되었기 때문이며, '오한'하는 것은 발열을 하려 하되 발열이 안 되는 징후인 것이다.

이와 같이 太陽病은 병독이 體表 특히 상반신에 집중한 것이므로, 이것을 다스림에는 發汗解熱藥을 써서 병독을 汗腺으로부터 배제하는 수밖에 없다. 그러나 환자의 체질이 各異하여 서로 같지 않으므로 이에 대한 처방도 역시 서로 같을 수 없는 것이다. 무릇, 사람의 체질은 천차만별이지만 궁극적으로는 이를 二大別할 수 있다.

하나는, 피부가 粗疏하며 이완된 것인데, 이런 稟賦를 가진 사람이 만약 太陽病에 걸리면 脈이 浮弱하고 自汗이 나는 등의 증상을 發하므로 桂枝를 主藥으로 하는 桂枝湯으로 다스려야 한다. 그리고 다른 하나는 피부가 치밀하고 긴장된 것인데, 이런 체질을 가진 사람이 만약 太陽病에 걸린다면 脈이 浮緊하고 汗이 없는 등의 증상을 나타내므로 麻黃을 君藥으로 하는 麻黃湯을 써서 다스려야 한다. 이와 같이 太陽病에 二大別이 있으므로, 먼저 桂枝湯 및 이것에서 유래하는 諸方에 관하여 講述하고 다음에 麻黃湯 및 이것에서 유래하는 諸方에 관하여 설명하기로 한다.

1. 桂枝湯에 관한 師論

太陽의 中風은 陽浮하고 陰弱하다. 陽浮한 사람은 熱이 저절로 發하고 陰弱한 사람은 땀이 저절로 난다. 嗇嗇하게 오한하고, 淅淅하게 惡風하고, 翕翕하게 發熱하고, 鼻鳴·乾嘔하는 사람은 桂枝湯으로 다스린다.

(太陽中風, 陽浮而陰弱. 陽浮者, 熱自發, 陰弱者, 汗自出. 嗇嗇惡寒, 淅淅惡風, 翕翕發熱, 鼻鳴乾嘔者, 桂枝湯主之-『傷寒論』)

(註) '太陽'은 '太陽病'의 略語이고, '中風'은 '風'에 '傷'한다는 뜻이니, 곧 오늘날의 感冒이다. 그러므로 太陽의 中風이란, 脈이 浮하고 頭項이 强痛하며 오한하는 感冒를 말하는 것이다. "陽浮하고 陰弱하다"에서 '陽'은 外, '陰'은 內라는 뜻이니, 곧 外로 浮하고 內로 弱한 狀이 있는 맥을 말한다. "陽浮한 사람은 열이 저절로 發하고, 陰弱한 사람은 땀이 저절로 난다"라는 2句는, 脈狀에 依해서 熱과 땀이 나는 것을 예단하는 말이다. "嗇嗇하게 오한하고"란, 으스스 추운 것이고, "淅淅하게 惡風하고"란, 물을 덮어쓴 것처럼 춥고 바람을 쏘이기 싫어하는 것이며, "翕翕하게 발열"하는 것은 화끈화끈 열이 나는 것이다. '鼻鳴乾嘔'란 코에서 소리가 나고 嘔惡하는 것이다.

또,

太陽病으로, 頭痛發熱하고 땀이 나며 惡風하는 證은 桂枝湯으로 다스린다.

(太陽病, 頭痛發熱汗出惡風者, 桂枝湯主之-『傷寒論』)

太陽病으로, 이것을 下하고나서 그 氣가 上衝하는 사람은 桂枝湯을 써야 한다. 上衝하지 않는 사람에게 써서는 안 된다.

(太陽病, 下之後, 其氣上衝者, 可與桂枝湯. 若不上衝者, 不可與之－『傷寒論』)

(註) 太陽病은 發表를 專行해야 하며 下해서는 안 되는데, 의사가 잘못해서 이를 下하였기 때문에 그 反動으로 氣가 上衝하는 사람은 桂枝湯을 써서 上衝한 氣를 下降시켜야 할 것이지만, 그런 징후가 없는 사람에게 써서는 안 된다는 뜻이다. 그리고 '氣'란, 五官에 觸하며 外形은 없으나 활동력이 있는 것이므로, 이 경우 '氣'란, 즉 신경작용이란 뜻이다. '上衝'이란 『方機』에,

"무릇 上衝이란 것은 上逆을 말하는 것이 아니라 氣가 少腹으로부터 上하여 胸을 衝하는 것을 말한다."고 한 바와 같은 것이다. 그러므로 氣가 上衝한다 함은, 즉 發作的 上走性神經症을 말하는 것인데, 이것은 上衝이 劇한 것이고, 上衝이 緩한 것은 반드시 少腹으로부터 上하여 胸을 衝하는 것이 아니다. 다만, 上衝의 반응으로서 두통을 나타내는 데 그칠 뿐이다. 前條의 두통은 바로 이것이다.

또,

太陽病 3日에 이미 發汗을 시켰거나 吐·下를 하게 하였거나 溫鍼을 실시하였으되, 아직 풀리지 않는 것은 이것을 壞病으로 만든 것이다. 桂枝를 씀이 적당하지 않은 것이다. 환자의 脈證을 보아서 어떤 逆을 犯했는가를 알고, 證에 따라서 다스린다.

(太陽病, 3日, 已發汗, 若吐, 若下, 若溫鍼, 仍不解者, 此爲壞病. 桂枝不中與也. 觀其脈證, 知犯何逆, 隨證治之－『傷寒論』)

(註) '3日'은, 太陽病에 걸리고 사흘쯤 경과했다는 뜻이고, "발한을 시켰거나"란, 桂枝湯證인 것을 麻黃劑로 오용하여 발한시킨 것이다. '吐'한 것은, 太陽病은 토하게 해서 안 되는데 잘못해서 토하게 한 것이고, '下'한 것은, 下하게 해서는 안 되는데 下하게 한 것이다.

'溫鍼'한 것은, 太陽病은 汗解해야 하므로 古代 민간요법인 달군 침을 體表에 加하여 熱을 위협한 것이다.

이상의 제 요법은 어느 것이나 誤治이기 때문에 병이 아직 풀리지 않은 것이다. "이것을 壞病으로 만든 것이다"라 한 것은, 上記의 誤治로 인하여 病證이 頹廢하였다는 뜻이며, "桂枝를 씀이 적당하지 않은 것이다"란, 이와 같이 病證이 頹廢하여 이미 桂枝湯證이 없어졌으므로 桂枝湯을 씀은 적당하지 못하다는 말이다.

"어떤 逆을 범했는가를 알고"란, 麻黃劑로 逆治를 한 것인가, 吐劑로 逆治를 한 것인가, 下劑로 逆治를 한 것인가, 溫鍼으로 逆治를 한 것인가를 알고란 뜻이다. 또, "證에 따라서 다스린다" 함은, "症에 따라서 다스린다"는 것과 비슷하면서도 같지 않은 것이다. 왜냐하면, '症'에 따라 다스리는 것은 個個의 증상을 목적으로 하여 치료를 실시하는 것이지만, 證에 따라 다스리는 것은 個個의 증상이 필연적으로 상호관련된 一群을 목적으로 하여 치료를 시행하는 것이기 때문이다.

이를테면, 맥이 浮弱하고 두통발열하며, 땀이 나고 惡風·鼻鳴·乾嘔할 때, 脈이 浮弱한 것이나, 두통이나 발열이나 땀이 나는 것이나, 惡風이나 鼻鳴이나 乾嘔 등을 發하는 개개의 증상을 목적으로 하여 치료를 실시하면 이것이 곧 "症에 따라 다스리는" 것이고, 脈浮弱·頭痛發熱·汗出·惡風·鼻鳴·乾嘔의 전체를 목적으로 하여 치료를 실시하면 이것이 곧 "證에 따라 다스리는" 것이다. 이상으로써 양자간에 큰 차이가 있는 것임을 알 것이다.

또,

> 桂枝는 본래 解肌를 한다. 만약 환자의 脈이 浮緊하며 열이 나고 땀이 나지 않는 경우라면 써서는 안 된다. 언제나 모름지기 이 점을 알아서 잘못하는 일이 없도록 해야 한다.
>
> (桂枝本爲解肌, 若其人脈浮緊, 發熱不汗者, 不可與也, 常須識之, 勿令誤也 -『傷寒論』)

(註) '解肌'란, 피부를 和解한다는 뜻이다. 그러므로 "桂枝는 본래 解肌를 한다"란, 桂枝湯은 본래 肌膚를 和解하는 方으로, 麻黃湯 같은 純發汗劑와는 다르다는 뜻을 암시한 것이다. 따라서, 다음 句에 "脈이 浮緊하며, 열이 나고, 땀이 나지 않는" 것, 즉 麻黃湯을 써

서 발한시켜야 할 證에 이 方을 써서는 안 된다고 단언한 것인데, 이것은 桂枝·麻黃의 응용상 중요한 감별법인만큼 그 다음에 "언제나 모름지기 이 점을 알아서 잘못하는 일이 없도록 해야 한다"고 대서특필함으로써 경고를 준 것이다. 尾臺榕堂 씨가 "만약 환자의 맥이 浮緊하고 발열하며 땀이 나지 않으면, 麻黃湯을 써야 한다. 이 證으로서 煩躁하거나 渴하는 사람에게는 大靑龍湯을 써야 한다"고 한 것은, 師論을 풀이한 것이라 하겠다.

또,

> 太陽病으로 처음 桂枝湯을 복용하였으나 오히려 煩이 解하지 않는 사람은 먼저 風池·風府를 刺하고 그 다음 桂枝湯을 쓰면 바로 낫는다.
>
> (太陽病, 初服桂枝湯, 反煩不解者, 先刺風池風府, 却與桂枝湯則愈-『傷寒論』)

(註) 太陽病으로 桂枝湯證이 있을 때, 適方인 桂枝湯을 쓰면 煩, 즉 病苦가 解散해야 할 터인데 도리어 病苦가 더 이상 숙어지지 않는 사람은 먼저 風池와 風府의 灸穴을 刺絡하고 다시 桂枝湯을 쓰면 곧 낫는다는 뜻이다. '風池·風府'는 『甲乙經』에, "'風池'의 2穴은 顳顬의 뒤 髮際의 陷中에 있고, '風府'의 1穴은 項의 髮際 위 1寸大筋의 宛宛 속에 있다"하였으니, '風池'는 顳顬後頭 縫合部에 있고, '風府'는 左右 僧帽筋 停止部 中央에 있는 것임을 알 수 있다. 그러면 왜 이 3穴을 刺絡하지 않으면 안 되는 것인가.

本條의 病症은 太陽病이니 원래 脈이 浮하고 頭項이 強痛하고 오한이 드는 證이 있는 것인데, 頭項이 強痛하는 까닭은 旣述한 바와 같이 頭項部에 비하여 충혈이 심하기 때문이다. 그러므로 만약 그 충혈이 일층 高度에 달할 때는 桂枝湯을 쓰더라도 藥力을 沮止시키기 때문에 煩이 풀리지 않게 되는 것이다. 그러니 이 3穴을 刺絡하여서 鬱滯된 혈액을 奪取하면 藥力沮止의 원인이 제거되므로 약효를 나타내게 되는 것이다.

또,

> 太陽病으로 外證이 아직 풀리지 않고 脈이 浮弱한 사람은 마땅히 땀으로써 解해야 한다. 桂枝湯이 좋다.
>
> (太陽病, 外證未解, 脈浮弱者, 當以汗解, 宜桂枝湯-『傷寒論』)

(註) "外證이 아직 풀리지 않고"란, 頭項强痛·오한 등의 증상이 아직 완전히 없어지지 않은 것을 말한다.

또,

> 太陽病으로 外證이 아직 풀리지 않은 사람은 下해서는 안 된다. 이것을 下하는 것을 逆으로 본다. 外를 풀려고 하면 桂枝湯이 좋다.
>
> (太陽病, 外證未解者, 不可下也, 下之爲逆, 욕해外者, 宜桂枝湯－『傷寒論』)

(註) "逆으로 본다" 함은 "逆治로 본다"는 뜻이고, 正治가 아님을 보이는 것이다. "外를 풀려고 하면"이라 한 것은, "外證을 다스리려고 하면"이란 뜻이다.

또,

> 太陽病으로, 먼저 발한을 하여 풀리지 않고, 다시 이를 下하여 맥이 浮한 사람은 낫지 않는다. 浮는 外에 있다고 본다. 그런데 도리어 이를 下하기 때문에 고칠 수 없게 된 것이다. 이제 맥이 浮하므로 外에 있는 것임을 알았으니, 응당 모름지기 外를 풀도록 해야만 곧 낫는다. 桂枝湯이 좋다.
>
> (太陽病, 先發汗不解而復下之, 脈浮者, 不愈. 浮爲在外. 而反下之, 故令不愈. 今脈浮, 故知在外, 當須解外. 則愈. 宜桂枝湯－『傷寒論』)

(註) "太陽病으로, 먼저 발한을 하여도 풀리지 않고"라는 一句는, 이 太陽病에는 桂枝湯을 써야 할 것인데도, 잘못하여 麻黃劑로 發汗을 시켰기 때문에 고치지 못한다는 뜻이 들어 있다. "다시 이를 下하여"란, 瀉下해서는 안 되는 太陽病을 瀉下했기 때문에 前者나 後者나 모두 誤治를 거듭한 것이니 특별히 '다시'란 말을 加한 것이다.

"脈이 浮한 사람은 낫지 않는다"란, 무릇 浮脈을 나타내는 것은 病이 아직 外, 즉 표에 있는 징후이므로 發表를 함이 正當하겠는데, 거꾸로 瀉下를 하기 때문에 낫지 않는다는 뜻이다.

이제 "脈이 浮하므로" 以下는 여러 차례의 誤治를 거쳐 왔지만, 이제 浮脈을 볼 수 있은즉, 病이 아직 外, 즉 表에 있는 것임을 알 수 있고, 따라서 당연히 發表劑를 써서 外, 즉 外證을 다스려야 하는데, 그렇게 하면 낫는데 그 發表劑로서는 桂枝湯을 쓰는 것이 좋다는 뜻이다.

또,

> 病人의 藏에 他病이 없고, 때때로 발열하고 自汗이 나며 낫지 않는 사람은 그 때에 앞서 汗을 發하면 곧 낫는다. 桂枝湯이 좋다.
>
> (病人藏無他病, 時發熱, 自汗出而不愈者, 先其時發汗則愈, 宜桂枝湯－『傷寒論』)

(註) 환자를 진찰하여 '藏', 즉 內臟에 병이 없을 때는 그 病이 반드시 表에 있다. 이 표에 있는 병으로서 "때때로 발열하고 自汗이 나며" 오래도록 "낫지 않는 사람은" 그 발열·自汗이 있기 전에 발한을 하면 바로 낫게 되며, 이에는 桂枝湯을 쓰는 것이 좋다는 뜻이다.

또,

> 傷寒에 6, 7日이나 대변을 보지 못하고 두통과 열이 있고, 소변이 오히려 붉은[1] 사람에게는 承氣湯을 쓴다. 그 소변이 맑은 사람은 病邪가 裏에 있지 않고 아직 表에 있는 것임을 알 수 있다. 응당 모름지기 발한을 시켜야 한다. 만약 두통하는 사람이면 반드시 衄한다. 桂枝湯이 좋다.
>
> (傷寒, 不大便六七日, 頭痛有熱, 小便反赤者, 與承氣湯. 其小便淸者, 知不在裏, 仍在表也. 當須發汗. 若頭痛者, 必衄. 宜桂枝湯－『傷寒論』)

1) 『傷寒論』에는 '소변이 오히려 붉은(小便反赤)'이란 말이 없다. 『千金翼』·『外臺備要』를 좇아 이 말을 첨가한 것이다.

(註) 本條의 前半은 桂枝湯證·大承氣湯證의 鑑別法을 說한 것이니 매우 중요하다. 즉, 承氣湯證에나 桂枝湯證에나 모두 두통이 있고 열이 있어서 매우 비슷하지만 大承氣湯證은 裏證, 즉 消化管에 급성염증이 있고 그 餘波가 頭腦를 壓迫하여 頭痛을 일으키고 外表에 走하여 열을 나타내는 것이니 그 소변은 반드시 赤濁하다. 이에 反하여 桂枝湯證은 表證, 즉 병이 오로지 體表에 있어서 두통과 열을 主症으로 하여 내장에 변화가 없으므로 결코 尿變을 나타내는 일이 없고, 平常처럼 淸澄하다는 뜻이다.

또, 後半의 "만약 두통하는 사람" 云云은 두통과 열이 있고 소변이 淸澄하고, 만약 두통이 심한 사람이라면 반드시 衄血하는 것이고, 이 證에는 桂枝湯을 쓰는 것이 좋다는 뜻이다.

이제 그 이치를 추구하건대, 既述한 바와 같이 이 두통은 太陽病 본래의 병세가 頭項部에 충혈이 심한 것이기 때문에 혈액 循流가 어렵게 된 데 기인한 것이므로, 만약 이 충혈이 극도에 달하면 혈압도 따라서 항진하고, 그리하여 저항력이 가장 박약한 篩骨蜂窩部를 돌파하고 外走하여 이른바 衄血을 초래하는 것이다. 그러므로 이미 衄血이 있을 때 혈압은 低降하며 혈액은 비교적 循流하기 쉽고, 그리하여 두통 기타의 증상에 양호한 영향을 미친다.[2] 이때에 桂枝湯을 쓰면 마치 風池·風府에 刺絡한 다음처럼 藥力 沮止의 원인이 제거된 것이니 桂枝湯은 유감없이 効를 발휘하게 된다. 그러므로 두통·衄血 등은 모두 낫게 되는 것이다.

또,

> 傷寒에 의사가 이를 下하고, 이어 下利를 얻어 淸穀이 그치지 않고 身이 疼痛하는 사람은 마땅히 급히 裏를 구해야 한다. 身이 疼痛하고 淸便이 自調하는 사람은 마땅히 급히 表를 구해야 한다. 裏를 구함에는 四逆湯이 좋고, 表를 구함에는 桂枝湯이 좋다.
>
> (傷寒, 醫下之, 續得下利, 淸穀不止, 身疼痛者. 急當救裏. 身疼痛, 淸便自調者, 急當救表, 救裏宜四逆湯, 救表宜桂枝湯－『傷寒論』)

(註) "傷寒에 의사가 이를 下하고"란, 의사가 잘못하여 下劑를 쓴 것이고, "이어 下利를

2) 이와 같이 衄血은 病症에 양호한 영향을 주므로, 한의는 이것을 '紅汗'이라 하며 환영한다. 그렇지만 劇烈한 것은 지혈시켜야 할 것임은 말할 것도 없다.

얻어"란, 下劑의 藥力이 다했는데도 下利가 아직 그치지 않은 것이다. '淸穀'이란, 完穀下利로 糞臭가 없는 것이고, "裏를 求해야 한다"란, 止瀉를 시켜야 한다는 뜻이다. "淸便이 自調"한다 함은 便通이 平便과 같다는 것을 말하고, "表를 求해야 한다" 함은 發表를 해야 한다는 뜻이다.

또,

> 傷寒에 크게 下하게 한 다음 다시 發汗하게 하여서 心下가 痞하고[3] 오한하는 사람은 表가 아직 풀리지 않은 것이다. 痞를 攻하면 안 된다. 마땅히 먼저 表를 解해야 한다. 表가 解하면 곧 痞를 攻해야 한다. 表를 解함에는 桂枝湯이 좋고 痞를 攻함에는 大黃黃連瀉心湯이 좋다.
>
> (傷寒, 大下後, 復發汗, 心下痞, 惡寒者, 表未解也. 不可攻痞. 當先解表. 表解. 乃可攻痞. 解表宜桂枝湯, 攻痞, 宜大黃黃連瀉心湯－『傷寒論』)

(註) 傷寒으로 桂枝湯證이 있으면 크게 瀉下시키는 것이나 麻黃劑로 발한시키는 것이나 모두 誤治인데, 이런 誤治를 한 다음, 心下가 痞하고 두통·발열·身疼痛·오한하는 사람은 心下痞가 있기는 하지만 表證이 아직 사라지지 않은 것이니 痞를 攻下하면 안 된다. 먼저 發表를 하여 表證이 사라진 다음 痞를 攻下해야 하며, 發表하는 데는 桂枝湯을 쓰는 것이 좋고 痞를 攻下하는 데는 大黃黃連瀉心湯이 좋다.

前條는 四逆湯證과 桂枝湯證이 합병한 경우를 서술한 것인데, 常法에 의하면 表를 먼저 하고 裏를 나중으로 돌려야 할 것이지만 下利淸穀이 있어서 일각이라도 裏를 忽視할 수 없으므로 四逆湯을 먼저 쓰고 桂枝湯을 나중으로 돌린 것이다. 本條는 桂枝湯證과 大黃黃連瀉心湯證이 합병한 것으로 心下痞는 下利淸穀처럼 위급한 증상이 아니므로 常法대로 桂枝湯을 먼저 쓰고 大黃黃連瀉心湯을 나중으로 돌린 것이다.

또,

---

3) 尾臺榕堂 씨는 "'傷寒. 크게 下한 다음' 운운하는 條의 '心下가 痞하고' 아래에 두통·발열·身疼痛 등 가운데 한두 개가 빠진 것이 아닌가 생각된다. 그렇지 않다면, 附子瀉心湯證과 차이가 없는 것 같다." 하였다. 이 說이 옳다고 보고 이에 따라 註釋하기로 한다.

陽明病으로, 맥이 遲하고 땀이 많이 나며 微惡寒을 하는 사람은 表가 아직 풀리지 않은 것이다. 발한을 시켜야 한다. 桂枝湯이 좋다.

(陽明病, 脈遲, 汗出多, 微惡寒者, 表未解也. 可發汗. 宜桂枝湯－『傷寒論』)

(註) 本條는 陽明病과 太陽病이 合倂한 것으로, 遲脈은 陽明病의 脈證이고, 땀이 많이 나는 것은 兩者에 공통된 症狀인데 微惡寒하는 것은 陽明證이 아니고 表證이니 이 一症으로 表證이 있는 것임을 알고 桂枝湯을 쓰는 것이다. 그러나 이 병증은 원래 陽明病으로서 太陽病을 겸한 데 불과한 것이므로 桂枝湯을 쓰는 것은 일시적인 처치이고, 表證이 완전히 사라지면 大承氣湯으로써 陽明證을 다스려야 한다.

또,

病人이 煩熱하고, 땀이 나서는 곧 풀리고, 또 瘧狀과 같아서 日晡時에는 발열하는 것은 陽明에 속한다. 맥이 실한 사람은 이를 下함이 좋고, 맥이 浮虛한 사람은 땀을 내는 것이 좋다. 이를 下하는 데는 大承氣湯을 쓰고, 땀을 내는 데는 桂枝湯이 좋다.

(病人煩熱, 汗出則解, 又如瘧狀, 日晡所發熱者, 屬陽明也. 脈實者. 宜下之. 脈浮虛者, 宜發汗. 下之, 與大承氣湯. 發汗, 宜桂枝湯－『傷寒論』)

(註) 환자가 煩熱, 즉 열로 인해서 번민하지만 땀이 나기 때문에 일단 경쾌해진 다음 다시 말라리아[4]의 發作처럼 日暮時에 발열하게 되는 것은 表證으로부터 곧바로 陽明으로 轉屬된 것으므로 "맥이 실한 사람은" '大承氣湯'을 써서 '下'해야 하고 "맥이 浮虛한 사람"은 '桂枝湯'을 써서 "땀을 내는" 것이 좋다는 뜻이다.

尾臺 씨는, "病人이 煩熱" 운운함은 이 症狀이, 맥이 浮虛하기는 하지만 아마도, 桂枝二麻黃一湯을 쓰는 것이 좋을 것이다.

4) 말라리아가 發作할 때에는 먼저 오한을 하고 오한이 멎으면 즉시 발열한다. 이와 같은 熱狀을 한방에서는 '寒熱이 往來한다'고 한다.

라고 하였다. 옳은 말이다. 처방할 때 유의해야 한다.

> 太陽病으로 맥이 浮한 사람은 땀을 내야 한다. 桂枝湯이 좋다.
>
> (太陰病, 脈浮者, 可發汗. 宜桂枝湯－『傷寒論』)

(註) 仲景은, "太陰의 병은 腹滿하고 吐하며 食이 下하지 않고 自利가 더욱 심하며 때로 배가 저절로 아프다. 만약 이를 下한다면, 반드시 胸下가 結鞕한다(太陰之爲病, 腹滿而吐, 食不下, 自利益甚, 若下之, 必胸下結鞕)" 하였다. 즉, '太陰病'이란, 구토·下利·복통하는 병증의 명칭이므로 本條의 뜻은 下利病으로서 脈이 浮한 것은 발한하면 낫는데, 그 발한에는 桂枝湯을 쓰는 것이 좋다는 뜻이다.

또,

> 下利·腹脹滿·身體疼痛하는 사람은 먼저 그 裏를 溫하게 하고, 다음에 그 表를 攻한다. 裏를 溫하게 하는 데는 四逆湯이 좋고 表를 攻하는 데는 桂枝湯이 좋다.
>
> (下利, 腹脹滿, 身體疼痛者, 先溫其裏, 乃攻基表. 溫裏宜四逆湯, 攻表宜桂枝湯－『傷寒論』)

(註) 本條는 陰證인 四逆湯證과 陽證인 桂枝湯證이 합병된 경우를 서술한 것이다. 즉, '下利·腹脹滿'[5]은 四逆湯證이고 '身體疼痛'은 桂枝湯證이다. 그런데 '下利·腹脹滿'은 重症이므로 먼저 四逆湯을 써서 이것을 다스리고, '身體疼痛'은 경증이므로 나중에 桂枝湯을 써서 다스린다.

또,

5) 이 '下利便'은 淡白無臭하고, '腹脹滿'은 虛滿이다. 모두 陰證인 징후이므로 大熱劑인 四逆湯을 쓴다. 이것이, 仲景이 "먼저 그 裏를 溫하게 하고"라 말한 所以이다.

吐·利가 멎었으되 身痛이 그치지 않는 사람은 마땅히 消息(관찰)하여[6] 그 外를 和解해야 한다. 桂枝湯으로 이를 약간 和함이 좋다. 下利 後 身疼痛하고 淸便이 自調하는 사람은 마땅히 急히 表를 구해야 한다. 桂枝湯으로 땀을 내는 것이 좋다.

(吐利止而身痛無休者, 當消息和解其外. 宣桂枝湯小和之. 下利後, 身疼痛淸便自調者, 急當救表. 宣桂枝湯以發汗－『傷寒論』)

(註) 兩條 공히 桂枝湯의 下利 後의 身痛을 다스린다는 것을 說한 것이지만, 단지 下利 後에만 한하지 않고 어떤 경우의 身痛이더라도 그 證이 존재하기만 하면 모두 桂枝湯의 主治임을 알아야 한다.

산후에 中風하여 수십 일 동안 풀리지 않고, 頭微痛·오한하며, 때때로 열이 있고 心下가 悶하며 乾嘔·汗出하면, 오래 되어도 陽旦[7]의 證이 계속 있는 것이다.

(産後中風, 續數十日不解, 頭微痛, 惡寒, 時時有熱, 心下悶, 乾嘔, 汗出, 雖久, 陽旦證續在者－『金匱要略』)

(註) 산후 感冒에 걸려 수십 일을 경과하여도 낫지 않고, 頭微痛·오한·時時發熱·胃部苦悶·乾嘔하는 것은 感冒 後 오랜 시일이 지나도 桂枝湯證이 여전히 존재하는 것이니 이 方을 써야 한다는 뜻이다.

1) 桂枝湯方

桂枝·芍藥·生薑 大棗 各 9.0[8]
甘草 6.0

6) "消息하여"는 "外形을 보고"란 뜻이다.

7) '陽旦'는 桂枝의 별명.

8) 藥量은 옛날의 秤量을 그램 量으로 환산한 成人의 1日 量이다. 그러므로 소아에게는 연령에 준하여 반감해야 한다. 以下의 諸方은 모두 이와 같다.

이것을 細剉하여 물 두 合으로 달여서 찌꺼기를 버리고, 하루 세 번으로 나누어 溫服한다.

2) 桂枝加桂梗湯方

桂枝湯 속에 桔梗 6.0~9.0을 加함.

前法・用法은 前과 같음.

主治. 桂枝湯證으로서 咽喉痛이 있는 사람이나, 粘痰이 있고 喀出하기 어려운 사람이나 화농증이 있는 사람을 다스린다.

(註) 本方은 吉益東洞 옹이 創方한 것인데, 實은 桂枝湯・桔梗湯・排膿湯의 3方을 合方한 것이다.

3) 桂枝加半夏湯方

桂枝湯 속에 半夏 6.0을 加함.

煎法・용법은 煎과 같음.

主治 桂枝湯證으로서 咽喉痛이 있는 사람이나 咳嗽하는 사람을 다스린다.

(註) 本方은 나의 스승이 桂枝湯과 半夏散 및 半夏湯의 方意에 기초해서 이것들을 合方한 것이다.

4) 桂枝湯의 腹證

나의 경험에 의하면, 芍藥・大棗・甘草의 證에는 반드시 근육이 攣急함을 볼 수 있는데, 특히 遊離狀態를 이루는 腹直筋[9]에서 가장 명확하게 觸知할 수 있다. 그러므로 만약 이

---

9) 東洞 옹이 本方에 대하여 "上衝頭痛・발열・汗出・惡風・腹拘攣하는 사람을 다스린다"라고 定義하여 '腹拘攣' 석 字를 추가한 것은 本方證에 腹直筋攣急이 있는 것을 가리키기 위해서이다.

근육에 攣急을 확인했을 때는, 이것을 3藥 응용의 목표로 해야 한다. 이 근육이 攣急하는 것을 세 약의 '腹證'으로 본다.

그렇다면, 이 세 약을 含有하고 있는 桂枝湯의 證에도 역시 腹直筋의 攣急이 있게 되는 터인즉, 세 약의 腹證은 즉 이 方의 腹證이라고 하지 않을 수 없다. 그런데 桂枝湯證 같은 非瘀血性 腹直筋攣急은 반드시 우측에만 나타나고 좌측에는 나타나지 않든가, 아니면 나타난다 하더라도 우측에 비하면 심히 輕度이고, 氣가 上衝할 때에도 반드시 우측을 따라 發하고 좌측을 따라 發하지는 않는다.

이상 말한 것은 순전히 이론이고, 실제에 있어서는 師論에 따라 脈證·外證을 준거로 하여 本方을 응용해야 하며 腹證은 묻지 않아도 좋지만 미리 이 점을 염두에 두어야 한다.

5) 先輩의 論說·治驗

『方機』 本方條에는,

두통·발열·汗出·惡風하는 것은 正證이다. 두통 一證만으로도 역시 이 方을 써야 한다. 만약 咳嗽·嘔逆에 의하여 두통이 생긴 사람이라면 이 方이 다스릴 바가 아니다.

오한·鼻鳴·乾嘔하는 것은 外邪의 징후이다. 이 方으로 다스린다. 脈이 浮弱하거나 浮數하며 오한하는 사람은 證이 具有되지 않았더라도 역시 이 方을 써야 한다. 浮數·浮弱은 대체로 桂枝湯의 脈狀이다.

汗·吐·下한 다음 다시 湊하는 一證, 또 발열·汗出하고나서 身疼痛하는 것은 아직 이 方을 써야 할 것으로 본다. 만약 脈이 浮緊하고 疼痛하는 사람이라면 이 方이 다스릴 바가 아니다.

『成績錄』에는,

어떤 小兒가 外襲[10]으로 衄血하였다. 門人 가운데 어떤 사람이 麻黃湯을 썼더니 衄血이 더 했다. 선생이 이를 진찰하고 桂枝加桔梗湯을 쓰되 黃連解毒散을 겸용하였더니 나았다.

我說. 桂枝加桔梗湯을 사용한 것은 아마 桂枝湯證 外에 咽喉痛이 있기 때문인 것 같고, 黃連解毒散[11]을 사용한 것은 桂枝加桔梗湯의 治衄作用만으로는 부족함을 느꼈기 때문인

---

10) '外襲'이란 "外感으로 感冒한다"는 뜻이다.

것 같다.

『方輿輗』에는,

痢疾이 初發하였을 때, 맥이 浮하고 表證이 있는 것은 발한함이 좋다. 論에 이르되, "太陽과 陽明의 合病인 것은 반드시 自下利한다. 葛根湯으로 다스린다. 太陰病으로 맥이 浮한 것은 발한시켜야 한다. 桂枝湯이 좋다" 하였다. 이 2條를 痢疾을 다스리는 準則으로 삼아야 한다. -중략- 일본에서는 근래에 古醫方을 시행하여 痢疾에는 오로지 葛根湯만을 쓴다. 醫道가 열렸다 하겠다. 그렇지만 이 說이 일단 알려지자, 세상의 刀圭者들이 痢疾이 初發할 때면 환자의 脈證도 상세히 살피지 않고 함부로 葛根湯을 쓰는 것은 경솔한 짓이다. 대체로 이 病은 初發時에 발한을 시켜야 할 것이 있고, 시켜서는 안 될 것이 있으며, 발한시켜야 할 것에도 桂枝의 證이 있고 葛根의 證이 있다. 어찌 일률적으로 고정시킬 수 있으랴! 마땅히 발한함에는 "太陽病으로 脈이 浮하고" 운운한 章에 따르고, 下해야 할 경우는 "少陰病으로 自利淸水" 운운한 條에 따라서 다스려야 한다.

『生生堂治驗』에는

御幸街 三條의 南, 俵屋治兵衛의 妻가 下利를 수년간 앓았는데, 식욕이 下振하고 形體가 羸尫하며 肌膚가 甲錯하여, 다른 사람이 부축해 주지 않으면 起臥를 할 수 없었다. 의사들이 교대로 치료하되 蔘・附・訶・罌[12] 등을 썼다. 선생이 진찰하고나서, "百合篇[13]에서 이르는 '陰'으로 보이는 것은 陽法으로 구해야 한다" 말하고 즉시 桂枝湯의 大劑를 쓰고 덮어 주어 땀을 내게 하였다. 下利가 멎자 다시 百合知母湯을 쓰고 穀食으로 調理하여 점차 회복시켰다.

『類聚方廣義』에는,

桂枝湯은 대체로 經方의 權輿[14]다. 『傷寒論』이 桂枝湯으로부터 시작하고 『雜病論』이 括蔞桂枝湯으로부터 시작한 것은 결코 우연이 아니다. 이 책[15]도 桂枝湯부터 列하여 여러

---

11) 黃連解毒散은 黃解丸과 藥味가 같다.

12) '蔘'은 人蔘, '附'는 附子, '訶'는 訶子, '罌'은 罌粟이다.

13) '百合篇'은 『金匱要略』에 들어 있다.

14) '權輿'・'嚆矢'는 '始'・'創始'의 뜻.

15) '이 책'이란 東洞의 『類聚方』을 말한다.

方의 효시로 한다. 仲景의 方은 무릇 2百餘首나 되는데 그 중 桂枝를 쓴 것이 거의 60方, 그 중 桂枝를 主藥으로 한 것은 30方에 이른다. 이 점으로써도 桂枝湯이 其他 諸方에 비하여 변화가 가장 많은 것임을 알 수 있으리라.

6) 桂枝의 醫治效用

『肘後百一方』에는,

卒心痛을 다스리는 方.

桂末이나 乾薑末은 모두 單用해야 한다. 따뜻한 술에 타서 方寸匕[16]를 복용한다. 6, 7服을 連服하면 낫는다. 心腹脹痛・短氣로 죽으려 하거나 이미 絶한 사람을 다스리는 方.

桂三兩[17]을 물 한 되 두 홉에 合하여서 8合으로 달여서 頓服한다.

『本草綱目』에는,

桂

氣味 甘辛・大熱・小毒[18]이 있다.

主治 霍亂轉筋[19]・頭痛腰痛을 고치고, 땀을 내며, 煩을 멎게 하며, 唾를 멎게 하고, 咳嗽・鼻齆・墮胎를 다스리며, 中을 溫하게 하며, 筋骨을 堅하게 하며, 혈맥을 통하게 하며, 不足을 理疏하며 百藥을 宣導한다. —하략—(『別錄』).[20]

下焦의 不足을 補하고 沈寒痼冷의 病을 고친다. —중략— 表虛 自汗을 고친다. —중략— 下部腹痛을 고친다. —하략—(元素)

寒疽・風瘖[21]을 고치고, 陰盛의 失血・瀉痢・驚癎을 고친다(時珍).

桂心

氣味 苦辛・無毒.

---

16) '方寸匕'는 一刃이다.
17) '三兩'・'한 되 두 홉'은 中國 古代의 秤量이다.
18) '小毒이 있다' 한 것은 잘못이다.
19) '轉筋'은 근육의 痙攣이다.
20) ( ) 안의 文字는 書名 또는 人名이다.
21) '瘖'은 입이 말을 못하는 것이다. 그러므로 '風瘖'은 腦出血에 發語不能을 겸한 것이다.

主治 아홉 종류의 心痛, 腹內에 冷氣가 있고 통증을 견딜 수 없는 것. 結氣壅痺,[22] 脚痺不仁,[23] 下痢를 고치며 －중략－ 鼻中息肉[24]을 고치며, 血을 破하고 月閉・胞衣不下를[25] 通利한다(甄權).

一切의 風氣를 고친다. －중략－ 九竅를 通하게 하며, 관절을 利하며, 精을 益하고 目을 明케 하며, 腰膝을 暖케 하며, 風痺・骨節攣縮을 다스리며 －중략－ 肌肉을 養生하며, 瘀血을 제거하고, 痃癖・癥瘕를 제거하며 草木의 毒을 없앤다(『大明』).

風僻失音[26]・喉痺[27]・陽虛의 失血・癰疽・痘疽를 內托하며 능히 血을 引하여 汗으로 化하고, 膿을 化한다. －하략－(時珍).

牡桂[28]

氣味 辛溫・無毒

主治 上氣・咳逆을 고치고 －중략－ 관절을 利하며, 中을 補하고, 氣를 益한다. －하략－(『本經』). 心痛・脇痛・脇風을 고치며, 筋을 溫하게 하며, 脈을 通하게 하며, 煩을 멈추고 땀을 낸다(『別錄』). 冷風疼痛을 제거한다(甄權).

傷風의 頭痛을 제거하며 腠理[29]를 열고 表를 解하고 汗을 發하여 피부의 風濕을 제거한다(元素). 奔豚을 泄하고 下焦의 蓄血을 散하고 肺氣를 利한다(成無已). 手臂로 橫行하는 痛風을 다스린다(震亨).

『和蘭藥鏡』에는,

桂

試効 신경을 融和溫壯케 하고 精氣를 活潑健運케 하고 脈管의 縱緩을 收固하며 一切의 虛羸諸症에 사용하여 정력을 만회하고 壯神하는 要藥이다.

---

22) '痺'는 知覺不全麻痺.

23) '不仁'은 全麻痺.

24) '食肉'은 贅肉으로서 폴리이프 같은 것을 말한다.

25) '月閉'는 月經閉止, '胞衣'는 胎盤.

26) '風痺失音'은 半身不遂에 發語不能을 兼한 것.

27) '喉痺'는 咽喉疾患.

28) '桂枝'・'桂'・'桂心'・'牡桂' 등 이름은 달리하지만 모두 오늘날의 '桂皮'와 同物이다.

29) '傷風'은 感冒, '腠理'는 皮膚이다.

환자가 虛憊한 神經熱·腐敗熱의 성향이 있는 열병, 특히 胃腸의 諸症을 겸하는 사람에게 효력이 있다. 熱病의 환자가 虛脫하며 구토를 겸하는 것은 桂를 泡劑로 하여서 쓰면 좋다.

健胃 및 驅風에 좋은 효험이 있다. 그러므로 胃腸이 虛衰하여 惡心·구토하거나 下利를 發하거나 風氣가 痞滯하는 등의 諸症을 겸하고 荏苒하여 낫지 않는 症狀 -중략-에 효력이 많다.

表發의 蒸氣를 發泄하고 소변을 利하여 하며 精力虛損으로 留飮停水를 運送하기 어려운 水腫을 고친다.

萎黃病·處女病의 虛弱諸症 또는 부인의 抑鬱·憂悶·困苦·窮厄 등 神思의 勞傷에 의하여 發하는 虛損의 諸病은 桂에 키나·鐵屑 등을 加하여 散劑로 만들어 쓰면 효험이 많다.

자궁병 및 임부들이 허약하기 때문에 發하는 諸症이나 임산부가 정력이 虛乏하여 發하는 痙攣·衝逆·眩暈·昏瞶 등을 다스리고 분만을 推進하고 胞衣死胎를 下한다.

부인의 良血이 匱乏 부족하여 子宮動脈에 盈滿하지 못하므로 發하는 經閉, 또는 자궁동맥이 弛虛緩弱하여 括約機能을 잃음으로써 發하는 월경과다를 다스린다.

失血虛弱에 속하는 각종 증상은 桂에 鐵劑 등 收斂藥을 加하여 散劑로 해서 쓰면 효과가 많다.

下利 또는 淋疾·白帶下의 병독을 驅劑한 다음 荏苒하게 낫지 않는 것은 對症의 散劑·丸藥 등에 桂末을 加하여 쓰면 더욱 좋다.

桂 水

氣味가 芳竄하여 精氣를 爽活케 하고 虛冷을 溫壯케 하며 頭腦神經·위장의 쇠약을 강건히 하고 破氣驅風 및 鎭痙의 특효가 있다. 一切의 虛脫諸證에 사용하여 정력을 만회하는 良藥이다.

자궁병·喘息·痱不遂[30]·搐掣·瘛瘲 등에는 桂露에 橙汁을 適宜 加하여 쓰면 좋은 효험이 있다.

肺管에 응착된 점액을 稀釋疏解하여 咯出시키고 胸肺를 淨刷開利하고 痰喘壅盛·呼吸息迫 등 哮喘의 諸症을 다스리는 데는 左의 方이 특효가 있다.

---

30) '痱不遂'는 半身不遂, '搐掣'·'瘛瘲'는 모두 筋肉惕攣이다.

桂葱救喘飮 －하략－

『和漢藥物考』에는,

桂皮(중국산)

成分 揮發油(桂皮油) 1.0 내지 1.5%, 樹脂・고무質・糖質・탄닌酸 등.

『藥物學』에는,

揮發油의 작용

일반적으로 휘발유는 피부자극작용 외에 다소간의 방부작용을 가지며 적당량을 내복하면 健胃의 효력이 있다. 이것을 흡입하면 氣道를 防腐하고 겸하여 分泌를 減한다. 그러므로 肺壞疽・화농성 기관지염 등에 사용된다. 내복에 의해서도 일부가 氣道에 흡수되어 역시 동일한 효과를 가져온다. 또, 뇨중에 배설되어 尿利를 증가시키고 겸하여 尿를 防腐한다. 또, 2~3個의 物質은 神經性 諸 疾患에 應用된다.

芳香苦味藥・純芳香藥・辛辣藥

이것들에 속하는 약물은 모두 휘발유를 함유하므로 다소간의 방부작용을 가지고 있다. 피부점막 등의 조직 내에 竄入할 수 있으므로 국소 자극작용을 가지고 있으며, 이것을 貼用하면 灼熱充血을 가져오고, 극렬한 것을 持續하면 염증을 誘起하여 疼痛性 水泡를 發한다. 그러므로 일정한 휘발유를 함유하는 생약은 또한 유효한 피부자극제로 사용된다. 이것을 내복하면 위장의 점막을 자극하여, 일부는 반사적으로, 일부는 충혈의 결과로 그 기능을 항진시킨다. 또, 그 香味에 의하여 口鼻로부터의 反射도 일으키므로 健胃藥으로서의 효력은 苦味藥에 比하여 훨씬 위대하다. 그러나 특히 劇烈한 것을 대량으로 내복하면 심한 염증을 發하며, 그렇지 않은 것도 連服하면 만성위병을 일으킨다.

휘발유는 腸에 이르러서 그 기능을 항진하고 그 蠕動運動을 왕성하게 한다. 이것이 휘발유를 함유하는 약물이 驅風藥으로 사용되는 이유이다. 그리고 대량이면 복통・토사를 發한다. 또, 충혈은 腹膜 및 근접부의 臟器에까지 미친다. 이것이, 이런 종류의 약물이 때때로 通經藥으로 사용되고, 때때로 자궁출혈・流産 등의 원인을 이루는 所以이다.

휘발유는 通常量에 있어서는 흡수작용을 인정할 수 없지만, 그 일부는 폐로부터 배설되어 객담을 용이하게 한다. 그러므로 기관지질환에 응용되는 일이 있다. 또, 그 일부는 글리크론酸과 포함되어 오줌 속으로 나와서 이뇨작용을 나타낸다. 그러나 대량이면 腎臟을 자극하여 단백뇨 등을 發한다.

『肘後百一方』에서 『和蘭藥鏡』에 이르기까지의 所說에 의해서, 桂枝에 發汗解熱 및 止汗作用, 鎭靜・鎭痙・진통작용, 亢奮・강심・강장작용, 거담작용, 健胃驅風作用, 瘀血疏通・通經・催産 및 胎盤과 死胎를 下하는 作用, 이뇨작용, 矯味・矯臭作用 등이 있음을 알았다. 『和漢藥物考』에 의하면 桂枝[31]는 그 주성분으로 桂皮油란 휘발유를 함유하므로, 『藥物學』. 에 所載된 휘발유의 醫治効用은 곧 桂枝의 醫治効用이라 하겠다. 그렇다면 桂枝에 防腐・피부자극・鎭靜・鎭痙・健胃驅風・通經・거담・이뇨의 제 작용이 있음이 명백하며 舊學說의 一半은 이에 비로소 과학적 증명을 거쳤다 할 수 있으며, 仲景이 桂枝를 多用한 까닭도 대략 분명해졌다 하겠다.

그렇지만 臨床上으로는 피부가 鬆粗하고 弛緩되어 自汗하기 쉬운 체질과 上衝症을 주목적으로 하고 旣述 諸說을 부목적으로 하여 桂枝를 응용해야 할 것이며 다음 說을 참조해야 할 것이다.

『藥徵』에,

桂枝는 上衝을 主治한다. 한편, 奔豚・頭痛・發熱・惡風汗出・身痛도 다스린다.

『氣血水藥徵』 桂枝條에는,

－상략－ 이것은 모두 衝氣의 症이다. 表에 있으면 두통을 일으키고 오한을 일으키고 동통을 일으키며, 裏에 있으면 悸를 일으키고 上衝을 일으킨다. －중략－ 소변이 不利하면 즉 桂枝가 있고, 自利하면 즉 桂枝가 없다.

7) 芍藥의 醫治効用

東洞 옹은 仲景의 芍藥去加諸方을 歷觀하고 歸納하여 말하기를, "芍藥은 結實하며 拘攣하는 것을 主治한다. 한편, 腹痛・頭痛・身體不仁・腹滿・咳逆・下利・腫膿[32]도 다스린다"

---

31) 桂枝는 芳香 있고 辛甘味가 있는 것을 써야 한다.

32) '腫膿'이란 化膿機轉이 있는 것 및 이미 화농된 疾患을 總稱한 것이다.

하였다. 이 말은 신뢰할 만한 말이므로 해설하면, 芍藥은 근육을 觸診할 때 凝結充實한 감각이 있고 攣急하는 것을 목적으로 하여 사용하면 복통이나 頭痛이나 身體不仁이나 疼痛이나 腹滿이나 咳逆이나 下利나 腫膿이나 모두 낫는다는 뜻인데, 그 結實拘攣은 腹直筋에서 診察해야 함은 이미 말한 바 있다. 이와 같이 本藥 응용의 원칙은 東洞의 所說로 충분하다 하겠지만 그 枝葉에 관한 지식도 때로 필요한 만큼 이를 다음에 인용한다.

『本草備要』에,

白芍[33]

苦酸·微寒하며 -중략- 脾肺[34]를 안정시키고 腠理를 견고케 하며 혈맥을 和하고 陰氣를 거두며 逆氣를 거두고 酸은 收斂을 主管한다. -중략- 中을 완화하고 통증을 멎게 하고 땀을 거두며 胎를 안정시키고 勞를 補하고 熱을 물리치며 瀉利後重·脾虛腹痛·心痞·脇痛·肺脹喘逆을 고친다. 그 收降의 體는 능히 血海[35]에 들고 厥陰에 이른다. 鼻衄 目濇·肝血不足·婦人胎産 및 一切의 血病을 다스린다.

『傷寒論正義』에는,

水氣를 쫓는 데는 아직 芍藥만한 것이 없다.

『和蘭藥鏡』에는,

芍藥[36]

試効 뿌리를 쓴다. 生根은 麻醉·催睡質의 臭氣가 약간 있다. 말린 것은 그 냄새가 없어지고 약간 甘苦하며 收斂한다.

鎭痙·止痛의 一藥으로 쓰며, 神思感動으로 因한 경련·搐掣의 諸症, 神經諸筋의 攣急, 頭旋·眩暈·癎症·腫魘·小兒癎瘈·子宮衝逆痛·痛風 등에 좋은 효험이 있다.

『和漢藥物考』에는,

---

33) 芍藥에는 赤·白 二種이 있지만, 효력은 같다.

34) '脾'는 胃.

35) '血海'는 子宮.

36) 芍藥은 新鮮하고 肥大·충실한 것을 써야 한다.

朝比奈 박사와 奧野改造 씨의 報告에 의하면, 芍藥 속에는 0.27%의 안식향산이 함유되어 있다 한다.

8) 芍藥 應用上의 注意

芍藥은 일종의 收斂藥이므로 발한·거담·瀉下·이뇨의 제 작용을 유감없이 발현시키는 데는 이 약물을 쓰지 않는 것이 通則이다. 그러므로 일종의 止汗劑인 桂枝湯에 芍藥이 있고, 猛發汗劑인 麻黃湯·大靑龍湯에 이것이 없으며, 鎭咳劑인 小毒龍湯에 芍藥이 있고 祛痰劑인 桔梗湯·排膿湯에 이것이 없으며, 止瀉劑인 桂枝湯·桂枝加芍藥湯·葛根湯·黃芩湯에 芍藥이 있고, 大瀉下劑인 小承氣湯·大承氣湯·大黃牡丹皮湯에 이것이 없고, 이뇨제인 越婢加朮湯·五苓散·猪苓散에도 역시 이것이 없는 것이다. 원래 이렇게 단순한 이유로 전체를 律할 수 없음은 물론이지만 芍藥 配合劑를 쓰는 데는 이 점에 심심한 주의를 돌리지 않으면 안 된다.

9) 大棗[37]의 醫治効用

東洞 옹이 말하기를, "大棗는 攣引强急을 主治한다. 한편, 해수·奔豚·煩躁·身疼·脇痛·腹中痛도 다스린다" 하였다. 이 說은 매우 탁견이니 이를 詳解하고 또 불비된 점을 보충하고자 한다. 大棗가 主治하는 '攣引强急'이란 것은 芍藥에 있어서와 마찬가지로 근육에 나타나는 것이지만, 芍藥의 結實拘攣과 비교하면 凝結充實의 觸感에 있어서 훨씬 못하고 知覺過敏에 있어서는 훨씬 더하다. 또, 牽引痛이 甚하고 兼하여 利水作用이 있는 점이 다르다. 이것은 大棗가, 水毒이 있어서 芍藥을 금기로 하는 경우, 즉 十棗湯·葶藶大棗瀉肺湯·越婢加朮湯·麻黃連軺赤小豆湯 등의 驅水劑에도 역시 사용되는 所以이다.

『傷寒論正義』 茯苓桂枝甘草大棗湯條에는,

病人에게 水氣가 있다. 그러므로 茯苓·大棗로서 水氣를 다스린다.

山田業廣 씨의 말.

大棗를 다량으로 쓰기는, 仲景의 炙甘草湯·橘皮竹茹湯이 30枚를 쓰고 當歸四逆湯은 25

---

37) 大棗는 신선하고 核이 작으며 肉이 두터운 것을 써야 한다.

枚를 쓴다. 젊었을 때는 그 精義도 玩索하지 않고 漫然히 이 3方이 大棗를 다량으로 쓰는 줄만 알고, 後世方의 每方 後에 '薑棗水煎'이라고만 적혀 있는 것을 이상하게 생각했지만, 나이가 듦에 따라 大棗에 재미있는 점이 있음을 깨달았다. 『本草』에, "脾를 養하고 胃氣를 平하게 한다" 하였고, 成無已의 解說에, "甘으로써 이 甘은 緩和한다" 한 것은 누구나 아는 바이지만, 心氣를 補하는 점에 대하여, 成씨의 十棗湯註에 "大棗의 것을 土를 益하고 水를 勝한다" 한 것 등에는 留意치 않는 者가 많다. 甘麥大棗湯의 大棗는 心脾를 補하고 苓桂甘棗湯의 大棗는 水를 쫓는 효력이 있는 것이다.

이 兩說이 나의 주장을 뒷받침하고 있다 하겠다.

10) 甘草[38]의 醫治効用

甘草는 大棗와 共히 緩和藥의 대표적인 약물이므로 조직 특히 근육의 急劇한 緊縮에 기인된 疼痛과 기타 諸般의 急迫症狀을 緩解하는 작용이 있다. 이것은 大棗와 비교하면 緩和作用에 있어서는 그것보다 낫지만, 治牽引痛 및 利水의 작용은 없고 腹證上으로는 그것과 대동소이하다. 東洞은, "甘草는 急迫을 다스린다. 그러므로 裏急·急痛·率急을 治하며 아울러 厥冷煩躁衝逆 등 諸般 急迫한 毒을 治한다" 하였고, 또 仲景이 "甘草를 사용하는 데 있어서 急迫이 劇할 경우에 쓴 일이 많았고 劇하지 않을 경우에 쓴 일은 많지 않다" 이것으로 미루어 보건대, 甘草가 急迫을 치료함이 분명하다. 古語에 이르되, "환자가 急症에 시달리고 있으면 급히 甘草를 먹여서 이를 緩和한다" 하였다. 참으로 服膺할 만한 말이라 하겠다. 그렇지만, 지나치게 간략하여 初學者가 通曉하기 쉽지 않으므로 선배의 所說을 인용하여 이를 확충하고자 한다.

『饗庭家秘說』에,

急迫을 緩和할 수 있는 것은 오직 甘草뿐인 줄로 아는 것은 큰 잘못이다. 단지 甘草뿐인 것이 아니라 입으로 맛을 맡아 보아서 단것은 그 효능에 多少厚薄의 차이가 있기는 하지만 모두 急迫을 緩和하는 효능이 있는 것이다. 人蔘·阿膠·大棗 등도 急迫을 완화하는 효능이 있다. 甘草를 刺枝 등으로 俗家에서 쓰는 일이 있다. 필경 急迫을 緩和하는 바가 있기 때문이다.

38) 甘草는 長大肥實하고 甘味가 强한 것을 써야 한다.

古方 가운데 炙甘草湯・芍藥甘草湯・建中湯・甘草粉蜜湯・茯苓甘草湯・甘草瀉心湯 類는 甘草를 倍加하지 않으면 아무런 효험도 없는 方인 줄 알아야 한다. 그 가운데서도 甘草大黃湯 등은 大黃으로써 下하고 甘草로써 緩和하도록 배합한 것으로 그 증상이 解하는 속도가 빠르다. 甘草粉蜜湯 등은 그 證이 切痛한 것이지만 甘草의 甘으로서 緩和하기 때문에 효력이 있는 것이다. 이밖에 建中湯에 飴가 있는 것도 飴의 甘性으로 急痛을 緩和하는 효력이 있기 때문이다. 이들 藥劑들이 按配되는 모양을 봄으로써, 甘草가 急迫을 緩和하는 효능이 있는 것임을 절실히 깨달아 실용에 資하도록 해야 할 것이다.

어떤 사람이 秘結을 앓았다. 一應의 通藥을 써서 고치지 못했다. 그래서 마침내 大黃甘草湯에 甘草를 倍加하여 썼더니 秘結이 완전히 나았다. 이것도 역시 大黃으로써 通氣를 하고, 甘草로써 肛門의 急迫을 緩和하였기 때문에 나은 것이다. 그 후 이런 이치를 참작해서 秘結症狀에 甘草를 倍加해서 通利를 보게 된 일이 여러 번 있다.

調胃承氣湯에 甘草가 있는 것도 역시 이것이 急迫을 緩和하는 효력을 가지고 있기 때문임을 알아야 한다. 方名에 '調胃'란 말이 있지만 전적으로 그런 것은 아니다.

나는 어떤 小兒를 치료한 일이 있다. 그 증상은 다리가 오므라져서 펴지지 않는 것이었다. 芍藥甘草湯을 썼다. 5~6貼만에 다리가 펴졌다. 이것 역시 筋急한 것을 甘草가 緩和했기 때문이다.

이상 언급한 여러 경험은 모두 甘草가 急迫을 緩和하는 功能을 가지고 있기 때문에 효험을 본 것임을 알아야 한다.

積氣[39]가 急發하는 데 甘草를 쓰는 것이나, 虫痛이 심한 데 甘草를 쓰는 것이나, 腫物類의 통증이 심한 데 甘草를 쓰는 것이나, 中風・中氣類로 拘攣하는 데 甘草를 쓰는 것이나 모두 그 병에 대하여 緩和作用을 加하여 효험을 볼 수 있는 것이다. 이 이치를 잘 생각해서 널리 여러 병에 활용하도록 해야 한다.

어떤 의사의 醫案에 이르되, "어떤 사람이 몹시 性急하여 항상 초조해 하였다. 이것은 모두 積氣[40]다. 胸下部에 막대기 같은 것이 있었다.[41] 大柴胡湯에 甘草를 倍加하여 썼다"

---

39) '積氣'는 胃腸 또는 子宮의 痙攣.

40) 이 積氣는 腹內의 凝結物을 말한다.

41) "胸下部에 막대기 같은 것이 있었다" 한 것은 柴胡에 胸脇苦滿證과 腹直筋의 結實拘攣의 證이 있는 것임을 말한다.

하였다. 이 甘草를 이 증상에 쓴 것은, 甘草로 하여금 性急과 積氣를 緩和하게 한 것임을 알아야 한다. 또 이르되, "근래에 태평한 사람들이 지나치게 逸藥에 빠져 肝積症[42-1]인 사람이 많다. 大柴胡加甘草湯 등이 좋다. 其他 甘草劑들도 이에서 案出된 것이 많다. 이것도 역시 柴胡로서 肝鬱[42-2]을 다스리고 甘草로써 肝積을 緩和한다는 方意이다" 하였다. 또, 이르되, "甘麥大棗湯이 各 等分으로 甘草를 쓰는 것도 甘草가 肝積을 緩和하기 때문이다" 하였다.

我說. 大柴胡湯에 甘草를 加한 것은 大柴胡湯·芍藥甘草湯을 合方한 方意임은 말할 것도 없지만 나의 경험에 의하면 이런 경우보다는 大柴胡湯과 桃核承氣湯[43]의 合方을 쓰는 경우가 오히려 많다.

이 說에 의하여 東洞 옹의 立言은 그 일부가 구체적으로 해석된 터이므로 이제 안목을 서양학설로 돌려서 관찰하기로 한다. 『藥物學』에 의하면, 甘草는 矯正藥 가운데 甘味藥에 속하는 것으로서 藥味를 교정하는 외에도 인후·기관의 분비를 촉진하고 객담을 용이하게 하는 효력이 있고, 또 글리치르리친산이라는 감미가 있는 膠樣糖原質 및 당·전분·점액질을 함유하므로 동시에 粘滑藥의 작용을 겸유함을 알 수 있다. 그런데 粘滑藥이란 것은, 同書에

粘滑藥으로 사용되는 것은 많은 분자량을 가지고 있는 無晶形의 膠樣物質로서, 수분을 취하면 점차 팽대하여 마침내는 粘稠한 假性溶液을 형성하는 성질이 있다. 이것을 점막·創面 등에 貼用하면 화학적으로나 생리적으로나 아무런 작용도 하지 않고, 기계적으로 이를 포섭하여 일정한 한도까지 外來의 자극에 대하여 방어하는 藥性을 가질 뿐이다.

즉, 미각·溫覺·통각 등이 모두 粘滑藥에 의하여 鈍痲된다. 이를테면, 사탕의 水溶液은 동일한 비례로 이것을 고무 漿에 용해시킨 것보다 훨씬 달고, 냉수는 同一 온도의 乳汁에 비하여 훨씬 미지근한 느낌이 있으며, 苛辣刺戟한 맛도 역시 粘滑藥을 加하면 뚜렷하게 微弱해지는 것과 같다.

局所刺戟藥의 작용도 역시 粘滑藥으로 인하여 緩和된다. 腸管의 일부에 한두 방울의 芥子油를 加한 물을 주사하고 그 上下를 結紮하면 잠시 후에 점막은 發赤腫脹하고, 腸腔은

---

42) '肝積'·'肝鬱'은 後世方에서 쓰는 術語이다. 取할 바가 못된다.

43) 桃核承氣湯 속에는 甘草가 들어 있다.

炎性 滲出液으로 충만되는 것이지만, 물 대신 1%의 아라비아고무 용액을 쓴다면 약간의 충혈을 가져올 뿐이다.

粘滑藥 가운데 신속히 消化溶解되지 않는 것은 그 흡수가 대단히 완만하고 동시에 물이나 다른 흡수되기 쉬운 물질의 흡수를 阻碍한다. 그러므로 무릇 약물을 腸管에 작용시키려 할 때면 오히려 粘滑藥을 함유하는 生藥을 택하는 편이 유리하다.[44] 또, 粘滑藥을 대량으로 내복시키면 腸의 내용물이 稠厚하게 될 수 없기 때문에 瀉下를 發하는 것이 마치 황산나트륨 등 鹽類의 下劑에 있어서와 같다.

粘滑藥은 腸管의 카타르 증상에 사용하면 障壁을 包被하여 자극을 방지하므로 동통을 억제하고 반사적 蠕動을 진정시켜서 그 치유을 촉진하는 효험이 있다. 특히 腸管 內에서 자극성인 分解産物을 발생시킬 때에 그렇다. 또, 腐蝕性이나 자극성인 물질에 중독되었을 때 사용하고, 자극성인 맛을 가지고 있는 약물을 調味하거나 瀉下藥·구충약의 흡수를 막기 위해서도 배합한다.

또, 賦形藥이나 結合藥으로 흔히 사용된다. 粘滑藥으로 사용되는 것은 고무·澱分 및 이것들을 함유하는 생약이다.

라고 설명하였다. 그런데 이 粘滑藥의 醫治効用을 그대로 옮겨서 甘草의 醫治効用으로 볼 수 있다. 森嶋 씨의 이 所論은 東洞 옹의 학설의 일부를 과학적으로 입증한 것으로 우리들에게 도움을 주는 바가 적지 않다. 그러나 甘草의 응용은 단지 피부·구강·인후·기관지·腸의 질병에 그치고, 他體部의 病症에까지 확대적용하지 않은 것은 심히 不備된 바라 하겠다.

11) 生薑[45]의 醫治効用

生薑은 矯正藥이란 점에서는 桂枝·大棗·甘草와 같지만 기타의 작용에 있어서는 그 趣意를 크게 달리한다. 主로 水毒이 上逆하여 일어난 咳嗽·吃逆·惡心·구토를 다스리는 것이다. 本藥의 응용에 의해 下降된 水毒은, 이 약이 兼有하고 있는 이뇨작용에 의하여 體外로 배출되므로 胃 內의 停水는 저절로 없어지고 식욕이 亢進하게 된다.

---

44) 和漢藥이 유효한 所以이다. 甘草를 대량으로 복용하면 通便이 되는 것은, 한의가 믿는 急迫緩和作用만이 아니라 다른 작용도 있는 것임을 말하는 것이다.

45) 生薑은 채소가게에서 파는 신선한 것을 쓰고, 藥房에서 파는 이른바 '生薑'이란 것을 써서는 안 된다. 왜냐하면, 後者는 乾薑에 가깝고 진짜 生薑이 못되기 때문이다.

그렇지만, 이 약물의 건위작용은 단지 상술한 이치에 기인된 것일 뿐만 아니라 그 주성분으로 함유된 揮發油의 위점막 자극작용도 역시 有力한 것이다. 그러므로 本藥은 水毒의 下降·利水·점막자극 등의 작용에 의하여 鎭咳·鎭嘔 및 기타의 목적을 달성할 수 있는 상황에서 비로소 쓸 수 있는 것이지, 胃 內에 水氣가 조금도 없을 뿐 아니라 오히려 고열이 지속되었기 때문에 신체의 內外가 모두 심히 건조하여 濕潤시킬 필요가 절실한 경우에는 금기이다. 仲景이 大熱病의 治劑인 白虎湯·白虎加人蔘湯·白虎加桂枝湯·調胃承氣湯·大承氣湯에 이것을 쓰지 않았던 것은 참으로 까닭이 있다 하겠다.

『本草備要』에는,

生 薑

辛溫 -중략- 寒을 제거하고, 表를 發하며 肺氣를 宣通하고, 鬱을 풀며, 中을 調하고, 胃口를 暢하며 痰을 열고, 食을 下한다. 傷寒의 頭痛·傷寒의 鼻塞·咳逆嘔噦[46]·胸壅痰膈[47]·寒痛濕瀉[48]를 다스린다. 水氣를 消하고, 血閉를 流通시키며 -중략- 暴卒을 救한다(무릇 中風·中氣·中暑·中惡 등 모든 暴卒疾患은 薑汁을 童便에 和合하여 음용하면 효험이 있다. 薑汁은 痰을 열고, 童便은 火를 내리는 것이다). 狐臭[49]를 다스린다(薑汁을 자주 칠한다).

凍耳에 搽한다(熬膏를 바른다). 半夏·南星[50]·厚朴·菌蕈·野禽의 毒을 제거한다. 早行時에는 一塊를 含하면 霧露, 산에서 불어오는 바람, 邪氣를 辟한다. 汁으로 搗해 가지고 黃明膠에 和合하여 熬해서 風濕痺痛에 붙인다. 오래도록 먹으면 熱을 積하고 眼疾이 생긴다. 술과 함께 많이 먹으면 痔疾이 생긴다. 瘡癰이 있는 사람이 많이 먹으면 惡肉이 생긴다. 凉을 要하면 껍질을 버리지 않는다. 껍질은 辛凉하여 脾를 和하고 水를 流通시키며 皮膚水腫·腹脹痞滿을 다스린다.

46) '嘔噦'는 嘔吐吃逆이다.

47) '胸壅痰膈'은 胸內에 水氣性의 객담이 充滿한 것이다.

48) '濕瀉'는 水氣性 下利.

49) '狐臭'는 腋臭.

50) '南星'은 天南星.

2. 桂枝加桂湯에 관한 師論 註釋

燒鍼[1]으로 汗하게 하고나서, 鍼處에 寒을 被하여 核이 일어나 붉은 사람은 반드시 奔豚을 發한다. 氣가 少腹에서 上하여 心部를 衝하는 사람은 그 核上에 各 1壯씩 灸하고 桂枝加桂湯을 쓴다. 다시 桂 2兩을 加한다.

(燒鍼使汗, 鍼處被寒, 核起而赤者, 必發奔豚. 氣從少腹上衝心者, 灸其核上各一壯, 與桂枝加桂湯. 更加桂二兩－『傷寒論』)

(註) 古代에는 달군 침으로 인체를 찔러서 發汗시키는 요법이 있었는데, 이것은 원래 正治가 아니다. 그런데 仲景이 특히 이것을 언급한 것은 誤治로 인하여 病症이 轉變될 때에 대응하는 法과 方을 提示하기 위함이다. 本條의 뜻은, 燒鍼으로 찌른 부위가 寒(邪氣), 즉 세균의 侵襲을 받아 發赤腫脹하게 되는 사람은 반드시 奔豚을 發하게 되는데, 奔豚 즉 氣가 하복부에서부터 上하여 심장을 衝하는 사람은 그 發赤腫脹部에 1壯의 灸를 施行하고 桂枝加桂湯을 쓰면 奔豚이 낫는다는 뜻이다. 그런데 奔豚이란, 『類聚方廣義』에,

藤田椿齊가 말하기를, "奔豚이란 悸하며 衝逆이 심한 증상을 말하는 것이다" 하였고, 『金匱要略』에는, "奔豚病은 少腹에서부터 起하여 인후로 上衝해서 發作하면 죽으려 하다가 다시 돌아와 멎는다(奔豚病, 起自少腹, 上衝咽喉, 發作欲死, 復還止)"고 하였다. 古字에서는 '豚' 字는 '遯' 字와 통용되었다. －중략－

吳崑이 『素問』 陰陽別論 가운데 息賁의 註에서 이르되, "'賁'은 '奔'과 같다. '息奔'은 息氣가 奔迫하는 것이다"라고 말하였는데, 이것 역시 奔豚의 뜻을 併發한 것이라 생각한다. －하략－ 하였고,

『古方便覽』 本方條에는,

1) 原文에는 '燒鍼令其汗'으로 되어 있으나, '其' 字는 語調를 調하는 無意味한 助字로 보고, 이것을 버렸다.

奔豚氣로 塊物이 少腹에서부터 급히 일어나 心下를 衝하여 호흡이 곤란하거나 찌르는 듯이 아픈 사람 또는 持病으로 積氣가 있는 사람은 이 증상이 있는 것이다. 三黃丸이나 硝石大丸을 고려해서 겸용해야 한다. 어떤 남자가 나이는 60歲, 여러 해 동안 積聚를 앓았는데, 발작함에 때가 있고, 발작하면 奔豚氣가 上하여 心部를 沖하므로 숨을 쉴 수가 없고 기력이 전혀 없으며 俯仰할 수가 없고 식욕이 없었다. 이 方에 三黃丸을 겸용하여 나았고, 後에 재발하지 않았다. 고 하였으며,

『證治摘要』에는,

桂枝加桂湯은 氣가 少腹에서부터 心部로 上衝하는 것을 다스린다(세속에서 말하는 가슴이 치미는 병에 효험이 있다).
하였으니, 곧 發作的 上衝性 神經症의 劇烈한 것이다.

本方은 桂枝湯의 桂枝를 增加한 데 불과하므로 그 主治에 있어서는 大差가 없지만, 桂枝湯은 桂枝의 量이 적으므로 上衝의 輕症을 고치고 本方은 그 量이 많으므로 劇症을 다스린다는 차이가 있다. 이것이, 東洞이 本方에 對하여 "桂枝湯證으로서 上衝이 劇한 사람을 다스린다"고 定義한 所以인 것이다.

1) 桂枝加桂湯方

桂枝 12.0
芍藥・大棗・生薑 各 7.0
甘草 5.0

煎法・용법은 前과 같음.

3. 桂枝加芍藥湯 및 桂枝加芍藥大黃湯에 관한 師論 註釋

본래 太陽病인데 醫가 오히려 이를 下하였고, 그로 因하여 服滿하고 때로 통증이 있는 사람은 太陰에 屬한다. 桂枝加芍藥湯으로 다스린다. 大實痛하는 사람은 桂枝加大黃湯[1]으로 다스린다.

(本太陽病, 醫反下之, 因而腹滿時痛者, 屬太陰也. 桂枝加芍藥湯主之. 大實痛者, 桂枝加大黃湯主之－『傷寒論』)

(註) 본래 太陽病이면 汗解해야 하는 것이 正法인데도 의사가 잘못하여 반대로 瀉下하였기 때문에 복부가 팽만하고 때때로 복통을 일으키게 되는 사람은 太陰病에 속하며, 桂枝加芍藥湯이 主治하는 바이지만 단지 腹滿할 뿐만 아니라 腹內에 충실한 독이 있어서 疼痛하는 사람은 桂枝加大黃湯이 主治한다는 뜻이다. 그런데 '太陰病'이란 旣述한 바와 같이 구토・下利・복통하는 病症이고, "屬한다" 함은 "附從한다"는 뜻이다. 本條의 病症은 誤治로 인하여 太陰病으로 변하고 있는 것이지만, 완전히 변해 버린 것은 아니라는 뜻을 나타낸 것이다.

1) 桂枝加芍藥湯方

桂枝・大棗・生薑 各 7.0
芍藥 14.5
甘草 5.0

1) 桂枝加大黃湯은 桂枝加芍藥湯에 大黃을 加한 것이므로 '桂枝加芍藥大黃湯'이라 부르는 것이 옳다. 仲景이 이것을 약칭한 것은 번거로운 것을 싫어하기 때문이다.

煎法, 用法은 前과 같음.

2) 桂枝加芍藥大黃湯方

桂枝 · 大棗 · 生薑 各 7.0
芍藥 14.5
甘草 5.0
大黃 2.5

煎法 · 용법은 前과 같음.

3) 桂枝加芍藥湯 및 桂枝加芍藥大黃湯의 腹證

桂枝加芍藥湯證은 東洞 옹이,

腹滿時에 통증이 있는 것은, 즉 拘急하여 통증이 생긴 것이다. 그러므로 芍藥을 主藥으로 할 수밖에 없다고 말한 것처럼 腹直筋의 攣急이 심하기 때문에 自他覺的으로 疼痛이 있고, 또 腹壁이 膨滿하는 사람이면, 芍藥을 主藥으로 한다. 이 方으로 이런 증상을 다스리는 것이다.

桂枝加芍藥大黃湯證은 前者와 大差가 있는 것이 아니지만, 그것이 大實痛하는 까닭은 단지 腹直筋이 攣急하는 데 기인된 것일 뿐 아니라 腸內에 病毒이 있기 때문이기도 하므로, 桂枝加芍藥湯으로써 腹直筋의 攣痛을 다스리고 大黃으로써 腸內의 病毒을 제거하는 것이다. 그러므로 腹診上으로는 桂枝加芍藥湯證은 마치 鼓皮를 만지는 것같이 복근만 攣急 · 膨滿 · 疼痛하고 腹內는 텅 비어 있지만, 桂枝加芍藥大黃湯證은 이런 증상뿐만 아니라 腹內에도 多少의 抵抗을 觸知할 수 있으며, 指壓에 대하여 疼痛을 호소하는 것이다.

그리고 이 兩方의 證이 前述한 바와 같이 太陰病으로 移行하고 있다고는 하지만, 본래 太陽病이므로 脈이 浮하고 頭項이 强痛하며 惡寒이 드는 등의 證이 아직 여전히 존재하는 것임을 잊어서는 안 된다. 이것이 東洞이 前者에 대하여 桂枝湯證으로서 腹部의 拘攣이 劇한 사람을 다스린다고 定義하고, 後者에 대하여는 桂枝加芍藥湯證으로서 停滯[2]가 있는 사람을 다스린다고 說한 所以인 것이다.

---

2) '停滯'는 病毒의 停滯다.

4) 先輩의 論說 · 治驗

『方輿輗』에는,

桂枝加芍藥湯

이것은, 환자가 숙환으로 癥瘕痼疾이 있어서 이질을 겸하여 固有한 독을 拽起[3]하였기 때문에 복통하는 證에 쓰는 약제이다. 이를테면 宿食으로 복통을 일으키며 吐瀉를 해 버린 다음에도 아직 복통이 멎지 않는 사람은 固有한 독 때문인 것이다. 무릇 桂枝加芍藥湯은, 痢毒은 그렇게 심하지 않고 단지 통증이 심하거나 痢毒이 이미 풀렸지만 통증이 멎지 않는 사람 등, 모두 固有한 독이 잔존하는 데 기인한다. 이 方이 이 증상을 다스린다. 固有한 독이 있는 사람은 腹拘攣이나 塊 등이 있다. 또, 독이 劇하고 통증이 멎지 않는 사람은 桂枝加芍藥大黃湯으로 다스린다.

桂枝加芍藥大黃湯

이미 앞에서 粗辨한 바 있다. 일찍이 어떤 사람이 이질을 앓았다. 桂枝加芍藥大黃湯을 썼다. 환자의 左橫骨[4] 上 約 2寸쯤 되는 곳에 통증이 있어서 견딜 수가 없어 시종 손으로 이 부위를 만지고 있는 형편이었다. 이 方을 쓰자 이질이 나았고 통증도 역시 나았다. 이것은 痢毒이다.

이 方은 이질 初發의 表證도 있고 복통하며 裏急後重도 심하지 않은 사람에게 쓴다. 이 表證은 葛根湯 등보다는 輕하다. 또, 이질 初發時에 桂枝湯 등을 써서 복통이 조금 강한 사람에게 이 方을 쓰는 일도 있다. 또한 이질 중의 調理[5]에도 사용되는 바, 통증이 劇한 경우 먼저 그 통증을 완화하기 위하여 이 方을 쓰는 것이다.

我說. 이 兩方의 證은 桂枝茯苓丸證 · 桂枝茯苓丸加大黃證과 혼동하기 쉽지만, 前 2者는 主로 右腹直筋이 攣痛하고 後 2者는 左腹直筋이 攣痛한다. 이 점으로써 이들이 서로 구별되는 것이다.

---

3) '拽起'는 '惹起한다'는 뜻이다.

4) '橫骨'은 恥骨.

5) '調理'는 後療法.

『痲疹一哈』에는,

나는 일찍이 어떤 부인을 치료한 일이 있다. 발열 2~3日쯤에 疹子가 이미 나왔으나 갑자기 없어졌다. 진찰하여 본즉, 腹滿抱攣이 심하고 배꼽 근처에 塊結이 있었다. 환자가 말하기를 經信이 불리한다 하였다. 그래서 桂枝加芍藥湯을 지어서 먹이고, 또 浮石丸(方 속에 芒硝가 있다)을 섞어서 복용시켰다. 그날밤 발열이 심하고 疹子가 땀을 따라 나오고 經信이 通利하더니 諸證이 저절로 나았다.

我說. 이 證은 처음에 表에서 裏 및 內로 轉入한 것이지만 適治하였기 때문에 裏 및 內에서 表로 轉出된 것이다. 大倉 씨는 桂枝加芍藥湯과 浮石丸을 겸용하였지만, 나는 桂枝加芍藥湯·桂枝茯苓丸加大黃의 合方을 써야 할 것이라 생각한다.

渡邊荻之가 25歲 때 발열이 있었는데, 마치 불이 타는 듯했고, 땀이 없이 4~5日을 경과, 疹子가 나지 않고, 腹滿拘痛하며 대소변이 不利하고, 때로는 요통이 심하기도 하였다. 그래서 桂枝加芍藥大黃湯을 지어서 먹이었다. 微利하기 2~3行 만에 拘痛이 점차 진정되었다. 紫圓을 겸용하여 下하도록 하였다. 下水하기 5~6行이나 되었다. 그날 밤 숙면하였고, 發汗이 몹시 났고, 疹子가 땀을 따라 나왔는데, 疹子가 가시자 완전히 회복되었다.

東洞·南涯 두 분의 門下人, 그리고 두 분의 영향을 받은 의사들은 이 兩方에 附子 또는 朮附子를 加用하여 매독·류마치스·脚氣 등을 다스린다고 한다.

4. 桂枝去芍藥湯에 관한 師論 註釋 및 腹症

太陽病, 이것을 下한 다음, 脈促胸滿하는 사람은 桂枝去芍藥湯으로 다스린다. (太陽病, 下之後, 脈促胸滿者, 桂枝去芍藥湯主之－『傷寒論』)

(註) 太陽病은 마땅히 汗解해야 할 것인데, 의사가 잘못하여 이것을 '下'하였기 때문에 氣가 上衝하여 '脈促胸滿', 즉 心下部가 膨滿한 것은 本方의 主治이다라는 뜻이다. "太陽病, 이것을 下한 다음, 氣가 上衝하는 사람은 桂枝湯을 써야 한다" 한 경우와 비슷하지만, 그 條와 이 條 사이에는 차이가 있다. 즉 桂枝湯證은 誤治를 거쳤지만 아직 腹力이 脫弱하게 되기까지는 안 되고, 腹直筋이 攣急하므로 芍藥을 함유하는 桂枝湯을 쓴 것이다.

그러나 本方證은 誤治로 因하여 腹力이 이미 脫弱하여 腹直筋의 攣急이 없을 뿐만 아니라 이 腹力脫弱이 上衝症을 劇烈하게 하고 脈促胸滿을 일으킨 것이므로 桂枝湯에서 芍藥을 去한 本方을 이에 對應시킨 것이다. 이것은, 東洞이 本方에 대하여 "桂枝湯證으로써 拘攣하지 않는 사람들을 다스린다"고 定義하고, 또 "拘急하지 않으므로 芍藥을 去한다"고 說한 所以인 것이다.[1)]

1) 桂枝去芍藥湯方

桂枝・大棗・生薑 各 11.0
甘草 7.0

煎法・용법은 前과 같음.

---

1) 本方 자체는 실제상으로 필요한 것이 아니지만, 이 방을 原方으로 하고 있는 여러 要方들을 풀이하는 데 불가결한 것이다.

5. 桂枝加葛根湯에 관한 師論 註釋

太陽病으로 項背가 强하고 几几하며, 오히려 땀이 나고 惡風하는 사람은 桂枝加葛根湯[1])으로 다스린다.

(太陽病, 項背强几几, 反汗出惡風者, 桂枝加葛根湯主之-『傷寒論』)

(註) "項背가 强하고 几几하다" 함은 項背筋의 强直性 痙攣인데, 本方의 君藥인 葛根이 다스리는 바이다. 그런데 '强几几'와 '汗出' 사이에 '反' 字를 사용한 까닭은 本方證과 葛根湯證 사이의 감별법을 나타내기 위해서이다. 즉, 葛根湯도 葛根이 君藥이므로 本方과 마찬가지로 '項背가 几几'한 증상이 있지만, 그 方 속에는 臣藥으로서 麻黃이 있으므로 無限症狀이 있지만, 本方 속에는 麻黃이 없으므로 無汗症狀이 없을 뿐더러, 오히려 桂枝湯證처럼 自汗이 있으므로, '反' 字를 써서 本方證은 葛根湯證과 유사하지만 그 사이에는 '汗出'과 '無汗'이라는 차이가 있다는 뜻을 암시한 것이다. 東洞은 本方을 定義하여 이르되, "桂枝湯證으로서 項背가 强急한 사람을 다스린다" 하였다. 간결하고도 요령을 얻는 말이라 하겠다.

1) 桂枝加葛根湯方

桂枝·芍藥·大棗·生薑 各 7.0
甘草 4.0
葛根 9.5

煎法·용법은 前과 같음.

1) 先輩들은 本方을 痲疹·천연두·안질 등에 활용하였다. 葛根의 醫治効用은 葛根湯條下로 미룬다.

6. 括蔞桂枝湯에 관한 師論 註釋

> 太陽病, 그 證이 갖추어져 있고 身體가 强하여 几几然하되, 脈이 오히려 沈遲하다. 이것을 '痓'이라 한다. 括蔞桂枝湯으로 다스린다.
>
> (太陽病, 其證備, 身體强几几然, 脈反沈遲. 此爲痓. 括蔞桂枝湯主之-『金匱要略』)

(註) "太陽病, 그 證이 갖추어져 있고"란, 脈浮·頭項强痛·오한 등의 증상이 모두 존재하는 것을 말하고, "신체가 강하여 几几然하되"란, 신체 전부가 强直性 痙攣을 일으키는 것을 말한다. 그런데 '然' 字를 첨가한 것은 强直이 劇하지 않음을 뜻하는 것이고 '오히려'란 말을 한 것은, 太陽病의 脈은 반드시 浮하지 않으면 안 되는데, 本方證은 이에 반하여 沈遲한 것이기 때문이다.

1) 括蔞桂枝湯方

桂枝·芍藥·大棗·生薑 各 7.0
甘草 5.0
括蔞根 7.0

위를 細剉하여 물 3合을 1合으로 달여서 찌꺼기를 버리고 하루 세 번으로 나누어 溫服한다.

2) 括蔞根의 醫治効用

本藥은 虛熱로 인하여 臟器組織이 枯燥한 결과, 外表에 있어서는 가벼운 强直性 痙攣을 發하고, 裏에 있어서는 口燥·口渴, 其他의 症狀을 나타내는 病을 고친다. 그러므로 本藥

의 解熱止渴作用은 石膏와 유사하지만, 石膏는 대체로 實熱이 있는 데 사용되어, 갈증이 매우 극렬하여 煩渴引飮, 물을 여러 되나 마시려 하는 症狀이 있을 때 쓰이지만, 本藥은 主로 虛熱에 사용되어, 갈증이 대체로 劇하지 않고, 渴하여 물을 마시려고는 하지만 煩渴引飮하는 증상에는 이르지 않는다.

또, 本藥이 虛熱을 다스리고 止渴·진해의 작용을 하는 것은 麥門冬과 비슷하지만, 麥門冬은 治虛熱·진해작용이 主이고 止渴作用은 客인데 비하여 本藥은 治虛熱·止渴作用이 主이고 진해작용은 客이다. 또, 本藥의 治虛熱·止渴作用은 地黃과 비슷하지만, 地黃은 治煩熱·治血作用이 主이고 止渴作用은 客인데 비하여, 本藥은 虛熱을 다스리기는 하지만 煩熱을 다스리지는 못하고, 血症을 다스릴 수 없으며, 止渴作用이 强하다.

이것이 本藥이 石膏와 合用되는 일이 드물고, 麥門冬·地黃과 合用되는 일이 많은 이유이고, 또 石膏가 주로 폐결핵의 초기·중기에는 사용되지만 말기에 사용되는 일은 드문 것임에 비하여 本藥과 麥門冬·地黃은 그 병의 초기에 사용되는 일이 적고 중기 이후에 사용되는 일이 많은 이유인 것이다.

『本草綱目』 括蔞의 條에,

根 〔修治〕 天花粉.

氣味 苦寒, 無毒.

主治 消渴身熱[1]을 고치고 —중략— 大熱을 다스리며, 虛를 補한다. —하략—(『本經』). 腸胃 속의 痼熱 —중략— 脣乾口燥·短氣를 治하고, 소변을 멎게 하고 月水를 通利한다(『別錄』). 狂熱·時疾을 다스리고 —중략— 腫毒·乳癰·發背[2]·痔瘻·瘡癤을 消去하고, 농을 배출하며 肌를 生하고 肉을 養生하며 撲損瘀血을 제거한다(『大明』).

發明 〈恭說〉 뿌리를 쓰되, 가루로 만들면 潔白美好하다. 이것을 먹으면 虛熱에 매우 좋다. 〈杲說〉 括蔞根 —중략— 消渴을 풀고 津液을 流通시킨다. 心中이 枯痼하는 사람은 이 약이 아니면 고칠 수 없다.

〈成無己 씨의 말〉 津液이 부족하면 渴을 일으킨다. 括蔞根 —중략— 枯燥를 潤하게 하고 津液을 流通시킨다. 이것이 갈증에 대하여 좋다는 점이다. 〈時珍 씨의 말〉 括蔞根은 —중

1) '消渴'이란, 渴하여 飮水는 하지만, 그 水가 體中에 소실되어, 尿利가 증가하지 않는 것이다.

2) '發背'란, 背部에 發한 癰腫.

략- 능히 渴을 멎게 하고 枯를 潤하게 한다. -중략- 火를 下하고 -중략- 胃를 傷하게 하지 않는다.

附方 虛熱咳嗽(天花粉 一兩과 人參 三錢을 가루로 만들어 每服 一錢을 米湯에 섞어서 下한다.-『集簡方』). 乳汁이 下하지 않는 症狀(括蔞根을 태워서 성질을 보존하고 갈아서 가루로 만들어 方寸匕를 飮服한다. 또는, 五錢을 酒水에 타서 煎服한다. -『楊氏産乳』).

『蕉窓雜話』에는,

乳汁이 通하지 않는 것은 각별히 자세한 것이 없고, 단지 通하려 하되 通하지 않는 것이다. 모두 虛實에 구애되지 말고 極上品의 天花粉을 葛糕[3] 같은 餠으로 만들어 설탕 등을 발라서 대체로 서 근쯤 먹으면 반드시 通乳한다.

『橘窓書影』에는,

幕府寄合 酒井新三郎의 妻(飯田 군의 姉氏)가 나이 40인데, -중략- 後에 때때로 血熱을 發하고, 肩背가 强急하며[4] 치통을 發하였다. 小柴胡湯加地黃括蔞根을 써서 全治하였다. 飯田 씨가 신하를 시켜서 사례를 하였다.

我說. 小柴胡湯에 括蔞根을 加한 것은 去半夏加括蔞湯[5]의 方意에 기초한 것이 아니라 括蔞桂枝湯의 方意에 기초한 것이다. 무릇 熱이 있는 사람은 宗筋이 이 熱로 인하여 건조하므로 强急을 일으키는 것이다. 그러므로 淸熱劑에 括蔞·地黃 등 滋潤物을 加하면 속효를 본다. 千金獨活湯의 地黃 역시 이런 藥意인 것이다.

『和漢藥物考』에는,

括蔞根(天花粉)

形態 本品은 甘藷처럼 長形인 肥大根으로서 連珠狀을 이루고 있다. 외부는 황갈색이고, 내부는 백색을 나타내며, 다량의 전분을 함유한다. 이 括蔞根에서 얻은 澱粉을 '天花粉'이

---

3) '葛糕'는 葛餠

4) 小柴胡湯證에는, 頸項强이 있지만 肩背强急은 없다. 그러므로 이 "肩背가 强急하며" 云云은 頸背强을 오인한 것이다.

5) '去半夏加括蔞湯'은 '柴胡去半夏加括蔞湯'의 약칭.

라 한다. 백색의 분말로서 質이 重하여 놋쇠숟가락을 삽입하여도 점착하지 않는다.

3) 약물의 醫治効用은 그 주성분의 성능만으로 판정해서는 안 된다

桂枝加葛根湯의 君藥인 葛根[6]이나, 括蔞桂枝湯의 主藥인 括蔞根이나, 모두 전분을 그 주성분으로 하는 점에 있어서는 서로 같지만, 하나는 "項背가 强하고 几几함과 脈浮"를 다스리고, 다른 하나는 "신체가 强하여 几几然함과 脈沈遲를 다스리는 것"처럼, 그 작용이 서로 다른 것은 무슨 까닭인가? 이 이유는 아직 분명하지 않다. 그러나 분석상 동일한 주성분을 함유하는 약물을 사용하면 역시 동일한 효과를 올린다고 할 수 없는 것을 극히 웅변으로 말하고 있음이 확실하다. 淺田 씨는 "藥能을 분석에서 구함은, 나무를 쪼개서 꽃을 구함과 같다"고 말하였다. 과학만을 구가하여 기타를 알지 못하는 의사들을 어찌할 수 없다.

6) 葛根의 주성분이 전분인 것은 '葛根의 醫治効用' 條를 보라.

7. 桂枝加黃耆湯에 관한 師論 註釋

黃汗의 病은 兩脛이 저절로 冷하다. 가령 發熱하더라도, 이것은 歷節에 속한다.

(黃汗之病, 兩脛自冷. 假令發熱, 此屬歷節－『金匱要略』)

(註)[1] "黃汗의 病은 表가 虛하여서 생긴 것이고, '兩脛'이 '冷'한 것은, 陽氣가 下部에 왕성하지 않기 때문이다. 무릇 表가 虛한 것은 氣가 衝逆한 것이고, 氣가 衝逆하게 되면 下部가 저절로 冷하다." 이것이 內因病의 일반적인 증상이다. "가령 발열하더라도" 한 것도, 外因의 邪氣에 기인된 것이 아님을 알 수 있다. 이 병은 땀이 歷節에서 나기 때문에 '歷節'의 병에 '속한다' 한 것이다. '속한다' 함은, 手下에 들어감을 뜻하며, 正證이 아닌 것을 가리킨다. '歷節'은 歷節痛으로 黃汗이 나는 증상에 대한 병명이다.

食事하고나서 땀이 나고, 또 언제나 日暮時에 몸에 盜汗이 나는 것은 勞氣이다.

(食已汗出, 又身常暮盜汗出者, 此勞氣也－『金匱要略』)

(註)[2] 식사가 끝나면 땀이 난다. 그리고 몸에서는 언제나 日暮時가 되면 煩躁하며 寐中에 盜汗이 나는 것은, 勞氣로 인한 것이다. '盜汗'은, 睡寢 중에 나는 땀의 이름이고, '勞氣'는, －중략－ 正氣가 肌表를 固衛하여 津液을 안으로 循行시켜 腠理[3]로 새어나가지 못하게 해야 할 것인데, 피로하여 그런 守衛의 역할을 하지 못하는 것을 말한다. 心氣의 勞인 것으로 오인하면 안 된다.

'日暮時에' 난나는 것은, 대체로 熱로 인하여 나는 땀이며, 虛熱은 오후에서부터 日暮時

---

1) 2, 3, 4, 5, 6은 모두 和久田의 註釋이다. (譯註) 1, 2, 3, 4, 5, 6의 師論은 모두 계속 이어지는 것이다.

3) '腠理'는 피부

까지 나는 것이 많고, 盜汗은 寐中에 나는 땀이므로 '日暮時'란 말을 넣은 것이다.

만약 땀이 나고나서 도리어 발열하는 사람이라면 오래오래 그 몸이 甲錯한다. 발열이 멎지 않는 사람은 반드시 惡瘡을 發한다. (若汗出已 反發熱者, 久久其身甲錯, 發熱不止者, 必生惡瘡－『金匱要略』)

(註) 대개 발열하는 사람은 땀이 나고나면 풀리는 것이 보통이다. 그런데 '땀이 나고나서' '발열하는 사람이라면' 正常에 反한다. 그러므로 '도리어'라 한 것이다. 그렇다면, 이 발열은 表證이 아니고 氣血이 鬱하였기 때문인 것이다. '氣血이 鬱'한 것은 곧 正氣의 勞이다. 이 땀과 열이 오래오래 멎지 않으면 津液이 枯竭되어 身이 반드시 甲錯한다. '甲錯'은, 피부가 상어껍질처럼 꺼칠꺼칠하게 되는 것이다. '발열이 멎지 않는' 것은, 氣血의 鬱이 散하지 않는 것이므로 '반드시 惡瘡을 發'하여 癰膿을 이루게 되는 것임을 알 수 있다.

만약 몸이 무겁다가 땀이 나고나서 금방 가벼워지는 사람이라면, 오래되면 반드시 몸이 瞤한다. 즉시 胸中에 통증이 생긴다. (若身重汗出已, 輒輕者, 久久必身瞤. 卽胸中痛－『金匱要略』)

(註)[4] 만약, 땀이 나기 전에는 몸이 무겁다가 땀이 나고난 다음에는 금방 가벼워지는 사람이라면, 그 '몸이 무거웠던' 것은 肌表에 瘀水가 있었기 때문인 것이다. 이 證이 오래도록 멎지 않으면 반드시 '몸이 瞤한다' '瞤한다'는 것은, 꿈틀꿈틀하며 찌릿찌릿하게 움직이는 것이다. 이것은 水氣가 經絡에 들어가서 衝逆하는 症候인 것이다.

我說. '몸이 瞤'하면 "즉시 胸中에 통증이 생긴다"고 한 것은 '瞤'하는 것이 水氣가 衝逆하기 때문이니, 氣가 上하여 胸을 衝하므로 痛症이 胸中에 생긴다. '몸이 瞤한다' 밑에 '즉시'란 말을 접속시킨 것은, 瞤할 때는 즉시 통증이 생기고 시간적인 간격을 허용하지 않는다는 뜻이다. 이 段은 前段과 비교하여 虛候가 한층 더 重하다.

또, 허리에서부터 이상은 반드시 땀이 나되 이하는 땀이 없고, 腰髖이 弛痛하되 물체가 皮中에 있는 狀과 같고 劇한 사람은 식사를 할 수가 없고, 身疼重·煩躁·小便不利한다. 이것을 '黃汗'이라 한다. 桂枝加黃耆湯으로 다스린다.

(又從腰以上汗出, 下無汗, 腰髖弛痛, 如有物在皮中狀, 劇者不能食, 身疼重, 煩躁, 小便不利, 此爲黃汗, 桂枝加黃耆湯主之-『金匱要略』)

(註)[5] 이 一段은 앞의 四段을 이어 받으면서 한층 劇한 증상을 論하고 있다. 그러므로 '또'라는 말을 맨 위에 둔 것이다. "허리에서부터 이상은 반드시 땀이 나되, 이하는 땀이 없고"란 二句는, 앞에 나온 "兩脛이 저절로 冷하다"와 상응한다. 下部가 冷하여 땀이 나는 일이 없는 것이다. 허리 이하로 미치는 것은 脛冷보다 한층 重한 것임을 알 수 있다. '弛'는 느슨해지는 것이고 '腰髖'은 腰畔部이니, 느슨해지는 것처럼 아프다. 이것은 瘀水와 鬱熱에 起因된 것이다.

"물체가 皮中에 있는 狀과 같고"란, 痲痺의 狀이다. 피부를 만질 때 皮中에 어떤 물체가 끼어 있는 것처럼 느껴지는 것은, 自己 몸이 아닌 것 같은 느낌이 드는 것이다. 이것은 瘀水가 腰部에 집중되어서 陽氣가 하부로 내려가는 것이 적기 때문이다.

"劇한 사람은 식사를 할 수가 없고"란, 衝逆이 劇하고 胸中이 窒塞하여 식사를 하려고 하여도 할 수가 없는 것이다. "할 수가 없다"는, 식욕이 없는 것이 아니고, 식욕은 있어도 식사를 할 수가 없다는 뜻으로 봐야 한다. 예를 들면, "身이 腫하며 冷하여, 그 狀이 周痺와 같고, 胸中이 窒하여 食事를 할 수가 없다. 도리어 聚痛하고 저물면 躁하여 잠을 이룰 수 없다. 이것을 黃汗이라 한다(身腫而冷, 狀如周痺, 胸中窒, 不能食. 反而聚痛, 暮躁不得眠, 此爲黃汗)."고 한 것이 바로 이것이다. 즉, 앞에 나온 '胸中痛' 句와 相應하되 일층 劇한 것임을 알 수 있다.

'身疼重'도 역시 瘀水와 鬱熱에 기인한 것이다. 앞에서 말한 '몸이 무거운' 것과 상응한다. '煩躁'는 앞에서 말한 "日暮時에 盜汗이 나는 것"과 상응한다. 例로 말한 "저물면 躁하여 잠을 이룰 수 없다"가 바로 이것이다. '小便不利'는, 氣가 下降하지 않는 데 기인한 것이다. 이상의 諸證이 있는 데다가 땀까지 나는 것을 진짜 '黃汗' 病이라 하는 것이다.

그리고 그 治法은, 榮衛를 調和시키고, 血氣의 鬱滯를 없애 주어서 衝氣가 저절로 내려가게 해 주는 桂枝湯을 本方으로 하고, 다시 肌膚를 實하게 하여 주는 黃耆를 加하여 복용시키면 陽氣는 肌膚에 왕성하고 衝氣는 저절로 低降하며 腠理는 저절로 固密하여져서, 瘀水가 停止할 수 없고 소변이 自利하여 諸證이 모두 물러가는 것이다.

또,

諸病黃家[7]는 단지 소변을 利하고, 가령 脈이 浮한 사람이라면 마땅히 汗으로서 解하여야 한다. 桂枝加黃耆湯으로 다스린다. (諸病黃家, 但利其小便, 假令脈浮者, 當以汗解. 桂枝加黃耆湯主之－『金匱要略』)

(註)[6] 여러 종류의 黃疸病者는 단지 이뇨제를 써서 이뇨를 시키기만 하면 낫는 것인데, 만약 脈이 浮하다고 假定한다면 마땅히 發汗劑를 써서 다스려야 하는 것인데, 이것이 곧 本方의 主治라는 뜻이다.

1) 桂枝加黃耆湯方

桂枝・芍藥・大棗・生薑 各 5.5
甘草 3.5
黃耆 9.0

煎法・용법은 桂枝湯과 같다.

2) 黃耆의 醫治効用

本藥의 작용은 나도 아직 잘 모르지만, 여러 서적들을 섭렵한 바에 의하면 이 약물은 신체허약・피부영양 부족으로 피부 및 피하조직 내에 水毒이 停滯된 것을 主治하는 一種의 强壯性 止汗利尿藥인 것 같다.

『本草綱目』에,

7) '黃家'는 黃疸病者.

黃耆

根

氣味 甘微溫, 無毒.

主治 癰疽·久敗瘡의 膿을 排除하고 통증을 멎게 한다 -하략-(『本經』).

-상략- 丈夫의 虛損·五勞·羸瘦를 補한다. -하략-(『別錄』).

氣를 돕고 筋骨을 壯하게 하며 肉을 養生하고, 血을 補하며, 癥瘕·瘰癧·癭贅를 破한다. -하략- (日華)

虛勞自汗을 다스리고 肺氣를 補하며, -중략- 皮毛를 實하게 하고 胃氣를 益하며, 肌熱 및 諸經의 痛症을 제거한다(元素).

發明 〈元素 씨의 말〉 黃耆는 -중략- 그 용도에 다섯 가지가 있다. 諸虛不足을 補하는 것이 하나이고, 元氣를 더하는 것이 둘이고, 脾胃를 强壯하게 하는 것이 셋이고, 肌熱을 제거하는 것이 넷이고, 膿을 排除하며 止痛活血生血하여 陰疽를 內托하여 瘡患의 聖藥이 되는 것이 다섯이다.

〈好古 씨의 말〉 黃耆는 氣虛의 盜汗·自汗 및 膚病을 다스린다.

附方 小便不通(綿黃耆 2錢을 물 두 盞에 타서 달여 溫服한다. -『總微論』).

『藥徵』에는,

黃耆 肌表의 水를 主治한다. 그러므로 능히 黃汗·盜汗·皮水를 다스리는 한편, 신체의 腫이나 不仁을 다스린다.

8. 桂枝加芍藥生薑人蔘湯[1]에 관한 師論 註釋

발한 후, 身疼痛하고 脈이 沈遲한 사람은, 桂枝加芍藥生薑 各一兩人蔘三兩新加湯으로 다스린다.

(發汗後, 身疼痛, 脈沈遲者, 桂枝加芍藥生薑 各一兩人蔘三兩新加湯主之－『傷寒論』)

(註) 仲景이 이렇게 迂遠한 方名을 붙인 것은, 무릇 方劑는 證에 따라 약물을 去加해야 할 것이므로 일정한 規矩를 死守하여 膠柱의 弊에 빠지지 말라는 뜻을 나타내고자 함인 듯하다. 그리고 本條의 脈이 沈遲한 것은 裏證, 즉 胃虛衰의 반응이지만, 表證이 아직 없어지지 않았으므로 桂枝湯을 例와 같이 쓰되 새로 人蔘을 加하고 生薑을 增量하여 胃의 虛衰를 회복하고 芍藥을 增加하여 身疼痛을 다스리는 것이다. 東洞 옹이 本方을 '桂枝加芍藥生薑人蔘湯'이라 칭하고, "桂枝湯證으로서 心下痞鞕·身疼痛 및 嘔하는 사람을 다스린다"고 定義하였고, 또 "마땅히 心下痞鞕이나 拘急이나 嘔證이 있어야 한다"고 說한 것은 옳은 말이다.

그런데 生薑을 增量시킨 것은 이 藥으로써 단지 嘔症을 다스리고자 할 뿐만 아니라, 이로써 人蔘을 보좌하게 함으로써, 건위작용을 우월하게 하고자 함이다. 그러므로 本方은 桂枝加芍藥湯證으로서 心下痞鞕이 있고, 때로 구토하고 身이 疼痛하는 사람을 다스린다고 定義해야 할 것이다. 그러면 '心下痞鞕'이란 무엇인가?

'痞'는 '막힌다'는 뜻이고 '鞕'은 단단하다는 뜻이므로, '心下痞'란 곧 自他覺的으로 胃部가 停滯·膨滿한다는 뜻이고, '心下鞕'은 곧 이 膨滿部에 일종의 抵抗을 觸知한다는 뜻이다. 그런데 人蔘이 主治하는 '心下痞鞕'은, 大柴胡湯 등의 證이 實證인 것과 달라서 虛症에 속하는 것이므로, 實證에 있어서처럼 堅鞕하지 않고, 마치 薄板을 만지는 것 같은 凝結物의

1) 本方은 桂加芍藥湯의 加味方이므로 때로 이 方과 유사한 腹證이 있음에 주의해야 한다.

程度에 그치는 것이다.

또, 이 '心下痞鞕'은 일종의 虛證인, 桂枝去芍藥湯의 胸滿, 苓桂朮甘湯의 心下逆滿과 비슷하지만, 이 兩方의 胸滿과 逆滿은 氣가 上衝한 餘波에 불과한 것으로서 上衝이 劇할 때는 뚜렷하게 나타나고 上衝이 약간 低降할 때는 減弱되고, 上衝이 아주 下降할 때는 消失되는 不定症狀이므로, 恒存的인 人蔘의 心下痞鞕과 區別할 수 있어야 한다. 뿐만 아니라, 胸滿·逆滿은 단지 心下部가 膨滿하는 데 그치고 저항이 없으므로 이것 역시 人蔘의 '心下痞鞕'과 구별할 수 있어야 한다.

1) 桂枝加芍藥生薑人蔘湯方

桂枝·大棗·人蔘 各 6.0
芍藥·生薑 各 9.5
甘草 5.0

煎法·용법은 前과 같음.

2) 先輩의 治驗

『續建珠錄』에,

어떤 노인이 수일 동안 대변이 통하지 않고 上逆目眩하였다. 의사가 備急丸[2)]을 썼으나 증상에 변화가 없었다. 그래서 분량을 倍加하여 투약하였더니 通利하게 되었다. 그 후, 신체가 痲痺되고 上逆이 더욱 심해졌으며 대변이 다시 통하지 않게 되었다. 의사를 갈았다. 새 의사가 진찰하고 承氣湯 大劑[3)]를 一服시켰다. 下利를 보지 못하였다. 세 첩을 복용하자 下利가 盆을 기울이는 것 같았고, 신체가 冷痛하여 누워 있을 수가 없었다. 대변이 다시 結하였다. 또 의사를 갈았다. 이 의사가 地黃劑를 지어서 복용시켰다. 上逆이 더욱 劇하여 面色이 醉한 것 같았고, 대변은 더욱 통하지 않았다.

여기에 이르러 치료를 선생에게 청하였다. 선생이 진찰하니 心下가 痞鞕하고 少腹이 無力하였다. 즉시, 桂枝加芍藥生薑人蔘湯을 썼다. 세 貼을 복용하자 衝氣가 이내 낮아지고

---

2) 備急丸은 巴豆大黃劑이다.

3) '大劑'는 '大量'이라는 뜻. '承氣湯'은 大承氣湯.

대변이 쾌통하였고, 2~3日을 지나서 冷痛이 멎고 누울 수가 있게 되었다.

대변이 계속 快痛하였고 20日쯤 지나서 諸症이 사라지고 평상상태를 회복하였다.

我說. 下劑를 쓰지 않고 대변을 快通하게 하였으니, 이것이 한방의 至妙한 바이다.

『痲疹一哈』에는,

松田蔀의 妻가 나이는 30여세인데, 2~3일 발열하고나서 身熱이 갑자기 물러가고 口鼻가 淸冷하며 四肢가 모두 微厥하고 진맥이 모색하기 어렵고 頭部에 冷汗을 發하였고, 때로 嘔逆을 하기도 하였다. 腹狀은 만져 보니, 心下痞鞕이 있고 臍腹의 拘急이 심하였다. 환자는 經候가 두 달 동안이나 오지 않았다고 말하였다. 桂枝加芍藥生薑人蔘湯을 썼다. 이튿날, 蒸蒸하게 發熱하며 온몸에 땀이 나고, 疹子가 땀을 따라 나왔으나 拘急은 아직 풀리지 않았다. 浮石丸(方 속에 芒硝가 들어 있다)을 3~4日 兼與하였더니 經信이 평소의 배나 되게 나왔다. 疹이 消失된 다음 前證이 회복되었다.

我說. 本方에 浮石丸을 겸용한 것은 本方에 桂枝茯苓丸加大黃을 合用하는 것만 못하다.

3) 人蔘의 醫治効用

古來로 인삼은 만병의 영약으로 보았다. 환자가 危篤하게 되면 병증이 어떠한 것인가를 불문하고 證의 表裏 內外 陰陽 虛實을 막론하고 반드시 이 藥을 쓰는 것이 常軌였다. 그러나 이것은 모두 後世方派 醫人들의 잘못된[4] 見解로서, 人蔘은 결코 만능의 神藥이 아니다. 大觀하건대, 이 약물은 胃의 쇠약과 痞鞕에 수반되는 新陳代謝 機能의 減衰를 주목적으로 하고, 여기에 續發되는 식욕부진, 오심구토, 消化不食, 下利 등의 증상을 副目的으로 하여 사용해야 한다. 만약 이에 반하여 사용되면 반드시 有害無効하다.

그러므로 가령 胃衰弱의 징후가 있더라도 心下痞鞕이 있지 않으면 本藥을 써서 안 된다. 예컨대, 柴胡桂枝乾薑湯證에는 간혹 胃衰弱·胃內停水를 나타내는 일이 있지만, 心下痞鞕이 없으므로 本藥을 쓰지 않는다. 大柴胡湯證에는 心下痞鞕이 있기는 하지만 이 痞鞕은 實證이고, 또 證 전체로서는 신진대사 기능이 항진되므로 역시 本藥을 쓰지 않는 것이

4) 輕症에는 竹節人蔘으로 可하고, 重症에는 直根人蔘을 써야 한다.

다. 그리고 附子의 證은 이 기능이 극도로 減衰한 것이므로 本藥의 證과 매우 비슷하지만, 그것에는 心下痞鞕이 없으므로 구별하기가 어렵지 않다.

이와 같이 人蔘은 신진대사 기능의 減衰를 振起·부흥시키는 것이지만, 附子에 있어서처럼 그 작용이 猛劇하지 않으므로 이것을 그 기능이 항진되어 있는 陽證에 사용하여도 害가 없다. 이것이 少陽의 原方인 小柴胡湯에도 本藥을 쓰는 所以인 것이다. 이것으로 두 藥의 차이를 알아야 한다.

『本草綱目』에,

根人蔘

氣味 甘微溫, 無毒.

主治 정신을 안정시키고, 魂魄을 안정시키며, 驚悸를 멎게 한다(『本經』).

腸胃中冷·心腹鼓痛·胸脇逆滿·霍亂吐逆을 다스리며 -중략- 血脈을 通하게 하고, 堅을 破하며 -하략-(『別錄』) 五勞七傷·虛損·痿弱을 主治하며, 嘔噦을 멎게 하며 -중략- 胸中의 痰을 제거하고, 肺痿 및 癎疾의 冷氣逆上과, 傷寒으로 食이 下하지 않는 것을 고친다. 대체로 虛하여 多夢紛紜하는 사람에게는 이것을 加한다(甄權). 煩躁를 멎게 하고, 酸水를 變한다[5](李珣). 食을 消하고, 胃를 開한다 -하략-(『大明』) 肺胃의 陽氣不足·肺氣의 虛促·短氣·少氣[6]를 다스리며, 中을 補하고, 中을 緩和하며 -중략- 渴을 止하고, 津液을 養生한다(元素).

남녀 一切의 虛證·發熱自汗·眩暈頭痛·反胃吐食·痎瘧·滑利久利·小便頻數·瘰癧 -중략- 中風·中氣·痿痺·吐血·嗽血·下血·血淋·血崩·胎前産後의 諸病을 다스린다(時珍).

我說. '腸胃中冷'이라고 하며, '冷氣逆上'이라고 하고, '陽氣不足'이라고 하는 것을, 곧 신진대사 기능이 병적으로 減衰된 징후이므로 人蔘이 이것을 다스림은 당연한 이치이다. 그리고 "정신을 안정시키고 혼백을 안정시키며, 驚悸를 멎게 하는" 것은, 이 약이 胃性神經症을 다스리는 증좌이다. 또, "혈맥을 통하게 하는" 것은, 이 약이 신진대사 기능의 減衰를

5) "酸水를 變한다" 함은 胃酸過多를 다스린다는 뜻이다.

6) '少氣'는 呼吸이 淺表한 것이다. '中'은 中焦의 略語인데, 主로 胃를 가리킨다.

회복시켜 준 결과이고, '堅을 破'하는 것은, 곧 이 약의 治心下痞鞕 作用을 말하는 것이다. 또, 이 약이 '吐血·嗽血·下血·血淋·血崩'을 다스리는 것은, 이러한 機能의 減衰가 오래 지속되었기 때문에 혈관이 弛縱되어 혈액의 滲漏를 制御할 수 없는 데 기인하는 출혈에 限하는 것으로, 純止血藥이 아님을 알아야 한다.

『藥徵』에는[7]

人蔘은, 心下의 痞堅·痞鞕·支結을 主治한다. 한편, 不食·구토·喜唾[8]·心痛·복통·煩悸를 다스린다.

7) 이 說에 의하여 人蔘의 용도를 비로소 定義할 수 있다.

8) '喜唾'란 唾液을 자주 토하는 것을 말한다.

9. 桂枝加厚朴杏子湯에 관한 師論 註釋

> 喘家에는 桂枝湯을 쓰되, 厚朴・杏子[1]를 加함이 좋다.
>
> (喘家, 作桂枝湯加厚朴杏子佳－『傷寒論』)

(註) '喘家'란 원래 천식이 있는 환자를 말하므로, 本條의 뜻은 본래 喘症이 있던 사람이 만약 桂枝湯證을 나타낸다면 여기에 厚朴・杏子를 加用하는 것이 좋다는 뜻이다.

또,

> 太陽病, 이를 下하고나서 微喘하는 사람은 表가 아직 解하지 않은 것이다. 桂枝加厚朴杏子湯으로 다스린다.
>
> (太陽病, 下之微喘者, 表未解也, 桂枝加厚朴杏子湯主之－『傷寒論』)

(註) 太陽病을 法대로 汗解하지 않고 잘못해서 下하게 되면 대개는 氣가 上衝하는 것인데, 만약 여기에 微喘이 同伴된다면 表證이 아직 없어지지 않은 징후이다. 이것은 桂枝湯이 獨力으로 다스릴 수 없는 것이므로, 여기에 厚朴・杏子를 加한 本方으로 다스려야 한다는 뜻이다.

東洞 옹은 本方을 定義하여, "桂枝湯證으로서 胸滿微喘하는 사람을 다스린다"고 하였는데, 이것은 至言인 것이다. '胸滿'이란 두 字를 追加한 까닭은, 本方 속에 胸腹滿을 主治하는 厚朴이 있으므로 그 證에도 胸腹滿이 없을 수 없다는 것이지만, 厚朴의 用量이 적으므로 단지 胸滿에만 그치고 腹滿에까지는 이르지 못함을 표현하기 위함이다. 그리고 桂枝

---

1) '杏子'는 '杏仁'.

去芍藥湯의 胸滿에 比하여 本方證의 胸滿은 비교적 實證이고 恒存的이다. 또, 이 胸滿은 人蔘의 心下痞鞕이 국한적인 것과는 달라서 보편적으로 膨滿하는 것이다.

1) 桂枝加厚朴杏子湯方

桂枝・芍藥・大棗・生薑 各 7.0
甘草・厚朴・杏仁 各 5.0

煎法・용법은 전과 같음.

2) 先輩의 論說

『類聚方廣義』 本方條에,

이 喘症이 있으면, 이를 '喘家'라 한다. 喘家로서 桂枝湯證을 나타내는 사람은 이 方으로써 發汗을 시키면 낫는다. 만약 喘邪로 因하여 그 증세가 급하고, 邪가 喘으로 인하여 그 증상이 威盛한 사람은 이 方으로 다스릴 바가 아니다. 他方을 참고하여 다스리는 것이 좋다. 이 方에 구애될 것 없다.

我說. 이 說은 믿을 만하다.

10. 桂枝加附子湯에 관한 師論 註釋

> 太陽病, 發汗하여 마침내 汗漏가 멎지 않고, 환자가 惡風하며 소변이 어렵고, 四肢가 微急하여 굴신하기 어려운 것은 桂枝加附子湯으로 다스린다.
>
> (太陽病, 發汗, 遂漏不止, 其人惡風, 小便難, 四肢微急, 難以屈伸者, 桂枝加附子湯主之-『傷寒論』)

(註) 太陽病, 桂枝湯證을 麻黃劑로 잘못 汗하였기 때문에 그 藥力이 다하여도 땀이 누출되어 멎지 않는 환자가 바람을 쐬기 싫어하고, 소변이 통하기 어렵고, 四肢가 약간 攣急하여 굴신하기 어려운 것은 本方의 主治라는 뜻이다.

그런데 땀이 漏出되어 멎지 않으며 惡風[1]하는 까닭은 誤治로 인하여 피부가 虛衰하게 되었고, 그래서 절반쯤 陰證으로 移行하였기 때문이며, 소변이 통하기 어려운 것은 땀이 누출되어 멎지 않기 때문에 다량의 體液을 상실한 결과이고, 또 四肢가 微急하여 굴신하기 어려운 것도 體液이 亡失되었기 때문에 근육이 영양실조가 된 데 기인한다.

이상의 증상은 誤治에 의한 것이기는 하지만 아직 表證이 완전히 없어지지 않은 데다가 陰虛證으로 빠진 것이므로, 桂枝湯을 써서 表證을 풀고 附子를 써서 陰虛證을 다스리는 것이다. 그러므로 本條의 병증은 虛證이며 表裏陰陽이 각기 반씩 있는 것임을 알아야 한다.

1) 桂枝加附子湯方

桂枝・芍藥・大棗・生薑 各 7.0
甘草 5.0
附子[2] 2.5

1) 이 '惡風'은 純表證의 惡風과 다르다. 왜냐하면 純表證의 惡風이라면 반드시 두통이나 발열을 수반하는 것이 보통이다. 그런데 惡風은 그렇지 않기 때문이다.

煎法 · 용법은 前과 같음.

2) 桂枝加朮附湯方

前方 속에 朮 7.0을 加함.

煎法 · 용법은 전과 같음.

3) 桂枝加苓朮附湯方

前方 속에 茯苓 7.0을 加함.

煎法 · 용법은 전과 같음.
(註) 이 兩方은 東洞 옹이 創始한 것인데, 나는 前方은 쓰지 않고 後方만을 쓴다.

4) 桂枝加苓朮附湯에 관한 鄙見

桂枝加苓朮附湯은 吉益東洞이 創方한 것이다. 그러나 그實 仲景의 桂枝加附子湯과 桂枝去芍藥加茯苓朮湯을 合方한 것에 불과하다. 그러므로 本方에는 물론 이 두 方의 趣意가 內包되었고 또 2方의 原方인 桂枝湯의 方意도 들어 있을 뿐만 아니라, 本方에는 茯苓 · 桂枝 · 朮 · 甘草를 포함하는 만큼 苓桂朮甘湯의 정신도 들어 있고, 또 芍藥 · 生薑 · 朮 · 附子가 있으므로 眞武湯의 方意도 들어 있다.

그러므로 本方은 桂枝湯 · 桂枝加附子湯 · 桂枝去芍藥加茯苓朮湯 · 苓桂朮甘湯 · 眞武湯에 관한 師論 및 諸說을 參照해야 할 것이나, 이것을 概括的으로 설명한다는 것은 매우 어려운 일이다. 이것이 本方의 方意가 복잡하고 임상에 응용하는 범위가 광대한 所以인 것이다.

5) 先輩의 論說 · 治驗

『類聚方』에,

桂枝加附子湯. 桂枝湯證으로서 惡寒이나 支節微痛이 있는 사람을 다스린다.

2) 附子에는 맹독이 있으므로, 初診時에는 一日量 0.5를 쓰고, 주의를 기울이면서 점차 양을 늘여 가야 한다. 이것이 초학자가 取할 最良의 수단이다.

我說. 이 說은 本方의 定義로서는 심히 不備하다. 왜냐하면, 桂枝湯證에 이미 오한, 身疼痛이 있으므로, '陰證'이란 두 字를 加하지 않으면 本方의 定義로서는 불충분하기 때문이다.

『方機』에는,

濕家[3]의 骨節疼痛이 있는 것(應鐘[4]・七寶[5]를 겸용한다), 또는 반신불수・口眼喎斜[6]된 사람(南呂[7]나 紫圓[8]), 또는 頭疼重인 사람(應鍾), 또는 신체가 마비된 사람, 혹은 두통이 劇한 사람은 桂枝加朮附湯으로 다스린다. 濕家의, 眼目이 不明한 것(應鍾이나 紫圓 或은 七寶), 또는 耳聾, 또는 肉瞤筋惕[9]하는 사람은 桂枝加苓朮附湯[10]으로 다스린다.

我說. 東洞 옹은 古方派 復興의 祖格이라 할 만한 醫傑이지만, 아쉬운 점은 그의 치료술이 왕왕 過劇하여 峻下劑를 남용하는 폐단이 있으므로 兼用方에 관한 所說을 다 믿을 수는 없다.

『建珠錄』에는,

京南 東福寺 塔頭 松月軒의 某 長老가 病後에 肘骨이 돌출하여 굴신할 수가 없었다. 선생이 진찰하니 腹皮가 攣急하고 四肢가 沈惰하며 때로 上逆하였다. 桂枝加附子湯 및 芎黃散[11]을 지어서 복용시키되 가끔 梅肉散[12]으로써 攻하였다. 수십 일 만에 肘骨이 원상대로 회복하였고 굴신을 마음대로 할 수가 있었다.

我說. "腹皮가 攣急"하는 것은, 右腹直筋의 攣急을 말하는 것이고, "때로 上逆"한 것은,

---

3) '濕家'란 水毒이나 매독이 있는 사람을 가리킨다.
4) '應鍾'은 大黃劑.
5) '七寶'는 水銀劑.
6) '구안와사'는 안면신경마비.
7) '南呂'는 甘遂劑.
8) '紫圓'은 巴豆劑.
9) '肉瞤筋惕'은 근육의 間代性 痙攣이다.
10) 桂枝加朮附湯의 적응증은 역시 桂枝加苓朮附湯의 적응증이다.
11) '芎黃散'은 應鍾散과 같다.
12) '梅肉散'은 輕粉巴豆劑.

때때로 上衝의 發作이 있었다는 뜻이다.

勢州白子, 久住庄右衛門이 伏枕하기 3년쯤, 그 病疾은 口眼喎斜・四肢不遂하고 평상시에 침을 흘리고 언어가 통하기 어려웠다. 선생이 진찰하고, 桂枝湯을 지어 가지고 朮・附 各 3兩을 加하여 복용시키되 때로 平水丸13)을 섞어서 썼다. 치료 반년쯤에 완전히 정상으로 회복되었다.

『續建珠錄』에는,

어떤 남자가 일찍이 머리가 무겁고, 약간 아프며, 콧속이 冷하며 淸涕가 그치지 않는 증상을 일년 이상 앓았다. 이 때에 환자의 배를 만져 보니, 少腹에서 心下에 이르기까지가 攣急하고 맥이 微細하고 음식은 平日과 같았다. 즉시 桂枝加苓朮附湯을 쓰되 應鍾散을 겸용하여 고칠 수 있었다.

我說. "少腹에서 心下에 이르기까지가 攣急하고"란 右腹直筋이 攣急함을 말하는 것이다.

어떤 남자가 나이 50여세인데, 수족이 마비되어 痛痒을 느낄 수가 없었다. 머리가 무겁고 소변이 不利하였으며, 舌上에 黑苔14)가 있었고, 음식은 평소와 같았다. 桂枝加苓朮附湯과 應鍾散을 겸용하였다. 한 달 남짓 복용하자 諸症이 모두 나았다.

我說. 陽證의 黑苔라면, 혀는 반드시 건조하고 음식은 감소돼야 할 터인데, 黑苔가 있음에도 불구하고 "음식은 평소와 같은" 것은 陰證임이 분명하므로 이 方을 썼던 것이다.

阪南의 한 나그네가 일찍이 浪華에 遊學 中, 명함을 드리고나서 선생을 뵙고 하는 말이, "저는 일찍이 濕瘡15)이 있었습니다. 百方을 써 보았으나 지금까지 아무 효력이 없습니다. 처음에는 身이 疼하고 腰가 痛하며 四肢가 不仁하고, 症狀이 癱瘓과 비슷하며 危坐16)할

13) '平水丸'은 甘遂劑.

14) 이 舌上 黑苔는 틀림없이 濕潤한 것인 듯하다.

15) '濕瘡'은 매독.

16) '危坐'는 '跪坐'와 같으며, 양쪽 무릎을 땅에다 대고 궁둥이를 발뒤꿈치에 가져다 대는 것이다.

수가 없고 오직 趺跏[17]를 중처럼 함으로써 安息을 할 수 있었습니다. 그런데 요즘은 다시 咳 一症이 더 생겼는데, 이 咳症은 가벼운 것이 아니어서 밤낮으로 安臥할 수가 없습니다. 의사들은 '勞瘵'라 하고 束手放觀 치료를 하려 하지 않습니다. 그래서 찾아와 診治를 請하는 것입니다." 하였다.

선생이 진찰하고나서 말하기를, "이것은 血咳이고, 勞瘵가 아닙니다" 하였다. 곧 桂枝加朮附湯을 썼다. 湯을 복용하고 나았다. 환자가 사례하면서 말하기를, "제가 전에 庸醫에게 치료를 맡겼다가 거의 죽는 줄로만 알고 있었는데 다행히 선생을 만나 저승길을 면하게 되었습니다" 하였다.

我說. 이 환자는 아마 肺梅毒이었던 것 같다.

『成績錄』에는,

어떤 남자가 온몸이 疼痛하며 특히 足痛이 심하고 變하여 大熱이 되었다. 손을 가까이 할 수 없었고 냉수에 담그고 견뎠다. 선생이 진찰하니 腹中에 實한 곳이 없었다. 즉시 桂枝加朮附湯을 썼다. 이리하여 나았다.

我說. 表에 大熱이 있지만, 腹部가 虛軟하므로 陰證發熱[18]로 보고 本方을 쓴 것이다.

어떤 남자가 나이는 30쯤인데, 尿膿이 淋瀝하고, 莖中[19]이 疼痛하며, 신체가 羸毁하여 때로 蒸熱이 있었다. 의사가 말하기를, "독이 골수에 있어서 藥力이 미치지 않는다" 하였다. 환자가 매우 겁이나서 선생에게 의논하였다. 선생이 말하기를, "이것은 內疳瘡[20]이라" 하였다. 桂枝加朮附湯을 쓰되 七寶丸을 겸용하였다. 통증이 멎고 농이 없어졌으며, 마침내 나았다.

我說. 만약 水銀劑만을 썼더라면 이렇게 빠른 효험을 보지 못했을 것이다.

---

17) '趺跏'란, 중이 결가부좌한다는 뜻으로 발을 서로 엇걸고 앉는 것이다.

18) '陰證'은 발열을 하지 않는 것이 常規이지만, 변칙으로서 발열하는 것이 없지 않다.

19) '莖中'은 陰莖 內.

20) '內疳瘡'은 尿道 內 下疳.

『證治摘要』에는,

생각하건대, 무릇 환자가 매번 附子劑의 證을 앓는 일은 많지 않다. 환자가 下疳을 앓을 때는 葛根加朮附湯을 쓰는 것이 좋다. 후에 桂枝加朮附湯을 쓰면 他藥을 쓰지 않아도 낫는다. 이 증상에 輕粉丸을 쓰면 대개는 죽는다.

我說. 이 下疳이 硬性・軟性 어느 것인지는 분명하지 않지만, 그 어느 편에 속하든 水銀劑는 대체로 부적당하다. 왜냐하면, 附子劑의 證이 있는 환자는 외관상 平人과 같지만, 그 實 虛弱하여 峻藥을 감내해내지 못하기 때문이다.

桂秀馬 씨의 『外科總論』에는,

(甲) 直接衝動法

무릇, 영양이 불량한 노인이나 惡液이 있는 사람은 특히 慢性 炎에 걸리기 쉽다. 이런 환자에게 있어서는 전신의 영양을 왕성하게 함으로써 炎症物을 제거할 수 있다. 또, 여기에다 赤酒 기타의 衝動藥을 쓰면 치유가 더욱 빠르다. 예로부터 매독에 걸려 水銀劑・沃度劑 등으로 寸効도 보지 못하고 수차 재발하는 사람이라도 단순한 强壯餌法 및 入浴法으로 왕왕 全治를 보게 된 일이 있다. 이것으로 衝動法이 큰 효력이 있음을 충분히 알 수 있다.

라고 하였는데, 이것으로 나의 견해를 입증하기에 충분하다 하겠다.

五郎兵衛街 近江屋 某가 나이 35세인데, 일찍이 傷風・두통・腦痛・설사 등의 증상을 앓았다. 앓을 때마다 附子劑가 아니면 낫지 않았다. 그 후 下疳을 앓았다. 나는 葛根加朮附湯을 투약하였다. 가족들은 내가 專門이 아닌 것이 미덥지 않아서 외과에 부탁하여 치료하게 하였다. 輕紛丸을 쓰자 下利 數行에 變症이 蜂起하여 不日中內에 죽었다.

어떤 남자가 나이는 20세, 蠟燭疳[21]을 앓았다. 원래 음경의 길이가 4寸이었는데, 腐蝕하여 2寸 半이 되었다. 부친이 桂枝加朮附湯을 20일 동안 투약, 다른 약을 쓰지 않았는데 腐蝕이 멎고 龜頭가 회복되어 음경이 나았다. 다만 음경이 평소보다 1寸 半쯤 짧을 뿐.

---

21) '蠟燭疳'이란, 腐蝕性 또는 壞疽性 下疳.

我說. 외과적 질환을 內服만으로도 쉽게 고칠 수 있다. 古方이 미묘한 것임을 알 수 있을 것이다.

『靑州醫談』에는,

痿弱[22]은 血氣의 不和로 因하여 氣가 循行하지 않는 것이다. 그러므로 痛痒은 알 수 있지만 거동하기가 어렵다. 治法은 血을 和하고 氣를 순행시키도록 해야 한다. 桂朮附[23]가 痿弱에 좋다. 朮附를 쓰고 난 다음 腹中이 痞滿하여지는 것은 효험이 나타나는 징후이다.

『類聚方廣義』 桂枝加附子湯條에는,

이 方에 朮을 加하여 '桂枝如朮附湯'이라 命名하고, 中風・偏枯・痿躄[24]・痛風・小便不利 또는 小便頻數의 증상이 있는 사람을 다스린다. 또, 梅瘡・結毒・筋骨疼痛・諸瘍疽・瘀膿이 다 없어지지 않고 新肉이 生養되지 않아서 시일이 천연되고 낫지 않는 것을 다스린다. 應鍾・伯州[25]・七寶・十幹[26]・梅肉 등을 適宜 겸용한다. 梅瘡結毒[27]에는 熏劑를 쓰기도 한다. 熏劑를 쓰는 사람은 그 동안 탕약의 복용을 중지한다. 만약 心悸目眩・身瞤動하는 사람이라면, 茯苓을 加用하여 '桂枝加茯苓朮附子湯'이라 命名한다.

『橘窓書影』에는,

이 해 秋八月 프랑스 공사 레옹로세스 슈레가 질환을 앓았다. 幕府에 의사를 구해 달라고 요청하였다. 幕府에서 의논한 결과 나와 鍼醫 和田 씨를 파견해서 치료하도록 하였다. 閣老 山形侯와 參政 敦賀侯가 그런 命令을 전해 왔다. 즉시 차비를 서둘러 橫濱으로 갔다. 山口駿河守와 栗木淸兵衛가 接伴으로서 우리를 公使館으로 인도하여, 公使를 진찰하게 되었다. 진단서에 쓰기를,

---

22) '痿弱'은 運動麻痺.
23) '桂朮附'는 桂枝加朮附湯의 略稱이다.
24) '痿躄'은 下肢의 運動麻痺.
25) '伯州散'은 蝮蛇・鼴鼠・鹿角의 黑燒合劑.
26) '十幹丸'은 砒素劑인 生乳와 大黃・芒硝의 合劑.
27) '結毒'이란, 陳久梅毒이 한곳에 응결하는 것을 가리킨다.

일본정부의 官醫 淺田宗伯은 프랑스 공사 모씨의 병을 진찰한 바, 체질은 강건하지만 여러 해 동안 因苦에 시달리고 전투 등을 거쳐 왔으므로 근골이 弛緩되었고 혈기의 分利를 잃어서 맥에 遲緩의 징후가 나타나고, 皮肉은 윤택하지만 연령에 비하여 枯槁하다. 또, 腰間部位에 타박당한 자취가 있고, 臀肉의 좌측이 야위였다. 허리는 온몸의 要關이요, 특별히 운동의 要處이므로 기혈의 分利가 둔화되어 고뇌가 심하였다. 이 병을 고치지 못하면 점차 腰部 이하의 分利가 불가능하게 되어 보행이 어렵게 되는 것이다.

內에서부터 혈기를 扶助하고 外에서부터 경락을 활동하게 하는 鍼治療를 시행하면 완전히 나을 수 없다 하더라도 十中 五, 六은 회복하여 천수를 누릴 수 있다. 이 사람은 육군대장이었던 18년 동안 일찍이 전투 중 銃丸이 말의 머리에 맞아 落馬를 한 다음 이 병을 얻었고, 일본에 와서 병세가 더욱 심해졌다고 한다. 그러므로 이 藥方을 쓰되 일일이 藥味를 註記하여 표시하기로 한다.

桂枝 氣를 움직이게 하여 筋脈을 强壯하게 하는 것임.

芍藥 血을 和하게 하고 통증을 완화하는 것임.

蒼朮 신체의 濁濕을 제거하며 관절을 분리하는 것임.

茯苓 소변을 通利하며 氣血을 순조롭게 하는 것임.

附子 身內의 陽氣를 도와 주고 腰背의 痛症을 제거하는 것임.

甘草 腹을 和하게 하며 諸藥을 引導하는 것임.

大棗 · 生薑 이 2品은 이상 6味의 藥性을 섞어서 받아들이기 좋게 하며, 藥力을 신체의 各部에 분포시키는 것임.

이상의 6味를 調和하여 煎服하면 前件病症은 점차 나을 것이다.

이 진단서를 다 쓴 다음 栗本淸兵衛에게 넘겨 주었다. 통역관 카쉰으로 하여금 그 나라 말로 옮기게 하여 公使에게 보여준 다음 本國 황제에게 바친다 했다. 22日 통역관 카쉰이 公使의 별관에서 나에게 잔치를 베풀었다. 그 비용은 1人當 日本돈으로 15圓씩 들었다 한다.

이날 風雨가 甚烈하여 카쉰이 나를 마차에 태워 公使를 진찰하도록 하였다. 24日 公使의 병이 많이 나았으므로 나는 幕府로 돌아오려고 작별을 고하였다. 公使는 나의 손을 잡고 말하기를, "병이 거의 나았습니다. 기뻐서 어쩔 줄 모르겠습니다. 사례는 우리 나라 임금께서 하실 것입니다. 나는 이 은혜를 갚기 위하여 이 治驗을 신문에 내서 일본에 명의가 있는 것을 五大洲에 널리 알리겠습니다." 하였다.

나는 다시 前方을 지어서 和田 씨에게 맡기고 돌아왔다. 그 후 그의 말대로 本國으로부터 시계와 哆囉呢 3券을 나에게 보내왔다. 그런데 관리가 이를 欺取하고 나에게 줄 때 銀 10錠을 傳해 주었다. 그때의 政局을 짐작할 수 있을 것이다.

我說. 이 증상은 外傷性 神經症이므로 淺田 씨가 桂枝加苓朮附湯을 쓴 것이다. 나도 역시 同方으로 同症을 고친 일이 있다.

6) 附子[28] · 烏頭의 醫治効用

附子 · 烏頭는 雙鸞菊과 같은 屬인 바곳의 球根으로서 '야부아코니찐'을 주성분으로 하는 약물인데 그 작용은 용량의 다소와 配合 藥의 여하에 따라서 여러 가지지만, 우리가 가장 자주 사용하는 소량 · 中等量에 있어서는 陰虛證, 즉 신진대사의 기능이 극도로 沈衰한 것을 振起復興시키는 것이므로 이 기능의 沈衰가 심한 것을 주목적으로 하고, 師論 및 諸說을 副目的으로 하여 써야 하는 것이다.

이것을 다시 詳論하자면, 무릇 신진대사 기능이 매우 沈衰하였을 때는 체온의 생산이 감소되므로 피부는 寒冷하게 되고 惡寒栗起[29]하며 呼氣, 분뇨 등 배설물도 역시 냉기를 띠게 되며, 또 심장이 쇠약하게 되므로 맥은 微細[30] · 沈弱 · 沈微 · 沈小 · 沈遲하게 되고 口脣 · 舌 · 四肢의 末端은 鬱血 · 厥冷하게 되며, 또 四肢의 운동신경은 營養不給으로 인하여 不全痲痺나 全痲痺를 일으키게 되고 知覺神經은 停滯된 노폐물의 자극에 의하여 異常感覺이나 疼痛을 發한다.

그리고 근육도 영양실조로 인하여 弛縱되므로 外表에 있어서는 四肢倦怠 · 脫力感을 일으키고 腹壁은 軟弱無力하게 되며 裏에 있어서는 大便失禁이나 下利(完穀下利)를 초래한다. 또한 分解機轉이 減弱하므로 배설물의 臭氣가 소실되고 尿[31]는 稀薄透明하게 되는 등 기타 각종 장기조직 기능의 沈衰를 초래한다. 이때 附子 · 烏頭를 쓰면 生機가 전혀 絶滅

28) 附子는 烏頭의 稚根이다. 烏頭라는 풀은 맹독이 있으므로, 이것을 사용할 때에는 세심한 주의를 기울이지 않으면 안 된다.

29) 仲景이, 病熱이 없이 오한하는 일이 있음은 陰에서 發한 것이라고 하였던 것이 바로 이 경우이다.

30) 仲景이, 少陰病은 맥이 미세하고 欲寐한다는 것이 바로 이 경우이다.

31) 仲景이 만약 소변의 빛깔이 흰 것이라면 少陰病의 증상이 다 갖추어진 것이라 한 것이 바로 이 경우다.

되지 않는 한 능히 이런 기능들을 振起復興시키지만, 만약 그렇지 않은데다가 이것을 쓰면 극히 유해하다.

『本草綱目』에,

烏 頭

氣味 辛溫, 大毒이 있음.

主治 －상략－ 寒濕痺・咳逆上氣를 제거하고 積聚寒熱을 破한다. 그 汁을 달여 '射罔'이라 하는데 禽獸를 죽인다(『本經』).

胸上의 痰冷을 解消하고, 心腹冷痰・食事가 내리지 않는 것・胸間이 아파서 俯仰할 수가 없는 것・눈 속이 아파서 오래 바라볼 수가 없는 것 등을 고치고 胎를 墮한다(『別錄』).

惡寒憎寒을 고치고, 寒冷痰이 包心하며, 腸膜疝痛・痃癖・氣塊・齒痛을 다스리며, 陽事를 益하고[32] 志를 强化한다(甄權).

두통・喉痺・癰腫・疔毒을 다스린다(時珍).

烏喙(一名 兩頭尖)

氣味 辛微溫, 大毒이 있음.

主治 －상략－ 歷節掣引・요통으로 걷지 못하는 것・癰腫膿結 등을 다스리고 胎를 墮한다(『別錄』).

남자의 腎氣衰弱[33]・陰汗[34]・瘰癧으로 오랫동안 풀리지 않는 것을 고친다(甄權).

射 罔

氣味 苦, 大毒 있음.

主治 尸疰[35]의 癥堅 및 頭中風痺를 고친다(『別錄』).

瘻瘡・瘡根・결핵[36]・瘰癧・毒腫을 고친다. 그리고 蛇咬에는 먼저 상처의 四畔에 칠하

---

32) "陽事를 益하고"란, 남자의 생식기를 왕성하게 한다는 뜻.

33) '腎氣衰弱'은 생식기 쇠약.

34) '陰汗'은 陰證의 汗出.

35) '尸疰'는 시체에서 옮는 병이므로, 곧 전염병이다.

36) '결핵'은 淋巴腺腫.

고 점차 瘡에 가깝도록 －하략－(臟器).

白附子

氣味 辛甘大溫, 大毒 있음.

主治 心痛 · 血痺 · 面上의 百病을 고치고, 藥勢를 循行하게 한다(『別錄』).

중풍의 失音 · 일체의 冷風氣 · 面皯 · 瘢疵를 고친다(『大明』).

諸風冷氣足弱無力 · 疥癬 · 風瘡 · 陰下濕痒 · 頭面의 痕 －하략－(李珣).

天 雄

氣味 辛溫, 大毒 있음.

主治 大風[37] · 寒濕痺 · 歷節痛[38] · 拘攣緩急[39] · 積聚를 破하며 －중략－ 근골을 강화하고 몸을 가볍게, 행동을 건실하게 한다(『本經』).

頭面風 去來의 疼痛[40] · 心腹의 結聚를 다스리며, 관절이 무거워 걸을 수가 없는 것 · 骨間에 통증이 있는 것을 고치며 陰氣를 양생하고 志를 강화하며, 사람으로 하여금 武勇 · 力作하되 싫증나지 않게 한다(『別錄』).

風痰 · 冷痺軟 · 脚毒風을 다스리고, 능히 氣喘促急을 멎게 하며 禽虫의 독을 제거한다(甄權).

일체의 風, 일체의 氣를 다스리며, 陽道를 돕고[41] 水臟을 따뜻하게 하며, 腰膝을 補하고, 精을 益하며 눈을 밝게 하고, 九竅를 통하게 하며, 피부를 利하게 하고 혈맥을 調하며, 四肢不遂를 다스리고, 胸膈의 水를 下하고 痃癖 · 癥結을 破하며, 膿을 배출하고 통증을 멎게 하며 －중략－ 背脊傴僂 · 霍亂轉筋을 고치고, 汗을 發하며, 陰汗을 멎게 하고, 포식하면 喉痺를 다스린다(『大明』).

---

37) '大風'은 癩.

38) '歷節痛'은 관절통.

39) '拘攣緩急'은 發作性 疼痛.

40) '去來의 疼痛'은 발작성 疼痛.

41) '陽道를 돕고'란 남자의 생식기를 강화한다는 말이다.

側 子

氣味 苦辛, 有毒.
主治 癰腫·風痹·歷節·腰脚疼冷 —하략—(『別錄』).
脚氣·冷風濕痺·大風의 筋骨攣急을 다스린다(甄權).
冷酒에 調服하면 온몸의 風𤸷[42]을 다스림이 신묘하다(雷斅).

漏籃子

氣味 苦辛·有毒.
主治 惡痢·冷漏瘡·惡瘡·癘風[43]을 고친다(時珍).

我說. 以上의 약물은 老稚·대소의 차가 있을 망정 어느 것이나 附子·烏頭와 효력이 같다.

『藥徵』에는,

附 子

水를 逐는 일을 주관한다. 그러므로 능히 오한·身體四肢 및 골절의 疼痛이나 沈重이나 不仁이나 厥冷을 다스린다. 그리고 한편으로는 복통·失精·下利를 다스린다.

我說. 이 說 역시 本藥 작용의 일면을 말하는 것이다.

『證治摘要』에는,

門人 稻葉節이 附子의 용법을 나에게 물었다. 나는 다음과 같이 대답하였다.
무릇, 烏附의 藥性은 맹렬하다. 이것을 쓰면 瞑眩하면서 낫는 사람이 있고, 瞑眩하지 않으면서 낫는 사람도 있고, 중독되는 사람도 있다. 烏頭桂枝湯條에 이르기를, "知하는[44] 사람은 醉狀과 같고 吐하게 되면 병에 傷한다(其知者, 如醉狀, 得吐爲中病)" 하였고, 桂枝附子去桂加朮湯條에는, "冒狀과 같다(如冒狀)" 하였다.

---

42) '風𤸷'은 發疹.
43) '癘風'은 癩病.
44) '知'란 스스로 느낀다는 뜻.

이것은 "瞑眩하면서 낫는다"는 것이다. 그리고 이것을 쓰면 병이 금방 增劇하여서 頭痛眩暈이나 身體不仁이나 發熱·上逆·구토 등의 증상을 發하는 것은 독에 傷한 것이다. 빨리 附子 쓰기를 그만두어야 한다.

또 묻기를, "瞑眩하면서 吐하는 것과 중독되어서 吐하는 것은 어떻게 다릅니까?" 하였다. 나는 다음과 같이 대답하였다.

"瞑眩하면서 토하는 것은 그 병이 나은 다음 토하는 것이고, 중독되어서 토하는 것은 그 병이 더 심해져서 토하는 것이다. 이것이 다른 점이다. 무릇, 병에 걸렸을 때 附子를 쓰면 바로 나으며 心氣가 상쾌한 사람은 方과 證이 상응한 것이다. 외과에서 結毒을 다스릴 때[45] 그 痼毒을 움직이려는 목적으로 附子를 쓰는 것과는 크게 다른 것이다."

"그러면 附子의 증후는 어떠한 것입니까?"

"仲景이 이르되, '열이 없고 오한하는 것이라(無熱惡寒者)' 하였다. 또 眞武湯條에서는, '腹痛下利'라 하였고, 附子湯證에서는 '口中和'[46]라 하였다. 이것으로 미루어 보아, 열이 없고 오한하며, 대변이 滑하든지 溏泄[47]하고, 口中이 和하는 것을 附子의 準的으로 보아야 할 것이다.

무릇 대변이 秘하는 사람은 附子를 쓰는 것이 부당하고, 다만 冷秘의 증상이 있는 사람에게 附子를 쓰면 대변이 쾌통한다. 겨울철 옷을 얇게 입은 사람, 또는 부인의 월경시에 온몸이 氷冷하고 少腹에 통상이 있는 사람에게서 이 증상을 많이 볼 수 있는데, 百 사람 가운데 한 사람의 비율밖에 안 된다.

또, 통풍의 一證은 附子를 여러 날 동안 쓰지 않으면 효험이 없고, 만약 대변이 어려우면 大黃劑를 겸용함이 좋다. 그리고 附子를 久服하면 안질이 생기는 사람이 있다. 속히 附子 사용을 그만두어야 한다. 그러지 않으면 후에 실명하게 되는 사람도 있다. 이것은 신중에 신중을 기해야 한다."

我說. 이 설은 완벽무결하다. 초학자는 모름지기 이를 숙독해야 할 것이다.

---

45) 외과의가 附子를 써서 結毒, 즉 陳久痼着의 병을 다스리는 것은, 만성염증을 급성염증으로 돌려서 다스리는 방법이므로 처음부터 고통을 예견하지 않을 수 없다.

46) '口中和'란 食味가 平日과 다름없는 것을 말한다.

47) '溏泄'은 緩下利.

11. 桂枝去芍藥加附子湯에 관한 師論 註釋

> 太陽病, 이를 下한 다음, 脈促胸滿하는 사람은 桂枝去芍藥湯으로 다스린다. 만약 微惡寒하는 사람이라면 桂枝去芍藥加附子湯으로 다스린다.
>
> (太陽病, 下之後, 脈促胸滿者, 桂枝去芍藥湯主之. 若微惡寒者, 桂枝去芍藥加附子湯主之－『傷寒論』)

(註) 本方은 桂枝去芍藥湯에 附子를 加한 것이므로 東洞 옹의 說처럼 桂枝去芍藥湯證으로서 微惡寒하는 사람을 다스림은 물론이지만, 이 오한은 表證의 오한과는 달라서, 誤治로 인한 陰證의 오한임을 잊어서는 안 된다.

1) 桂枝去芍藥加附子湯方

桂枝・大棗・生薑 各 9.0
甘草 6.0
附子 3.0

煎法・용법은 前과 같음.

12. 桂枝附子湯[1])에 관한 師論 註釋

傷寒, 8, 9日에 風濕이 相搏하고 신체가 疼煩하여 스스로 轉側할 수가 없고, 嘔하지 않고 渴하지도 않으며, 맥이 浮虛하고 濇한 사람은 桂枝附子湯으로 다스린다.

(傷寒 八, 九日, 風濕相搏, 身體疼煩, 不能自轉側, 不嘔不渴, 脈浮虛而濇者, 桂枝附子湯主之-『傷寒論』)

(註) "傷寒, 8, 9日에"란, 傷寒에 걸리고나서 대체로 8~9日을 경과한 무렵이라는 뜻이고 "風濕이 相搏"한다 함은 원래부터 있던 水毒이 外來의 風邪를 感하여 서로 激하는 것이다. "신체가 疼煩"한다는 것은 신체 전부가 疼痛하므로 번민하게 되는 것이고, "스스로 轉側할 수가 없고"란, 自力으로 돌아 누울 수가 없다는 말이다.

"嘔하지도 않고, 渴하지도 않으며"란, 少陽柴胡·陽明白虎의 證이 없음을 암시하는 것이다. 또, 맥이 浮한 것은 表證이 있다는 징후이고, 虛하고 濇한 것은 陰虛證의 징후이므로 本條의 병증은 虛證으로서 表裏陰陽이 상반하는 것이다.

1) 桂枝附子湯方

桂枝 9.5

附子·生薑 各 7.0

甘草 5.0

大棗 7.0

1) 本方은 桂枝去芍藥加附子湯의 附子를 증량시킨 데 불과한 것이므로, 특별히 이 方을 내세울 필요가 없다. 그런데도 이렇게 創方한 것은 아마도 仲景이 附子의 용량이 많고 적음에 따라 그 작용을 달리 한다는 것을 가르치기 위해서인 듯하다.

위의 약제를 細剉하여 물 3合을 1홉으로 달여서 찌꺼기를 버리고 하루 세 번으로 나누어 溫服한다.

13. 桂枝附子去桂加朮湯[1])에 관한 師論 註釋

> 傷寒 8, 9日에 風濕이 相搏하고 신체가 疼煩하여 스스로 轉側할 수가 없고, 嘔하지도 않고, 渴하지도 않으며, 脈이 浮虛하고 濇한 사람은 桂枝附子湯으로 다스린다. 만약 그 사람의 대변이 鞕하고 소변이 自利하다면 去桂加朮湯으로 다스린다.
>
> (傷寒八九日, 風濕相搏, 身體疼煩不能自轉側, 不嘔不渴, 脈浮虛而濇者, 桂枝附子湯主之. 若其人大便鞕, 小便自利, 去桂加朮湯主之－『傷寒論』)

(註) 本方은 桂枝附子湯과 달라서 桂枝가 없으므로 上衝의 징후가 없고, 朮이 있으므로 小便自利의 증상이 있다. 小便自利, 즉 尿利가 많으므로 腸內가 枯渴되어 대변이 어렵게 된다. 그러므로 東洞 옹은 本方에 대하여 定義하기를, "桂枝附子湯證으로서 대변이 어렵고 소변이 自利하며 上衝이 없는 사람을 다스린다"고 說한 것이다. 尾臺 씨는,

'小便自利'는 또한 '不禁'이라는 것과 같다. 朮·附子·茯苓이 모두 소변의 不利·自利를 다스리는 것이 桂·麻가 無汗·自汗을 다스리는 것과 같다.

라고 하였다. 믿을 만하다.

1) 桂枝附子去桂加朮湯方

朮 9.5
附子 7.0
甘草 5.0
大棗·生薑 各 7.0

---

1) 本方은 太陽篇에 넣지 말아야 할 것이지만 설명의 편의를 위하여 여기에 싣는다.

煎法·용법은 前과 같음.

一服하면 身이 痺함을 느끼고, 半日마다 再服하되 3服을 다하면 환자가 冒狀과 같아진다. 이상하게 생각할 것 없다. 이것은 곧 朮·附가 함께 皮中에 走하여 水氣를 逐되, 아직 물러가지 않았기 때문일 뿐이다.

我說. 東洞 옹이, "附子는 水를 逐는 일을 주관한다" 한 것은 이 方 다음에 오는 說에 기초한 것이다.

14. 甘草附子湯에 관한 師論 註釋

風濕이 相搏하고, 골절이 煩疼하며 掣痛하여 굴신을 할 수가 없다. 이에 가까이 하면 곧 痛이 劇하고, 汗出・短氣・小便不利하고, 惡風으로 옷을 벗으려 하지 않고, 또는 身이 微腫하는 사람은 甘草附子湯으로 다스린다.

(風濕相搏, 骨節煩疼, 掣痛, 不得屈伸. 近之則痛劇, 汗出, 短氣, 小便不利, 惡風不欲去衣, 或身微腫者, 甘草附子湯主之－『金匱要略』)

(註) 和久田 씨의 말. "'濕'은 축축한 것이다. '水'라 하지 않고 '濕'이라 한 것은 水처럼 腫하기는 하지만 이것을 만지면 움푹 들어가지 않고 단지 피부에 탄력과 긴장이 없고 肌膚가 濕한 것처럼 되기 때문이다. 세속에서 脹大之類로 보는 것은 모두 濕症이라 하겠다. 이것은 正氣가 弱한 틈을 타서 水氣가 이를 乘하였기 때문이며, 後世[1]에서 氣虛의 징후로 보는 것이다.

我說. '風濕이 相搏'하고란, 환자가 원래 습기가 있는 데다가 風邪를 感冒하여 風邪와 습기가 相爭하기 때문에 붙인 말이다. '골절이 煩疼하며'란 관절이 마디마디 疼하고 煩한 것이다. '掣'는 '緊'이다. 뒤에서 잡아당기는 것처럼 뜨끔하고 아픈 것이다.

'굴신을 할 수가 없다'라는 句節은 '골절이 煩疼하며'라는 句節과 상응하는 것이다. '이에 가까이 하면'은 손을 疼處에 가까이 하는 것을 말하고, '汗出'은 '風濕이 相搏'함이다. '短氣'는 호흡이 짧고 촉박하는 것이다.

'小便不利'는 氣가 衝逆하여 下降하지 않기 때문이다. 惡風이 평상시보다 重한 것을 표시하기 위하여 '옷을 벗으려 하지 않고'라는 한 귀절을 補添한 것이다.

1) '後世'는 後世方派를 말한다.

그 어느 것이나 風邪와 습기가 相搏하는 證이다. 이 證의 '汗出 · 短氣'는 表證으로서 衝逆急迫하므로 桂枝 · 甘草가 있고, 惡風 · 骨節煩疼 · 小便不利 등의 證이 있으므로, 朮 · 附를 함께 쓴다. 그리고 附子의 분량이 많은 것은 外證이 劇하고 內寒이 있기 때문이다. 무릇 內寒이 있는 사람은 右側 少腹이 結聚하고 腹皮가 연약한 것이다.

我說. 이 說은 옳은 말이다. 그렇지만, 골절이 疼煩함을 다스리는 것은 단지 朮 · 附의 작용뿐인 것이 아니라, 桂枝 · 甘草도 역시 작용하는 것임을 추가하지 않으면 안 된다.

東洞 옹은 本方에 대하여 定義하되, "골절이 煩疼하여 屈伸할 수가 없고, 上衝 · 汗出 · 惡寒 · 小便不利하는 사람을 다스린다" 하였다. 이 說 역시 옳은 말이지만, 本方은 桂枝附子湯이 桂枝去芍藥湯에서 출발한 것과는 달라서 桂枝甘草湯에 기초한 것이므로 그것보다 上衝 · 短氣가 劇한 것임을 덧붙이지 않으면 안 되겠다.

1) 甘草附子湯方

甘草 · 朮 各 9.0
附子 6.0
桂枝 12.0

이를 細剉하여 물 두 승을 한 승으로 달여 찌꺼기를 버리고 하루 세 번으로 나누어 溫服한다.

15. 桂枝去芍藥加茯苓朮湯에 관한 師論 註釋

桂枝湯을 복용하여, 혹은 이를 下하고도 아직 頭項이 强痛하며, 翕翕히 발열하고, 땀이 없고, 心下가 滿・微痛하며, 소변이 不利하는 사람은 桂枝去桂加茯苓朮湯으로 다스린다.

(服桂枝湯, 或下之, 仍頭項强痛, 翕翕發熱無汗, 心下滿微痛, 小便不利者, 桂枝去桂加茯苓朮湯主之－(『傷寒論』)

(註) 『傷寒論』은 저자가 落筆하고나서 오늘에 이르기까지 약 2천여년, 그간 많은 醫家의 註釋・改竄을 거쳤으므로, 註釋文이 본문 속에 混入하기도 하고 改竄된 채로 전하기도 하였다. 그래서 과연 어느 것이 진짜이고 어느 것이 가짜인지 판단하기가 왕왕 어려운 바이고, 또 허다한 論議들이 속출하고 있는 바이다. 本條도 역시 이런 예에 해당하는 것으로, 의문의 초점은 '去桂' 두 字이다.

尾臺 씨의 말.

桂枝去桂加茯苓朮湯의 '去桂' 두 글자는 의심할 만하다. 太陽篇, 瓜蔕散條에는 "病이 桂枝證과 같고 頭痛과 項强이 없다(病如桂枝證, 頭不痛, 項不强)"고 하였다. 이 頭痛項强은 본래 桂枝湯證이다. 이제 이미 "桂枝湯을 복용"하였으며, "혹은 이를 下하고"도 "아직 頭項이 强痛하며, 翕翕히 발열"하여 멎지 않은 것은, 이 桂枝湯證이 아직도 존재하는 것이다.

어찌 桂枝를 버릴 수 있으랴! 더구나 桂枝는 本方의 主藥인데, 主藥을 버릴 리가 없는 것이다. 桂枝去芍藥加附子湯・桂枝去芍藥加皂莢湯・桂枝去芍藥加蜀漆龍骨牡蠣湯・柴胡去半夏加括蔞湯・木防已去石膏加茯苓芒硝湯 등 諸方은 그 去加하는 바가 모두 臣佐藥에 불과하다. 그러므로 증거로 할 수 있다.

후에 徐靈胎 씨의 說을 읽어 보니 나의 뜻과 符契처럼 들어 맞았다. 그래서 나의 의견이 잘못되지 않은 것임을 더욱 믿게 되었다. 成無已도 역시 말하기를, "頭項强痛, 翕翕發熱하는 것은 이미 汗下를 하였다 하더라도 邪氣가 아직 表에 있는 것이다. 心下가 滿・微痛하고 소변이 自利하는 것은 곧 結胸을 이루려 함이다. 이제 外證이 아직 없어지지 않고, 無汗・小便自利하며 곧 心下滿・微痛하는 것은 停飮이다. 桂枝湯을 써서 外를 解하고 茯苓朮을 加하여 소변을 利하게 하고 留飮을 行하게 한다" 하였다. 이것으로 미루어 보건대, 成씨가 註하는 대로, 본래 去桂 2字가 없음이 틀림없을 것이다.

吉益南涯 씨는 '去桂'를 '去芍藥'의 잘못으로 보고, 그 이유를 들어 말하기를,

"본래 '去桂'이다. 그런데 이제 『醫宗金鑑』에 따라 '去芍藥'으로 보는 것이다. 이 증상을 歷觀하건대 桂枝를 버릴 리가 없는 것이다. 이 증상은 水氣가 結滯하여 滿微痛을 일으키고 頭項强痛을 일으킨 것이다.

心下의 水를 쫓지 않으면 外로 發할 수 없으므로 桂枝湯을 복용하며, 혹은 이를 下한다 하더라도 풀리지 않은 것이다. 이제 茯苓朮을 加함으로서 水氣를 쫓고, 桂枝로써 滿을 散하고, 芍藥을 버림으로써 그 藥力을 집중시키려는 것이다. 아직까지 芍藥을 逐水氣劑로 쓴 일이 없다. 이것을 버린 까닭을 알 것이다."라고 하였다.

이 兩說을 비교하건대, 尾臺 씨의 말을 따르면 本方은 '桂枝加茯苓朮湯'이라 칭해야 할 것으로 '去' 字는 전연 무의미하고 無用한 것으로 化할 것이므로 나는 南涯 씨를 따라 '去桂'는 '去芍藥'의 잘못이라 보고 本方을 '桂枝去芍藥加茯苓朮湯'이라 명명하고자 한다.

本方은 桂枝湯의 去加方이므로 마땅히 땀이 나야 할 것이로되, '翕翕히 발열'하면서도 '땀이 없는' 것은 무슨 까닭일까? 그 이치는 南涯 씨의 說로도 推究할 수 없는 바 아니지만, 大倉 씨가 그의 저서 『痲疹一哈』에서 말하기를,

發熱時, 원래 留飮凝結이 없고, 腹氣가 和暢하며 表氣가 通透하고 疹子의 징후가 구비되면, 用藥은 이것을 表汗함을 목적으로 함이 좋다. 만약 留飮[1]이 凝結하고 腹氣가 和暢하지 않으면 즉 疹子의 징후가 구비되지 않은 것이다. 대개 他症을 먼저 보기 때문이다. 腹證을 세밀히 보고 대처해야 한다. 留飮이 解散되고 和暢하면 表氣가 通豁하고 疹子는 땀을 따라서 나기가 쉬운 것이다. -하략-

1) '留飮'은 胃內의 停水

라고 말하였으니, 이것으로 보아 本方證에 땀이 없음은 小便不利의 결과인 心下滿・微痛, 즉 胃內停水 때문인 것이 분명하다.

1) 桂枝去芍藥加茯苓朮湯方

桂枝・大棗・生薑・茯苓・朮 各 7.0

甘草 5.0

煎法・용법은 桂枝湯과 같음.

2) 茯苓의 醫治効用

『本草綱目』에,

茯 苓

氣味 甘平, 無毒.

主治 胸脇逆氣[2]・憂恚・驚邪・恐悸[3]・心下結痛・寒熱煩滿[4]・咳逆・口舌焦乾을 다스리고, 소변을 利한다. 久服하면 魂을 안정시키고 神을 양생한다(『本經』).

소갈을 멎게 하고 睡를 좋게 하며 －중략－ 膈中의 痰水[5]・水腫・淋結을 다스리며, 胸腑를 열고 臟器를 調하며 腎邪를 伐하고[6] 陰을 양생하고 기력을 益하며 神氣를 保持한다(『別錄』).

胃를 열고, 嘔逆을 멎게 하고, 心神을 잘 안정시키며, 肺痿痰壅・心腹脹滿[7]・小兒驚癎[8]・女人의 熱淋을 다스린다(甄權).

五勞七傷을 補하고, 心을 열며, 志를 益하고, 健忘을 멎게 하고, 腰膝을 따뜻하게 하고, 胎를 안정시킨다(『大明』).

---

2) '胸脇逆氣'는 胸脇으로 衝逆하는 神經症.

3) '恐悸'는 恐怖하여 心悸亢進이 되는 것이다. 이 心下結痛은 胃內停水 때문이다.

4) '煩滿'은 胃部가 膨滿하여 煩한 것.

5) '膈中의 痰水'는 胃內停水.

6) '腎邪를 伐함'은 신장병을 다스린다는 것이다.

7) '心腹脹滿'은 水滿이다.

8) '驚癎'은 경련성 질환.

渴을 멎게 하고, 소변이 利하며, 濕을 제거하고, 燥를 더하고, 中을 和하며, 氣를 益하고, 腰臍間의 血을 利한다(元素).

水를 좇고, 脾를 緩和하며, 津을 養生하고, 氣를 引導하며, 火를 平하게 하며 설사를 멎게 하고 虛熱을 제거하며 腠理를 연다(李杲).

膀胱을 瀉하고, 脾胃를 益하며 腎積奔豚[9]을 다스린다(好古).

赤茯苓

主治 結氣를 破한다(甄權). 心・所腸・膀胱의 濕熱을 瀉하고 竅를 利하며 水를 循行시킨다(時珍).

茯苓皮

主治 水腫・膚脹[10]을 다스리며 水道를 열고 腠理를 연다(時珍).

發明 '宗奭說' 茯苓은 水를 순행시키는 데 많은 효력이 있고, 心脾를 益하는 데는 불가결한 것이다. '元素說' 茯苓은 －중략－ 그 용도에 다섯 가지가 있다. 그것은 소변이 利하는 것, 腠理를 여는 것, 津液을 양생하는 것, 허열을 제거하는 것, 설사를 멎게 하는 것들이다. '杲說' －상략－ 甘하고 淡・降하다.

그 용도는 여섯 가지가 있다. 竅를 利하고 濕을 제거하는 것, 氣를 益하고 中을 和하는 것, 驚悸를 다스리는 것, 津液을 양생하는 것, 소변이 많은 것을 줄이는 것, 소변이 結한 것을 通利시키는 것들이다. －중략－ 능히 脾를 益하고 水를 좇으며 濕을 제거하는 聖藥이다.

茯 神

氣味 甘平, 無毒.

主治. 風眩[11]・風虛・五勞口乾을 다스리고, 능히 驚悸・多恚・善忘[12]을 그치게 하고, 心을 열며 智를 益하고 혼백을 안정시키며 정신을 양생한다(『別錄』).

---

9) '腎積奔豚'은 腎臟原因性 奔豚을 말한다.

10) '膚脹'은 피부가 水毒 때문에 腫脹하는 것으로서 水腫의 輕한 것이다.

11) '風眩'은 眩暈.

12) '善忘'은 '健忘'과 같음.

勞乏을 補하고 心下의 急痛堅滿을 다스리며 ―하략―(甄權).

神 木

主治 偏風의 口眼喎斜·毒風의 筋攣不語·心神驚掣·虛하고 건망증이 있는 것을 다스린다(甄權). 脚氣의 痺痛, 諸筋의 攣縮을 다스린다(時珍).

『本草備要』에는,

茯 苓

甘溫한 것은 脾를 益하고 陽을 도우며, 淡滲한 것은 竅를 利하고 濕을 제거하며, 빛깔이 흰 것은 폐에 들어가 熱을 瀉하고 내려가 방광에 통한다(능히 心氣를 腎으로 通하게 하고 열을 소변으로 배출한다). 心을 안정시키고 氣를 益하며 榮을 調하고 衛를 理하여 혼백을 안정시킨다. 憂恚驚悸·心下結痛·寒熱煩滿·口焦舌乾·咳逆嘔噦·膈中의 痰水(脾虛로 인한 것)·水腫·淋瀝·설사·遺精을 다스린다.

소변이 結한 사람은 통하게 하고 많은 사람은 멎게 한다. 津을 生하고 渴을 멎게 하며 熱을 물리치고 胎를 안정시킨다. 松根의 靈氣가 凝結하여 이루어진, 크기가 말(斗) 만하고 빛깔이 흰, 堅實한 것이 좋다 ―중략―

껍질은 오로지 水를 循行시키고 水腫·膚脹을 다스린다.

茯 神

主治는 대략 茯苓과 같다. 다만 茯苓은 脾胃로 들어가서 작용하는 데 쓰이는 경우가 많은데 비하여 茯神은 心部에 들어가서 작용하는 데 대한 용도가 많아서, 心을 열고 智를 益하며 魂을 안정시키고 神을 양생하며 風眩·心虛·多恚健忘을 다스린다. 茯苓의 생뿌리를 取하여 껍질과 속의 木質部를 버린 다음 쓴다. 茯神의 心木은 '黃松節'이라 한다. 諸筋攣縮·風喎邪·心掣健忘을 다스린다.

我說. 茯苓·茯苓皮·茯神·神木은 모두 효력이 같다.

『藥徵』에는,

茯 苓

悸 및 肉瞤筋惕[13]을 主治한다. 한편, 小便不利 · 頭眩 · 煩躁도 다스린다.

—상략— '心下悸'[14]라 하고, '臍下悸'라 하고, "사지가 聶聶히[15] 움직이다" 하고, '身瞤動'[16]이라 하고, '頭眩'이라 하고, '煩躁'라 하는 것 등은 모두 하나같이 悸類인 것이다. 소변이 불리하며 悸하는 사람은 茯苓을 쓰면 곧 나으며, 그 悸證이 없는 사람에게 이것을 쓰면 효험을 보지 못한다. 그렇다면 '悸'는 茯苓이 主治하는 바이고, 小便不利는 그 旁治요, 頭眩煩躁 역시 그렇다고 하겠다.

『觀證辯疑』에는,

裏水가 外行하여 疼痛하는 사람은 發熱汗出한다. 朮苓으로 다스린다.

水를 吐하는 사람은 茯苓 · 澤瀉로 다스린다.

心下痞 —중략—

'頭眩'[17]이라 하고, "소변이 不利한 사람"이라 한 症은 水滯로 인하여 氣가 循行하지 않는 것이다. 茯苓으로 다스린다.

心下悸 —중략—

'頭眩'이라 하고, '厥'이라 하고, '癲眩'이라 하는 症은 水氣가 上攻하는 증상이다. 茯苓으로 다스린다. 心下滿 —중략—

'上衝'이라 하고, '頭眩'이라 하고, "小便不利와 氣逆의 증상이 있는 사람"이라 한 症은 茯苓으로 다스린다.

咳 —중략—

水가 血分에 있어서 일어난 症은 茯苓으로 다스린다.

本藥[18]의 작용은 앞의 諸說처럼 극히 다양한 것이지만, 나의 실험에 의하면 本藥은 尿利의 頻數이나 감소와 胃內停水 및 心悸亢進, 혹은 근육의 間代性 痙攣을 주목적으로 하

---

13) '肉瞤筋惕'은 근육의 間代性 痙攣.

14) ' ' 표 안은 모두 仲景의 말이다.

15) 聶聶히 움직이는 것도 역시 '肉瞤筋惕'과 같다.

16) '身瞤動'은 전신이 떨리는 것.

17) ' ' 표 안은 모두 仲景의 말.

18) 『和漢藥物考』에 의하면 本藥 속에는 철 · 칼슘 · 마그네슘 · 칼륨 · 나트륨 · 클로르 · 황산 · 인산 등이 함유되어 있다 한다.

고, 師論 및 앞의 諸說을 副目的으로 하여 써야 하며, 그 증상이 신경성이든 심장 또는 腎臟原因性이든간에 불문하고 좋은 것이다.

3) 朮의 醫治効用

『藥徵』에,

朮

利水를 주관한다. 그러므로 능히 소변의 不利·自利를 다스리고, 한편 身煩疼·痰飮·失精·眩冒·下利·喜唾를 다스린다.

이 說은 전혀 無稽한 것은 아니지만, 水를 利하는 것이 오직 이 藥의 特能인 것이 아니라 다른 약도 이 작용을 가지고 있는 것이 많은만큼, 利水를 本藥의 主治로 보는 것은 온당하지 못할 뿐더러, 이런 추상적 해석으로는 임상시에 어떻게 이 약을 처방해야 할 것인지가 막연하여 마치 구름을 잡는 것과 같다고 하지 않을 수 없다.

朮이 이뇨약인 것은 말할 것도 없지만, 임상에 있어서는 신기능장애의 징후가 있는 尿利의 頻數이나 감소와 胃內停水를 주목적으로 하고, 師論 및 下記 諸說을 副目的으로 하여 응용해야 하는 것이다. 그러므로 그 작용은 茯苓과 매우 유사하지만, 本藥은 이와는 달라서 溫性이고 특수한 휘발유를 함유한다. 그러므로 위장점막을 자극·充血시키는만큼 이들 臟器에 급성염증이 있는 경우, 즉 한방에서 이르는 '裏熱'이 있을 때는 비록 그 적응증이 구비되어 있다 하더라도 금기해야 하며, 먼저 급성염증을 다스리고 그 다음 이것을 쓰도록 해야 한다.

어떤 사람이 물을 것이다. "尿利의 감소를 腎機能障碍의 징후로 보는 것은 납득이 갑니다만, 尿利의 頻數症까지 이 기능이 障碍된 징후로 보는 것은 무슨 까닭입니까?"

그에 대한 답은 이렇다. 무릇 尿意가 頻數한 것은 배뇨의 횟수가 빈번한데도 尿量이 오히려 적은 것이다. 즉 腎臟은 그 기능을 영위하려 하지만 이것이 불완전하게밖에 수행되지 못하기 때문에 생긴 증상이므로 尿利減少보다는 비교적 腎臟이 건전함을 보이는 것이어서, 마치 腸管에 있어서의 裏急後重과 같은 것이다.

大腸카타르·赤痢 등에 있어서의 裏急後重은 腸內의 毒物을 구축하려 하는 自然良能作用이 완전히 수행되지 못하기 때문에 發하는 증상이므로, 이 증상이 없이(腸筋痲痺) 下利하는 병에 비하면 腸管이 아직 심히 쇠하지 않은 징후이다. 그러므로 對證인 下劑나 對證劑에 大黃을 加用하여 良能作用의 부족을 보조하고, 그래서 腸內의 독물을 일소하면 裏急

後重 같은 것은 고치지 않더라도 저절로 없어진다.

신장에 있어서도 역시 이와 마찬가지로, 뇨의가 頻數할 때 茯苓·朮·澤瀉 등을 포함하고 있는 對證利尿劑나 對證劑에 이들 약물을 加用하면, 아직 심히 쇠약해지지 않은 腎臟은 이 유력한 원조에 의하여 갑자기 그 세력을 만회하여 水毒을 모두 구축하므로, 尿意頻數 같은 것은 역시, 고치지 않더라도 저절로 없어지는 것이다.

또 묻기를, "胃內停水는 어찌하여 생기게 됩니까?" 한다면,

이에 대한 답은 다음과 같다. 무릇 胃內停水는 胃筋이 쇠약해져서 위벽이 弛緩縱張하게 된 때, 만약 심장이나 腎臟에 障碍가 있다면 尿 排泄量이 감소된 결과로 水毒이 축적하게 된다. 그리하여 他體部에서는 이 水毒이 현저하게 과잉되지 않는다면 능히 이것을 그 조직 內에 수용할 수 있으므로 눈에 띄는 이상이 나타나지 않지만, 弛緩縱張된 胃腔 內에 있어서의 水毒은 打診·청진·촉진 등으로 가장 명확하게 인지할 수 있다. 이것이 胃內停水가 尿利障碍와 함께 茯苓·朮·澤瀉 등을 응용하는 주목적이 되는 所以이다. 이 主目的이 있을 때 本藥을 쓰면, 이 停滯된 水毒을 신장을 통하여 체외로 배제함과 동시에 이 약에 함유되어 있는 휘발유는 능히 건위작용을 발휘하므로, 다른 약의 협력을 받는다면 洋醫가 난치로 보는 胃擴張症이라도 고치기가 어렵지 않은 것이다.

이제 나의 견해가 정당한 것임을 입증하기 위하여 다음에 叔許微의 체험담을 인용한다.

『本事方』에서,

微가 飮澼[19]을 앓기 30年. 左下部에서 소리가 나고, 脇痛·食減·嘈雜하였다. 술을 반잔쯤 마시면 즉각 멎었다. 十數日이면 반드시 酸水 여러 되를 토하였다. 하절에는 단지 右邊에만 땀이 나고, 左邊에는 絶無하였다. 스스로 짐작해 보니, 澼囊[20]이 있는 것 같고, 水가 科臼[21]에 있을 때, 科臼가 가득 차지 않는 한 流通하지 않고, 다만 맑은 것은 流通하지만 흐린 것은 停滯하므로 行流할 길이 없는 것이다. 따라서 5~6日間 쌓이게 되면 반드시 吐해 버리게 된다.

脾土[22]는 濕을 싫어한다. 그러나 水는 濕을 流轉시킨다. 만약 脾를 燥함으로써 濕을 제

---

19) '飮澼'이란 胃內停水가 숙환으로 된 것이다.

20) '澼囊'은 위의 이완증·확장증이다.

21) '科臼'는 凹所·穴이다.

22) '脾'는 오늘날의 脾臟이 아니라 胃臟이다. 위는 음양오행설에 의하면 土에 해당한다. 그러므로 '土'라

거하지 않는다면, 土를 두껍게 하여 科臼를 메우는 것이 된다. 즉시 모든 諸藥을 물리치고, 蒼朮麻黃油大棗丸만 복용하였다. 3개월 만에 疾이 없어지고, 이로부터 계속 常服하니 嘔하지 않고 痛하지 않으며 胸膈이 實利하고 음식하기가 전과 같았다.

(註) 이 글을 의역하면 다음과 같다. 許叔微 자신이 胃內停水症을 30년간이나 앓았는데, 胃內에 水鳴이 있고, 左季肋部가 疼痛하고, 식욕이 감퇴하고 呑酸嘈囃하였다. 음주를 하면 즉시 경쾌해지지만 십수 일 후에는 반드시 酸敗된 胃 내용물을 吐해 내게 된다. 하절에는 우반신에 땀이 나지만 좌반신에는 땀이 없는 것이 보통이었다. 그래서 스스로 생각하기를, 위가 확장되어 그 속에 停水가 있는 것이라고 보고, 그 이치는 다음과 같이 생각하였다.

즉, 무릇 위확장이 되어 停水됨이 마치 물이 움푹 파인 곳에 있을 때, 그 움푹 들어간 곳에 물이 가득 차지 않으면 유출되지 못하는 것처럼, 停水 가운데 清澄한 것은 流通하지만 汚濁한 것은 停滯하므로 흘러나갈 길이 없다. 그래서 점차 증량하여 五, 六日이나 축적하게 되면 반드시 구토를 통하여 배출되게 마련이다. 원래 胃는 水의 停溜를 싫어하는 것이므로 이 停溜된 水를 除去하여 胃를 건조시키지 않으면 낫기를 기대할 수 없는 것이다라고. 그리하여 지금까지 써 오던 약들을 모두 중지하고, 단지 蒼朮麻黃油大棗丸만 복용하였는데 3개월 후에 거의 全治되었고, 그 후에도 계속 이 약을 복용하니 구토·疼痛하는 일이 없어졌고 식사는 건강하던 때와 다름없게 되었다.

許씨가 病理를 설명하는 방법은 매우 유치하지만, 朮에 胃內停水를 제거하고 健胃하게 하는 특효가 있음을 이야기하고 있음이 분명하다. 그리고 이 약물의 이뇨작용에 관하여는 하등 언급한 바가 없지만, 발한도 하지 않고 구토도 하지 않고 下利도 하지 않는 점으로 보아 胃內停水가 이뇨에 의하여 배제되는 것임은 의심할 여지가 없다.

또 묻기를, "本藥이 身疼痛에 사용되는 까닭은 무엇입니까?" 한다면, 이에 대한 답은 다음과 같다.

利尿障碍로 인하여 水毒이 관절 내에 오랫동안 停蓄되면 身疼痛을 초래한다. 그런데 그 이유는 다음의 淺田 씨의 말을 보면,

骨節疼痛은 그 통증이 가장 속에까지 미치는 것이다. "골절은 骨肉의 竅이다"라고 『說文』에 이르고 있다.

한 것은 胃를 말한다.

대체로 360骨節은 神氣가 遊行出入하는 곳이며, 따라서 邪氣가 遊行出入하는 곳이기도 하다. 그러므로 단지 風寒이 여기에 침입할 뿐만 아니라 痰飮·梅毒 같은 것도 오랫동안 內에 鬱하게 되면 역시 骨節疼痛을 일으키게 되는 것이다. 論에 이르되, "濕이 관절에 流한다"한 것이 바로 이것이다.

라고 하였다. 그렇다면, 利尿障碍와 胃內停水를 주목적으로 하고, 身疼痛을 副目的으로 하여 本藥을 사용하여 胃內停水가 驅逐됨에 따라서 관절 내의 水毒도 소실되므로 身疼痛은 저절로 낫는 것이다.

또 묻기를, "茯苓·朮·澤瀉를 水瀉的 下利에 쓰는 까닭은 무엇입니까?" 한다면, 이에 대한 答은 다음과 같다.

尿利障碍로 인하여 水毒이 소화관 내에 停滯하되 일정한 한도 이상에 달하게 되면 腸管은 水瀉的 下利를 發함으로써 腎機能을 代償한다. 이때에 茯苓·朮·澤瀉를 사용하면 이 세 약은 능히 腎機能을 회복시켜서 消化管 內의 水毒을 腎臟으로부터 배출시키므로, 腸管은 代償作用을 營爲할 필요가 없게 되고, 따라서 下利도 하지 않게 되는 것이다. 이것은 한의가 利尿劑로써 下利를 다스리는 慣用手段으로서 腸管과 腎臟이 相互 表裏를 이루고 있음을 알고 있음에 기인된다.

이 밖에 病症에 本藥을 쓰는 所以도 역시 위에 말한 이치로부터 추리할 수 있겠으므로 생략하고, 다음 諸說을 인용하여 참고에 供한다.

『本草綱目』에,

朮

氣味 甘溫, 無毒.

主治 風寒·濕痺·死肌[23] —중략— 食을 소화하며 —하략—(『本經』).

大風이 身面에 있으며 風眩·두통이 있고 눈물[24]이 나는 것을 다스리며, 痰水를 解消하고 皮間의 風水 結腫을 제거하며, 心下急滿[25]과 곽란[26]으로 吐下가 멎지 않는 것을 고치

23) '死肌'는 知覺全痲痺.

24) 눈물이 나는 것도 水毒이 있는 징후이니 本藥의 主治이다.

25) '心下急滿'하는 것은 胃內停水 때문이다.

26) "곽란에 吐下가 멎지 않은 것"은 消化管에 水毒이 있기 때문에 일어난 것이다. 吐下하는 것은 모두 水毒 때문이다.

고, 臍腰間의 血을 利하게 하고, 津液을 益하며, 胃를 따뜻하게 하고, 穀을 소화하며 식욕을 일으킨다(『別錄』).

心腹脹滿[27]・腹中冷痛・胃虛의 下利・多年에 걸친 氣利를 다스리며 —중략— 구역을 멎게 한다(甄權).

反胃[28]를 다스리고, 소변을 통하며 —중략— 腰膝을 補하고, 肌肉을 양생하며, 냉기의 痃癖・氣魂[29]・婦人의 冷癥瘕를 다스린다(『大明』).

濕을 除去하며, 氣를 益하고, 中을 和하며, 陽을 補하고, 痰을 해소하며, 水를 쫓고, 津을 生養하며, 渴을 멎게 하고, 瀉利를 그치게 하며, 足脛의 濕腫을 消去하며 —중략— 枳實을 加味하면 痞滿氣分을 해소하며, 黃芩을 佐하여 胎를 안정시키고 열을 제거한다(元素).

胃를 다스리며 脾를 益하고 —중략— 舌本이 强하여 食하면 곧 吐하는 증상, 胃脘痛[30]의 증상, 신체가 重한[31] 증상, 心下가 急痛한 증상, 心下가 痞한 증상 —중략— 臍腹痛을 다스린다(好古).

蒼朮

氣味 苦溫・無毒.

主治 惡氣를 제거하여 沴灾[32]를 弭한다[33](弘景).

大風의 瘴痺[34]・心腹脹滿 —중략— 嘔逆・下利・冷利를 고친다(甄權).

筋骨軟弱・痃癖・氣塊・婦人의 冷氣癥瘕・山嵐瘴氣[35]・溫疾을 다스린다(『大明』). 눈을 밝게 하고 水臟[36]을 따뜻하게 한다(劉元素).

濕을 除去하고 汗을 發하며 胃를 튼튼히 하고 脾를 安定시키며 痿를 다스리는 要藥이다

27) '心腹脹滿'도 역시 水毒이 있기 때문에 그러한 것이다.
28) '反胃'는 吐食吐水病.
29) '氣塊'는 假性腫塊.
30) '胃脘痛'은 胃痛.
31) "신체가 重한 것"은 水毒이 있기 때문에 重感을 느끼는 것.
32) '灾'는 자연히 일어나는 災. '沴'는 음양의 氣가 조화를 잃어서 事物을 해치는 것.
33) '弭'는 '止'와 같음.
34) '瘴痺'는 知覺麻痺.
35) '山嵐瘴氣'는 五官에 닿지 않는 惡氣.
36) '水臟'은 腎臟・膀胱 등.

(李杲).

風을 散하고 氣를 益하며 모든 鬱症을 解한다(震亨).

濕痰留飮이나 瘀血을 挾하여 窠囊[37]이 된 것 및 脾濕下流의 濁瀝[38]·帶下·滑瀉[39]·腸風[40]을 다스린다(時珍).[41]

『本草備要』에는,

白 朮

苦한 것은 濕을 燥한다(經에 이르되, "脾는 濕을 싫어한다. 급히 苦를 食하여 燥할 것"). 甘한 것은 脾를 補한다. 溫한 것은 中을 和한다. 血에 있어서는 血을 補하고, 氣에 있어서는 氣를 補한다(血藥과 함께 쓰면 血을 補하고, 氣藥과 함께 쓰면 氣를 補한다). 無汗한 사람은 발한을 시키고 有汗한 사람은 땀을 멎게 한다. 濕을 燥하면 능히 소변을 通利하고 津液을 生養하여 설사[42]를 그치게 한다(대체로 '水瀉'란 濕이다).

痰水腫滿을 消去한다. 黃疸·濕痺를 다스리고, 脾를 補하여 능히 식욕을 돋군다. 勞倦을 없애 주며(脾는 四肢를 主管한다. 虛한즉 四肢가 권태롭다) 癥瘕를 化한다(枳實과 함께 쓰면 痞를 해소한다. 하나는 消하고 하나는 補한다. '枳朮丸'이라 한다. 脾가 운행하면 積이 化하는 것이다). 中을 和하여 능히 嘔吐를 멎게 하고 痛症을 안정시키며 胎를 안정시킨다. 血燥無濕한 사람은 쓰지 말아야 한다. 능히 膿을 生하고 痛을 發하게 된다. 궤양에도 이를 쓰지 말아야 한다.

蒼 朮

甘溫辛烈하다. 胃를 燥하며 脾를 強化한다. 발한·除濕하며, 능히 胃中의 陽氣를 昇發하고 吐瀉를 멎게 하며 痰水를 쫓는다. 腫滿을 해소하며 惡氣를 辟한다(一切의 嵐瘴의 邪惡을 辟한다. 여름철에는 이것을 태우는 것이 좋다). 風寒濕을 散하고 痿를 다스리는 要藥으

37) '窠囊'은 胃의 弛緩擴張症.

38) '濁瀝'은 膀胱과 尿道의 질환을 말한다.

39) '滑瀉'는 水瀉.

40) '腸風' 일종의 下利病.

41) '脾濕下流' 운운은 胃內停水가 下流하여 發하는 濁瀝·帶下·滑瀉·腸風을 다스린다는 뜻이다.

42) '설사'는 水瀉.

로 된다(陽明[43])이 虛한즉 宗筋이 弛縱하여 帶脈이 不引한다. 그러므로 수족이 痿한다). 또, 능히 모든 痰·火·氣·血·濕·食의 6鬱을 푼다. 燥結多汗한 사람은 쓰지 말아야 한다.[44]

我說. "沴疢를 弭한다" 하였고, "惡氣를 辟한다" 한 것으로 보아 朮에 살균성이 있는 것 같다. 그것이 옳은지 그른지는 아직 不明이지만, 本藥에 특종의 휘발유가 포함되어 있으므로 그런지 모르겠다. 이 문제는 잠깐 제쳐놓고, 여름철에 이것으로 실내에 연기를 피우면 모기들이 모두 죽어서 떨어진다. 이것으로 보아 이 약에 殺虫性이 있음은 확실하다.

---

43) '陽明'은 胃腸.

44) 本藥은 痰濕의 鬱滯를 다스리지만 火, 즉 염증, 그리고 食血 二毒의 鬱을 다스리는 성능은 없다.

16. 千金桂枝去芍藥加皂莢湯에 관한 師論 註釋

> 千金桂枝去芍藥加皂莢湯은 肺痿, 吐涎沫하는 症을 다스린다.
>
> (千金桂枝去芍藥加皂莢湯 治肺痿吐涎沫－『金匱要略』)

(註) 方名 위에 '千金'이란 두 글자를 冠한 까닭은 다음과 같다.

仲景은 『傷寒論』과 『雜病論』 16卷을 저술하였는데, 『傷寒論』 10권만 후세에 전승되고 나머지는 모두 逸散되었다. 그런데 宋代에 王洙라는 사람이 蠹簡[1]들 가운데서 仲景의 『金匱 玉函 要略方』 3권을 발견하였다. 이 『玉函』은 傷寒의 證·治를 說한 것이므로 『傷寒論』과 大差가 없고, 다만 字句에 있어서 다소의 相違가 있는 데 불과하다. 『金匱』[2]에는 『傷寒論』 中에서 구해야 할 論說·方劑가 있으므로 필요불가결한 것이지만, 오랜 세월을 지내오는 사이에 곳곳이 散缺되어 버렸으니 애통하다 아니할 수 없다.

동 시대의 高保達, 孫奇·林億 등 3인이 협력하여 仲景의 法方을 인용한 『千金方』·『外臺秘要』 등 古書를 섭렵하면서 散缺된 부분을 보충, 完本으로 하여 『金匱要略』이라 命名하였다. 이때에 편저자들이 仲景의 法方을 인용한 서적 또는 그 편저자를 존경하는 마음에서 仲景의 方名 위에 이 서적의 제목 또는 편저자의 이름을 冠한 것이다. 이것이 『金匱要略』의 유래이고, 本方에 冠한 '千金' 두 글자는 이 方이 『金匱』에 있지 않고 『千金方』에서 搒錄한 것임을 말하는 것이다. 이 밖의 諸方에 있어서도 역시 그렇다.

그리고 '肺痿'란, 『金匱』에

> 열이 上焦에 있으므로 咳하게 되는 것을 '肺痿'라 한다. －중략－ 咳唾膿血하고 脈

1) '蠹簡'은 "벌레 먹은 낡은 책"을 말한다.

2) '金匱'·'玉函'이라는 명칭은 후인이 仲景의 저서를 嘆賞하는 나머지 이런 美稱을 붙인 것이다.

> 이 數虛한 사람은 '肺痿'라 한다.
>
> (熱在上焦, 因咳爲肺痿. －중략－ 咳唾膿血, 脈數虛者, 爲肺痿)

라 하였고, 淺田 씨는

熱이 上焦에 있어서 肺氣가 痿弱하고 咳하면 濁唾涎沫이 있으며, 맥이 數한 證狀을 이름하여 '肺痿'라 한다 －중략－ 그러므로 虛症으로 본다. 후세에서 이른바 '勞嗽'라 하는 것이 바로 이것이다. 『尊生書』에 이르되, "'勞'는 脾肺를 傷하고, 심하면 膿血을 많이 吐하며 점차 '肺痿'를 이루어 나중에는 '勞瘵'가 된다" 하였다. '肺痿'는 '勞嗽'의 一證임을 알 수 있다라고 말하였다. 이것으로 미루어 보건대, '肺痿'는 곧 오늘날의 폐결핵이다. 그런데 丹羽 씨가 그의 저서 『金匱要略述義』의 本方條에서,

생각하건대, 이 方은 －중략－ 대개 역시 肺冷의 痿에 속한다.

라고 말한 것으로 보면, '肺痿'에 冷熱의 두 종류가 있었던 것인데, 本方은 '肺冷의 痿'를 다스리기는 하지만, 발열이 必發的인 現今의 폐결핵에 써서는 안 된다고 할 수 있을 것이다.

1) 桂枝去芍藥加皂莢湯方

桂枝 · 生薑 · 大棗 各 9.0
甘草 · 皂莢 各 6.0

煎法 · 用法은 전과 같음.

17. 皂莢丸[1])에 관한 師論 註釋

咳逆上氣하고, 때때로 唾가 濁하며, 다만 앉을 수 있을 뿐 잠을 잘 수가 없다. 皂莢丸으로 다스린다.

(咳逆上氣, 時時唾濁, 但坐不得眠, 皂莢丸主之－『金匱要略』)

(註) '咳逆上氣'란 咳嗽가 頻發한다는 뜻이고, "때때로 唾가 濁하며"는 "때때로 濁痰을 吐한다"고 하는 뜻이다. "다만 앉을 수 있을 뿐 잠을 잘 수가 없다" 하는 말은, 앉으면 咳嗽가 적고 호흡이 약간 편안해지지만, 누우면 咳嗽가 빈발하여 잠을 이룰 수가 없다는 뜻이다.[2])

1) 皂莢丸方

皂莢末[3]) · 棗肉,[4]) 각기 같은 분량.
이것을 蜂蜜에 和하여 丸으로 만들어 가지고 1회에 4.0씩 3회 복용한다.

2) 皂莢의 醫治効用

『本草備要』에,

皂 莢

辛溫하며 性燥 －중략－ 이것을 불어넣으면, 上下關竅로 통하여 痰涎을 湧吐하고, 搐鼻

1) 이 方도 역시 '太陽篇'에 列할 것이 아니지만, 前方과 方意가 비슷하므로 여기에 실었다.
2) 尾臺 씨에 의하면 이 증상은 이른바 肺痿症이다.
3) 皂莢은 '猪牙'라 하는 것이 아니면 효력이 없다. 또, 兼用方으로 하여도 좋다.
4) '棗肉'은 大棗의 果肉.

하여 재채기를 일으키며, 中風口噤·胸痺喉痺를 다스린다. 이것을 복용하면 濕을 제거하고 垢를 제거하며 痰을 消하고, 堅을 破하고 虫을 죽이고 胎를 下하며, 風濕風癩·痰喘腫滿·堅癥囊結을 다스린다.[5] 이것을 塗用하면, 腫을 散하고 毒을 제거한다. 煎膏는 일체의 痺痛에 貼한다. 蒼朮에 合하여 태우면, 瘟疫濕氣를 辟한다. 一種은 小하여 猪牙와 같고 一種은 長하여 枯燥하고 一種은 肥厚하고 脂가 많다. 脂가 많은 것이 좋다. —하략—

『方輿輗』에는,

皂莢은 粟粗 만한 것인데 5, 6丸만 써도 心嘈[6]가 낫는다.

이 兩說에 의거하여 생각하건대, 本藥은 맹렬한 자극약이므로 경솔하게 內用해서는 안 된다.

5) 선배들은 本藥 및 瓜帶末을 콧속에 불어 넣어서 인사불성을 각성시키기도 하였고, 鼻茸을 다스리는 데 쓰기도 하였다.

6) '心嘈'는 가슴이 답답한 것.

18. 桂枝加龍骨牡蠣湯에 관한 師論 註釋

무릇 失精家가 小腹이 弦急하고 陰頭가 寒하며 目眩·髮落하고 脈이 극히 虛芤遲하면 淸穀·亡血·失精으로 된다. 脈이 芤動微緊하게 되면 남자는 失精하고 여자는 夢交하게 된다. 桂枝加龍骨牡蠣湯으로 다스린다.

(夫失精家, 小腹弦急, 陰頭寒, 目眩, 髮落, 脈極虛芤遲, 爲淸穀亡血失精. 脈得諸芤動微緊, 男子失精女子夢交. 桂枝加龍骨牡蠣湯主之－『金匱要略』)

(註) 和久田 씨의 말. "'실정'은 꿈에 성교를 하여 정액을 상실하는 것이다. 남자와 여자를 구분해서 말한 것은 互文이며 그실 한 가지인 것이다. '小腹이 弦急'한다는 것은 弓弦처럼 세게 땅기는 것을 말한다. 證이 小腹에 있는 것은 下虛의 징후이고 氣血이 不和한 것이다. 失精이 있는 것도 이 때문이다.

'陰頭가 寒하며 目眩·髮落'하는 것은 모두 衝逆의 징후로서 下降하는 氣가 적어서 양기가 下部에 왕성하지 못한 것이다. 머리카락이 빠지는 것은 모두 上이 實하여 瘀血이 頭部에 집중하기 때문이다.

'脈이 극히 虛芤遲하면 淸穀·亡血·失精인 것이다'란, 脈例를 말하는 斜插文이다. 뜻은 대체로 다음과 같다. 즉 무릇 脈에 虛芤遲 3證이 극하게 나타나는 것은, 下利淸穀이든지 亡血이든지 失精이든지 이 세 병 가운데 어느 한 병의 脈證例이라는 말이다.

'虛'는 장소가 있되 物이 없다는 뜻이고, 浮大하며 뿌리가 없는 脈을 말한다. '芤'는 가운데가 빈 脈을 말한다. '遲'는 더딘 맥이다. 세 맥이 모두 虛에 속하며 양기가 쇠한 脈證이다. 脈이 芤動' 운운한 것을 이 方의 脈證으로 보는 것이다.

이상의 脈例에 따라 말하자면, 그 세 脈 가운데 芤動하고 微緊하게 되면 이것이 곧 失精夢交의 脈인 것이다. '動'은 關上에 있어서서 上下로 首尾가 없는 脈을 말한다. 대개 臍

上의 築動이 이것과 상응하게 된다. 이 方에는 虛寒의 뜻이 없고 微緊하되 不遲한 所以이다."

1) 桂枝加龍骨牡蠣湯方

桂枝·芍藥·大棗·生薑·龍骨·牡蠣 各 5.5

煎法·용법은 전과 같음.

2) 先輩의 論說

東洞 옹은 本方에 대하여 定義하되, 桂枝湯證으로서 胸腹動이 있는 사람을 다스린다 하였고,

『類聚方廣義』本方條에서는,

품성이 박약한 사람이 색욕이 과다하면, 血精이 減耗되고 신체가 羸瘦하여, 얼굴이 혈색이 없고, 몸에 언제나 미열이 있고, 사지가 권태로우며, 脣口가 건조하고 小腹이 弦急하며, 胸腹動이 심하여 마침내는 죽음밖에 기다릴 것이 없게 된다. 이 方을 장복하고 閨方을 嚴히 삼가고 保嗇調攝하면 骨에 肉이 生하여 회생할 수 있다.

부인이 심기가 鬱結하고 胸腹動이 심하며 寒熱이 交作하고 월경이 언제나 기일을 어기며, 多夢驚惕하고 鬼交漏精하며 신체가 점차 羸瘦하게 되어 그 증상이 마치 勞瘵와 비슷하다. 孀婦[1]와 室女[2]가 정욕이 妄動하되 뜻을 이루지 못한 경우 이런 증상이 많다. 이 方이 좋다.

이 方과 桂枝去芍藥加蜀漆龍骨牡蠣湯, 桂枝甘草龍骨牡蠣湯의 세 方은 이른바, "癎家와 上衝眩暈, 耳鳴, 胸腹動悸, 夢寐驚起하고 정신이 황홀하든지, 아니면 까닭없이 悲愁하는 것"에 증상에 따라 撰用하면 각기 효력이 있다. 만약 心下가 痞하고 대변이 어려운 사람이라면 瀉心湯을 겸용하고, 火傷湯潑, 大熱口渴, 煩躁悶亂하여 죽으려 하는 사람 및 灸後 發熱煩寃하는 사람에게도 세 方을 撰用하되, 瀉心湯이나 黃連解毒湯 등을 겸용한다.

---

1) '孀婦'는 未亡人 과부

2) '室女'는 처녀

我說. 나의 실제 경험에 의하면, 이상의 병증에 이 세 方이 요구되는 일은 드물다. 오히려 小柴胡湯・柴胡桂枝乾薑湯・苓桂朮甘湯・桂枝茯苓丸・當歸芍藥散을 單用하든지, 2方이나 3方을 合用하거나 黃解丸을 겸용할 필요가 있는 경우가 매우 많다. 화상에는 瀉心湯이니 黃連解毒湯을 單用하는 것으로 족하였다.

19. 桂枝去芍藥加蜀漆龍骨牡蠣湯에 관한 師論 註釋

> 傷寒, 脈浮한 것을, 의사가 火로써 迫劫하면 亡陽하여 반드시 驚狂한다. 起臥가 불안한 사람은 桂枝去芍藥加蜀漆龍骨牡蠣湯으로 다스린다.
>
> (傷寒, 脈浮, 醫以火迫劫之, 亡陽, 必驚狂. 起臥不安者, 桂枝去芍藥加蜀漆龍骨牡蠣湯主之-『傷寒論』)

(註) 和久田 씨의 말.

'劫'은 위협한다는 뜻이다. 무릇 表邪의 輕症은 처음에 탕약을 쓰지 않고 肌膚에 燒鍼을 接하여 위협해서 땀을 내는 術法이 당시에 있었다. 이 병을 '傷寒'이라 이름한다. 원래 輕症이 아닌데도 의사가 火를 가지고 肌를 迫劫하였기 때문에 汗出亡陽한 것이다. 亡은 탈출을 뜻하는 바, 汗出劫奪에 의해 表에 있어야 할 陽氣가 脫出되었으므로 衝氣가 劇하게 되고 胸腹의 動氣가 강하여 반드시 驚하여 狂한 것처럼 되는 證을 發하게 된다.

"起臥가 불안하다"는 것은 起하지도 臥하지도 못하는 것이다. 즉 驚狂의 증상을 詳言한 말이다. 이 證으로 亡陽하여 動衝을 일으키는 것은, 이것을 下하여 胸滿을 일으키는 것과 內外가 다른 것 같기는 하지만 그 歸趣는 한 가지다. 龍骨·牡蠣를 加한 뜻은 動氣를 鎭定시키자는 것이다. 또, 蜀漆을 加한 까닭은 袪痰逐水를 하자는 것이고, 또한 衝逆으로 因하여 痰氣가 胸에 逼迫하는 것을 逐자는 것이다.

> 火邪인 사람은 桂枝去芍藥加蜀漆龍骨牡蠣救逆湯으로 다스린다.
>
> (火邪者, 桂枝去芍藥加蜀漆龍骨牡蠣救逆湯主之-『金匱要略』)

(註)『勿誤藥室方函口訣』本方條에,

이 方은 火邪를 主治한다. 그러므로 湯火傷으로, 煩悶疼痛하는 사람, 또는 灸瘡으로 발열하는 사람에게 효력이 있다. 牡蠣 一味를 麻油에 調合하여 湯火傷에 바르면 火毒이 금방 없어진다. 그 효력을 미루어 짐작할 수 있을 것이다.

『方輿輗』本方條에는,

불면증이 있는 사람이 밤새 한 숨도 잠을 이루지 못하기 5~6일에 이르게 되면 반드시 狂을 發하게 되다. 가공할 일이다. 빨리 이 方을 복용해야 한다. 蜀漆은 心腹의 邪積을 제거한다.

東洞 옹은 本方에 대하여 定義하여 말하기를, 桂枝去芍藥湯證으로서 胸腹의 動氣가 劇한 사람을 다스린다.

我說. 和田 씨는 本方을 火邪의 측면에서, 有持 씨는 驚狂의 方面에서, 東洞 옹은 腹證面에서 설명한 것인데, 本方은 東洞 옹의 說을 主로 하고, 다른 두 분의 말을 副로 하여 써야 한다.

1) 桂枝去芍藥加蜀漆龍骨牡蠣湯方

桂枝・生薑・大棗・蜀漆 各 5.5
甘草 3.5
牡蠣 9.0
龍骨 7.0

이것을 細剉하여 물 너 合을 한 合으로 달여서 찌꺼기를 버리고 하루에 세 번으로 나누어서 溫服한다.

20. 桂枝甘草龍骨牡蠣湯에 관한 師論 註釋

> 火逆이나, 이를 下하거나, 燒鍼으로 인하여 煩躁한 사람은 桂枝甘草龍骨·牡蠣湯으로 다스린다.
>
> (火逆, 下之, 因燒鍼煩躁者, 桂枝甘草龍骨·牡蠣湯主之－『傷寒論』)

(註) 和久田 씨의 말.

이 證은 3逆2因으로 보아야 할 것으로 생각한다. '火逆'이 하나, "이를 下하고"가 하나, '燒鍼'이 하나, 그래서 도합 3逆이다. 그리고 "이를 下하고"와 "燒鍼으로 인하여"가 2因이다. '煩躁'라는 두 字는 위의 2因을 이어 받은 접속의 句法으로 보아야 한다. 火逆은 '例'에 이르되, "맥이 浮하면 汗으로 解하는 것이 좋다. 火를 사용하여 灸하게 되면 邪가 따라 나오지 않고 火로 인하여 盛하게 되고, 병이 腰部 以下에서 반드시 重하고 痺하게 된다. 이것을 '火逆'이라 한다" 한 것이 바로 이것이다. 火逆은 마땅히 表를 和해서 救해야 할 것인데 오히려 이를 下해서 煩躁를 發하는 것이다.

燒鍼 역시 發汗의 正法이 아니다. 그러므로 역시 煩躁를 發한다. 이것은 2因이 공히 하나의 煩躁를 일으키는 것이고, 桂甘으로써 表를 和하고 急을 緩和하며 龍骨·牡蠣로서 驚狂의 動氣를 진정시켜서 煩躁가 저절로 낫는다는 뜻이다.

東洞 옹은, "胸腹에 動氣가 있고 急迫한 사람을 다스린다." 하였지만, 桂枝甘草湯證으로서 胸腹動氣가 있는 사람을 다스리는 것으로 보는 것이 마땅하다.

1) 桂枝甘草龍骨牡蠣湯方

桂枝 14.5

甘草・龍骨・牡蠣 各 7.0

이것을 細剉하여 물 두 合을 한 合으로 달여 찌꺼기를 버리고 하루 세 번으로 나누어 溫服한다.

2) 蜀漆의 醫治効用

『本草備要』에,

常 山

辛苦寒, 有毒. 능히 吐를 引하고 水를 流通시키며 老痰積飮을 제거시킨다. 諸瘧을 專治한다. 그렇지만, 悍暴하여 능히 眞氣를 손상시킨다. 약한 자에게는 쓰기를 삼가야 한다. −중략− 苗를 '蜀漆'이라 이름한다. 효용은 대략 같다.

『續藥徵』에 이르기를,

蜀 漆

胸腹 및 臍下의 動氣가 劇한 사람을 主治한다. 한편, 驚狂・火逆・학질도 兼治한다.

이들 說에 의하건대, 本藥은 胸腹臍下의 動悸가 劇한 사람을 主治하며, 驚狂・火逆을 兼治하고, 살충살균성을 가지고 있지만, 독성이 있으므로 경솔하게 써서는 안 될 것 같다.

3) 牡蠣의 醫治効用

本藥에는 다량의 탄산칼슘이 함유되어 있으므로 제산작용이 있음은 분명하지만, 한방에서는 이 목적 이외에도 많이 쓰고 있으므로 다음에 상술하기로 한다.

『藥徵』에,

牡 蠣

胸腹의 動을 主治한다. 한편, 驚狂・煩躁도 다스린다.

牡蠣・黃連・龍骨은 다같이 煩躁 다스리되 각기 主治하는 바가 있다. 膻中[1)]은 黃連이

主治하는 곳이고, 臍下는 龍骨이 主治하는 곳이고, 부위가 일정하지 않고 胸腹이 煩躁하는 것은 牡蠣가 主治하는 바이다.

『氣血水藥徵』에는,

外行의 血이 下陷을 甚히 하면 驚을 일으키고 躁를 일으킨다. 심하지 않은 사람은, 寒이 많고 煩하며, 아직 驚躁를 일으키지 않는다. 이것은 血이 下陷한 징후이다.

下陷한 血氣가 胸心으로부터 動氣를 일으키는 症은 牡蠣가 主治한다.

『蕉窓雜話』에는,

－상략－ 牡蠣는 능히 水를 下하므로, 오래 축적된 寒水를 水道로 하달시킨다. 그리하여 비로소 胃 속을 循行하여 吐水腹痛 등의 증상을 면하게 하는 것이다.

蛇含石·鐵粉·辰砂·禹餘糧·牡蠣 등 어느 것이나 모두 鎭墜하여 水氣를 通利하는 것이지만, 각기 그 적용되는 바가 있어서 조금씩 相違가 있다. 그러나 세밀한 점에까지 논할 수 없으므로, 趣意를 가지고 추리해 보아야 한다. 전체적으로는 어느 것이나 氣를 鎭墜하므로 水氣도 鎭墜하고, 水氣를 鎭墜하므로 氣도 鎭墜하게 되는 이치이다. 그런데 양자가 합쳐진 것이므로 어느 쪽에서 보든 마찬가지로 氣도 鎭墜하고 水氣도 鎭墜하는 성능이 있다.

『餐英館治療雜話』에는,

각설, 世醫는 牡蠣가 汗을 멎게 하고 遺精을 固澁하는 것임은 알고 있지만 心下의 氣痛을 제거하고 疝癥積塊를 消去하는 것임을 모른다. 모두 『本草』를 읽지 않은 폐단이다. 『丹溪心法』에는 心脾氣痛에 牡蠣一味를 술에 타서 복용하는 方이 있다. 또, 好古는 말하기를 "牡蠣는 足少陽에 들어가 軟堅之劑가 된다" 하였고, 그밖에 『本草』에서는 疝癥積聚를 專治하는 것을 擧示하고 있다. －중략－ 하여간, 心胸嘈雜과 心下氣痛은 牡蠣가 妙治하는 바이다.

反胃症이 일어났으나 아직 크게 衰하지 않은 사람도 역시 이 方[2]에 牡蠣를 加함이 좋다. 呑酸嘈雜嘔吐가 목적이다.[3] 心胸에 刺痛이 있으면 더욱 좋다. 牡蠣가 氣滯症을 다스리

1) '膻中'은 心臟部.

2) '이 方'이란 後世派의 順氣和中湯을 말한다.

3) 牡蠣는 능히 呑酸嘈雜을 다스리지만, 어떠한 종류의 呑酸嘈雜이든 다 다스린다는 것은 아니다. 단지

는 것은 『本草』에 소상히 나와 있다. 牡蠣가 呑酸嘈囃을 다스리는 것에 대해서는 蘭醫의 明說이 있다. 그 說은 다음과 같다. "白酒가 부패한 것에는 石灰를 加하면 맛이 다시 좋아진다. 사람이 마신 水飮이 心胸間에 留滯하여 오래 되면 부패되어 酸水가 된다. 그러므로 石灰類인 牡蠣를 써서 呑酸嘈囃을 다스린다. 이것은 당연한 이치이다"4)라고 하였다. 간단명료한 설명이 아닌가. 근래에 氣에서 發하는 병을 앓는 사람이 많다. 順氣豁痰의 劑에 牡蠣를 加하는 法을 연구해야겠다.

『本草備要』에는,

牡 蠣

腸을 澁하고 水를 補하며 堅한 것을 軟하게 한다. 鹹한 것은 堅한 것을 軟하게 하고, 痰을 化하며, 瘰癧·결핵·老血瘕疝을 消去하고, 澁은 脫을 수렴하여 遺精崩帶를 다스린다. 嗽를 멎게 하고, 땀을 거두며 大小腸을 固하게 한다. 微寒하여 熱을 淸하게 하며 水를 補한다.

이상의 諸說은 어느 것이나 불가한 것이 아니지만, 혹은 불비되었고 혹은 편벽되었고, 혹은 지엽에 치우친 논설들이니 모두 완벽하다 하기 어렵다. 왜냐하면, 本藥은 胸腹의 動氣를 주목적으로 하고 驚狂·煩躁를 부목적으로 하여 써야 하는 것임은 東洞 옹의 說과 같지만, 이런 證이 있는데도 써서는 안 될 경우가 있으며, "血이 下陷 云云" 즉, 혈액이 體內部에 집중되어 體表로 순환되지 않은 데 기인한 驚狂·煩躁 또는 "寒이 많고 煩하되 아직 躁驚을 일으키지 않은 것"에 本藥을 써야 하는 것은 南涯 씨의 말과 같지만, 이 說을 本藥 응용상 항구불변한 법칙으로 보기는 어렵고, 이밖의 諸說도 참고할 만한 가치가 없지는 않지만 역시 본약 응용상의 주목적으로 하기는 어렵기 때문이다.

나의 실제 경험에 의하면, 牡蠣를 처방해야 할 환자는 선천적으로 또는 誤治 등으로 인하여 신체가 허약하고 복부가 미약해졌으되 아직 陰證으로 빠지지 않은 것이다. 그러므로 本藥은 이런 체질과 胸腹動을 주목적으로 하고, 驚狂·煩躁·환각·불면 등의 신경증상 및 위의 諸家의 所說을 부목적으로 하여 써야 하는 것이다.

本藥의 작용은 茯苓과 매우 비슷하지만 이들 사이에는 차이가 있다. 즉. 茯苓證의 悸는

牡蠣의 證이면서 그러한 증상을 보이는 것을 다스린다는 데 불과하다.

4) 위산과다증에 알칼리劑를 처방하는 것은 明說인 것처럼 보일지 모르나 실은 明說이다.

손에 반응하는 바가 적지만 本藥證의 動은 손에 반응하는 바가 크고, 茯苓證에는 근육경련이 있지만 本藥證에는 이런 증상이 없다. 또, 茯苓證에는 갈증이 없지만 本藥證에는 이런 증상이 있다. 그리고 本藥의 작용은 黃連과 비슷하지만 黃連은 實證이고 본약은 虛證이며, 黃連에는 熱狀이 있고 뇌충혈의 징후인 안면홍조가 있지만 本藥에는 그런 증상이 없다.

4) 龍骨의 醫治効用

『本草備要』에,

龍 骨

-상략- 甘澁. -중략- 능히 浮越한 正氣를 수렴한다. 腸을 澁하고 腎을 益하며 혼을 안정시키고 驚을 진정시키며, -중략- 驚癎·瘧痢·吐衄崩帶·遺精脫肛을 다스리고, 大小腸을 다스리며, 精을 固密하게 하고 땀을 멎게 한다. 喘을 진정시키고 瘡을 거둔다. 모두 澁한 것이 脫을 멎게 한다는 뜻이다.

『藥徵』에는,

龍 骨

臍下의 動氣를 主治한다. 한편 煩驚·失精도 다스린다.

이 兩說에 의하면 本藥은 일종의 收斂藥이므로 衰脫의 징후와 臍下의 動氣를 주목적으로 하고, 煩驚·失精 등을 부목적으로 하여 써야 하는 것인 듯하다.

21. 小建中湯에 관한 師論 註釋[1)]

傷寒, 陽脈이 澁하고 陰脈이 弦하면 당연히 腹中이 急痛할 것이니, 먼저 小建中湯을 쓰고 차도가 없는 사람은 小柴胡湯으로 다스린다.

(傷寒, 陽脈澁, 陰脈弦. 法當腹中急痛者 先與小建中湯. 不差者, 與小柴胡湯主之－『傷寒論』)

(註) 汪씨의 말.

이 條는 少陽病에 겸하여 裏虛를 挾한 證이다. 傷寒의 脈弦은, 弦이 원래 少陽의 脈이니 小柴胡湯을 쓰는 것이 좋다. 여기서는 단지 陰脈만이 弦하고 陽脈은 澁하다. 이 '陰陽'은 浮沈을 말한다. 脈을 浮按하면 澁하여 流利하지 않고, 沈按하면 역시 弦하여 和緩하지 않는다. '澁'은 氣血이 虛少함을 主管한다. 그리고 '弦'은 통증을 主管한다.

"腹中이 急痛하는 사람은 먼저 小建中湯을 쓰고" 한 것은, 中을 따뜻하게 하고 虛를 補하며 통증을 완화하고 겸하여 邪를 散하기 때문이다. 먼저 溫補하고, 그래도 弦脈이 제거되지 않고 통증이 멎지 않는 것은 차도가 없는 것으로 본다. 이것은 少陽經에 留邪가 있는 것으로 본다. 小柴胡湯을 쓰되 黃芩을 버리고 芍藥을 加하여 이 증상을 和解한다. 대개 腹中痛도 역시 柴胡證 가운데 하나이다. 나는, 먼저 補하고 나중에 解하는 것은 仲景의 신묘한 治法이라고 생각한다.

我說. 小柴胡湯의 黃芩을 버리는 것은 仲景의 法則을 어기는 것이고, 芍藥을 加하는 것은 蛇足이다. 그러나 芍藥證이 반드시 있음을 알고 이것을 加한 것은 나무랄 수 없는 것

1) 여기에서부터 이하 八味丸에 이르기까지의 諸方은 太陽篇에 列하지 않아야 할 것이 많다. 그럼에도 불구하고 이것들을 太陽篇에 게재한 것은 그 가운데 몇몇은 桂枝湯과 다소의 관계가 있기 때문이고, 그 나머지는 설명의 편의상 어쩔 수 없이 나온 것이다. 독자의 양해를 바란다.

이다.

錫씨의 말.

먼저 小建中湯을 쓴 것은, 곧 柴胡를 쓴다는 뜻이고, 小建中湯이 효험을 보지 못한 것이므로 柴胡를 쓰는 것이 아니다.

柯씨의 말.

仲景은 一證에 兩方을 쓴 경우가 있다. 麻黃을 써서 汗解하고 半日만에 다시 煩한 데 대하여 桂枝를 써서 汗하는 것과 同法이다. 그렇지만, 設法禦病하는 것이지 필연적인 것은 아니다. 先麻黃 後桂枝는 外에서 內로 가는 法이고, 先建中 後柴胡는 內에서 外로 가는 法이다.

> 傷寒, 2, 3日에 心中이 悸하고 煩한 사람은 小建中湯으로 다스린다.
>
> (傷寒 二三日, 心中悸煩者, 小建中湯主之－『傷寒論』)

(註)『方輿輗』에,

傷寒, 裏虛할 때는 悸하고, 邪가 擾할 때는 煩한다. 그러므로 初發 2~3日에라도 이 증상이 있으면 그 邪를 攻해서는 안 된다. 다만, 小建中湯을 써서 中氣를 溫養할 뿐. 中氣가 建하면 邪가 저절로 풀린다. 곧바로 解하지 않더라도 發表攻裏의 機가 역시 여기에서 나는 것이다. 이것이 仲景의 禦變之法이다.

疝氣·癥瘕 등의 證에도 왕왕 이 법으로 다스림이 좋은 경우가 있다.

> 虛勞·裏急·悸衄·腹中痛이 있고 꿈에 失精을 하며, 사지가 痠痛하고, 수족이 煩熱하며 咽乾口燥하는 症은 小建中湯으로 다스린다.
>
> (虛勞, 裏急, 悸衄, 腹中痛, 夢失精, 四肢痠痛, 手足煩熱, 咽乾口燥, 小建中湯主之－『金匱要略』)

(註) 和久田 씨의 말.

'虛勞'는 병명이다. 그렇지만, 古人이 이름을 붙일 때, 이름을 證에서 取하지 않은 것은 하나도 없다. '虛'는 場所가 있으되 속에 물체가 없는 것을 말한다. 皮와 骨은 장소이고 거기에 들어차(實)야 할 것은 血肉精液이다. 이제 정액이 肌肉을 潤하지 않고, 血도 역시 流動하는 勢가 적고, 肉은 야위고 筋은 弱해져서 안색이 창백하고 다만 피골만 남아 그 속에 들어차야 할 물체가 없으므로 이름을 '虛'라 한 것이다.

'證'에 이르되, "남자가 면색이 薄한 것은 渴과 亡血의 主管이다. 갑자기 喘悸하고 脈浮한 사람은 裏虛다" 한 것이 바로 이것이다. '亡'도 역시, 있어야 할 것이 없어진 것이다. '勞'는 疲다. 血이 그 肉을 養營하게 하지 않고 精이 그 骨을 지키지 않으면, 虛熱이 골수에 들어가 手足心이 熱하고 사지가 나른하고 아프며, 꿈에 遺精하고 수족이 깎아 놓은 것처럼 야위어져서 遠行할 수가 없다. '勞'라 명명하는 所以가 이것이다.

'裏急'의 '裏'는 곧 '表裏'의 '裏'다. 피부 속의 筋脈이라는 뜻이다. '悸'는 곧 心中悸다. '衄'은 鼻血이다. 이것은 衝逆으로 因한 것이다. 腹中痛은 裏急에 기인한다. 夢中에 失精하는 것은 夢像이다. '精'은 靜하게 있으면서 內를 지키는 것이다. 이제 內가 虛하여 지키지 못하므로 꿈에 失精을 하는 것이다. 下焦가 虛한 것이다. '수족이 煩熱'한 것은, 手足心에서 發熱한 것이다. '痠痛'은 痠楚疼痛이다. '咽乾口燥'는 血氣가 衝逆하고 虛熱이 있는 징후다. '口舌乾燥'와는 다르다. '口舌乾燥'라 하면, 胃 속의 實熱에 기인한 징후를 말한다. 그러므로 '舌' 字를 빼고 '咽乾口燥'라 하는 것이다. 이것은 모두 虛熱의 징후이다.

『類聚方廣義』 本方條에는,

'虛勞裏急' 운운하는 이런 증상에 나는 매양 黃耆建中湯을 쓴다. 그 효험은 小建中湯보다 낫다. 修學者는 이를 시험해 볼 일이다.

我說. 이 說은 옳은 것 같다.

남자가 發黃하고 小便自利한 것은 마땅히 虛勞小建中湯을 써야 한다.

(男子黃, 小便自利者, 當與虛勞小建中湯－『金匱要略』)

(註) '黃'은 '黃疸'인데, 黃疸의 小便自利만으로 本方을 써야 한다는 것은 仲景의 말투가 아닌 것 같다. 아마도 本方證에 있어서의 前提를 생략한 것인 듯하다.

『類聚方廣義』 本方條에는,

『金匱要略』 黃疸篇에 이르되, "남자가 發黃하고 小便自利한 데는 虛勞小建中湯을 써야 한다(男子黃, 小便自利者, 黨與虛勞小建中湯)" 하였다. 생각하건대, 小便自利와 小便下利는 정상을 잃은 점에서는 마찬가지다. 桂枝加黃耆湯證에 이르되, "黃汗 云云 小便自利한다" 하였다. 이것으로 미루어 보아 '虛勞小建中湯'은 '黃耆建中湯'을 말하는 것이 아닌지 모르겠다. 또 생각하건대, 仲景이 黃耆建中湯證에서 이르되, "虛勞 云云 소변이 많다" 하였고 『必効方』의 黃耆建中湯證에서는 "소변이 數하다" 하였다. '많다'고 하고, '數하다'고 한 것은 역시 정상을 잃은 것이므로 징후로 보기에 족하다. 그러므로 나는 黃耆建中湯을 쓰는 것이다.

我說. 이 說이 옳은 것 같다.

> 부인이 腹中痛하는 것은 小建中湯으로 다스린다.
>
> (婦人腹中痛, 小建中湯主之－『金匱要略』)

(註) 本條도 역시 前條와 마찬가지의 의심이 든다. '남자' '부인'이라는 문자에 구애될 것이 없다.

1) 小建中湯方

桂枝・生薑・大棗 各 5.5
甘草 3.5
芍藥 11.0
膠飴[2] 12刃

2) '膠飴'는 精製되지 않은 赤飴이다.

이것을 細剉하여 물 2合 반을 한 合으로 달여서 찌꺼기는 버리고 膠飴를 加하여서 녹여 가지고 하루 세 번으로 나누어 溫服한다.

2) 茯苓建中湯方

小建中湯 속에 茯苓 5.5를 加한다.
煎法 · 용법은 前과 같음.

主治. 小建中湯으로서 茯苓의 證이 있는 사람을 다스린다.

3) 先輩의 論說 · 治驗

『醫方集解』에,

昂按하건대 이 湯은 飴糖[3]을 君藥으로 한다. 그러므로 '桂枝芍藥湯'이라 하지 않고 '建中湯'이라 한 것이다.
오늘날 사람들이 小建中湯을 쓸 때 飴糖을 쓰지 않는 것은 仲景의 遺意를 失한 것이다.

『蘇沈良方』 本方條에는,

이 약은 복통을 다스리는 데 있어서 신효하다. 그런데 복통에는 輕按하면 통증이 있고, 重按하면 도리어 통증이 훨씬 덜한 것이 있는데, 이것은 단지 氣痛이고, 重按하면 더욱 통증이 더하여 단단해지는 것이 있는데, 이것은 틀림없이 積이 있다. 氣痛은 下해서는 안 된다. 이것을 下하면 점점 심해진다. 이것은 虛寒證이다. 이 약은 전적으로 腹中虛寒을 다스리고 血을 보하며 복통을 다스린다. ―하략―

我說. 그러나 복통으로서 "輕按하면 통증이 있고, 重按하면 도리어 痛症이 훨씬 덜한 것이 있는데, 이것은 단지 氣痛이고, 重按하면 더 통증이 심하여 단단해지는 것이 있는데, 이것은 틀림없이 積이 있다. 氣痛은 下해서는 안 된다. 이것을 下하면 점점 심해진다"라는 章句는, 本方證의 복통과 實證의 복통과의 감별법을 說한 것인데, 이것은 일반 허증과 實證 사이의 판별법으로 봐야 한다. 그리고 이 說은 『金匱』에 나온 "병자가 腹滿하되, 만져

---

3) '飴糖'은 '膠飴'의 별명.

도 통증이 없는 것을 '虛'로 보고, 통증이 있는 것을 '實'로 본다"(病者腹滿按之不痛者爲虛, 痛者爲實)라는 말에 기초한 것으로서 잘 이것을 확충한 것이다.

『證治準繩』本方條에는,

痢를 다스린다. 赤·白·久·新을 가리지 않고, 다만 腹中에 大痛이 있는 사람이면 신효가 있다. 환자의 脈이 弦急 또는 濇浮大하고 按하면 空虛하고, 혹은 輕按해도 모두 無力한 것이 바로 이것이다.

『張氏醫通』에는,

形寒[4]·飮冷[5]의 咳嗽腹痛으로서 脈弦을 겸한 사람은 小建中湯에 桔梗을 加하여 肺氣의 陷을 提한다.[6]

東洞 옹은 本方에 대하여 定義하여 말하기를,

小建中湯. 裏急·腹皮拘急[7] 및 急痛하는 사람을 다스린다.

생각하건대, 응당 腹中拘急의 證이 있어야 한다. 그 方은 芍藥甘草湯과 類하다.

我說. 그 方은 桂枝加芍藥湯과 類하다고 해야 할 것이다.

淺田 씨의 말.

이 方은 中氣가 虛하여 腹中이 땅기고 통증이 있는 것을 다스린다. 모든 古方書에서 '中'이라 하는 것은 '脾胃'를 말하고, '建中'이라 하는 것은 "脾胃를 建立한다"는 뜻이다. 이 方은 -중략- 오직 血이 乾하여 갑자기 腹皮가 拘急하는 것이며, 強按하면 底部에 힘이 없어서 비유하자면 琴糸를 위로부터 만지는 것과 같다. 積聚腹痛 등의 증상에서도 建中湯은 血을 潤하고 急迫을 완화한다는 趣意를 생각하고 써야 한다. 복부 전체가 無力하고 凝滯가 있는 사람은 이 湯으로 효험을 본다.

---

4) '形寒'은 寒狀이 있는 것.

5) '飮冷'은 寒冷의 水毒이 있는 것.

6) "肺氣의 陷을 提한다"란, 肺氣가 萎靡된 것을 振起시킨다는 뜻.

7) 腹皮가 아니라 복근이 攣急한 것이다.

『建珠錄』에는,

京師 四條街의 商人 三井 某의 家僕 三四郎이란 사람이, 四肢가 懶惰하고 때때로 心腹이 切痛하여 居常鬱鬱하며 志氣가 편안하지 못했다. 諸治가 무효험이었다. 어떤 의사가 선생에게 異能이 있으니 선생에게 치료를 받으라고 권했다. 商人이 말하되, "본시 선생의 이름을 들은 바 있지만 古方家는 峻藥을 많이 씁니다. 그래서 두려워서 아직 청하지 않은 것일 뿐입니다" 하였다. 그 의사가 다시 타이르되, 그것이 무해한 것임을 보장하였다. 마침내 선생을 맞이하여 진찰하게 되었다. 腹皮가 攣急하여 만져도 풀리지 않았다. 즉시 建中湯을 지어서 복용시켰다. 그날 밤 胸腹이 煩悶하고 吐下가 물을 쏟는 듯하였다. 商人이 크게 놀라 그 의사를 나무랐다. 의사가 말하기를, "東洞이 쓴 것은 峻劑가 아니오. 疾이 適時發動한 것일 뿐이오" 하였다.

商人이 尙今 의심스러워 하면서 다시 선생을 불렀다. 다시는 더 복용하지 않으려 하였다. 선생이 말하되 "내가 처방한 것은 吐下劑가 아닙니다. 그렇지만, 이와 같이 吐下가 심한 것은 대개 그 병독의 勢가 이미 敗하여 潛伏할 곳이 없으므로 저절로 潰遁하는 것일 뿐입니다. 더 이를 攻하는 것이 좋습니다" 하였다. 商人이 그 말을 따랐다. 선생은 곧 돌아왔다. 다음날 아침 일찍 환자가 몸소 찾아와서 뵙고 말하기를 "吐下한 다음 諸症이 脫然하여 平日과 같습니다" 하였다.

我說. 이것은 약이 瞑眩하여 卽治한 것이다.

『生生堂治驗』에는,

어떤 남자가 오랫동안 두통을 앓아서, 일어서면 暈倒하였다. 의사가 보고 매독이라 하고 芎黃湯 및 輕粉巴豆類를 써서 數百日間이나 이를 攻하였다. 선생이 진찰한즉, 心下에서 小腹에 이르기까지 拘攣하여 새끼줄로 졸라매는 것 같았다. 이내 小建中湯 百餘 貼을 써서 치유하였다.

我說. 心下에서 小腹에 이르기까지 拘攣하여 새끼줄로 졸라매는 것 같음은 腹直筋의 攣急이다.

『方機』에는,

心悸 또는 肉瞤筋惕, 또는 頭眩하는 사람(應鍾), 心悸가 심한 사람(解毒[8])은 茯苓建中湯으로 다스린다.

我說. 이 方은『方機』에 揭載된 것이 효시이므로 아마도 東洞 옹의 創方인 듯하다.

『生生堂醫譚』에는,

江州 山田村의 농부 藤左衛門이란 사람이 나이는 30세쯤인데, 면색이 흙빛이며, 短息하고, 腹中에 물체가 있어서 때때로 心部를 衝하였다. 여러 의사들이 奔豚으로 보고 치료하였으나 효험이 없었다. 이런 일이 3년이나 되자 농사가 전폐되었다. 나에게 치료를 청하였다. 나는 茯苓建中湯을 써서 痧를 放하였다. 그랬더니 피가 쏟아지는 것처럼 나오고나서 衝心이 단연 不起하였고 諸證이 따라서 물러갔다.

我說. 이 증상에는 이 方에다 桂枝茯苓丸을 合用해야 할 듯하다.

8) '解毒'은 '黃連解毒散'이고, 나의 '解毒散'과 同方이다.

22. 黃耆建中湯에 관한 師論 註釋

> 虛勞, 裏急, 諸不足은 黃耆建中湯으로 다스린다.
>
> (虛勞裏急諸不足, 黃耆建中湯主之－『金匱要略』)

(註) 和久田 씨의 말.

'諸不足'이란 氣血이 共히 충족되지 않은 것을 말한다. 생각하건대, 黃耆는 正氣를 肌表에 펴고 진액을 순행시키는 효능이 있고, 肌表의 諸不足은 피부가 乾하여 潤해지지 않고 衛氣가 腠理를 固密하지 않기 때문에 津液이 새어나가 盜汗·自汗이 되어 消失된 것이다.

黃耆가 正氣를 펴고 津液을 循行시키며 腠理를 固密하게 되면, 瘀水는 저절로 순환해 내려서 소변으로 通利되고 肌膚는 滑하고 윤택하게 된다. 무릇, 黃耆는 自汗·盜汗을 다스린다 하지만, 모두 正氣의 부족에 기인한 것이므로 이것을 主能으로 해서는 안 된다. 내가 黃耆를 쓰는 데는 汗의 有無를 반드시 따지지는 않고, 다만 肌表에 正氣가 결핍된 경우면 모두 對象으로 삼는데, 잘못된 사례가 없었다.

『勿誤藥室方函口訣』本方條에는,

이 方은 小建中湯의 中氣不足·腹裏拘急을 主로 하고 諸虛不足을 帶한다. 그러므로 黃耆를 加하는 것이다. 仲景의 黃耆는 대체로 托表·止汗·祛水의 용도에 쓰인다. 이 方도 外體의 不足을 목적으로 하는 것으로 알아야 한다. 이 方은 虛勞症으로 腹皮가 背에 貼하고 熱이 없으며 咳하는 사람에게 쓴다 하지만, 미열이 있는 사람에게도 쓰고 땀이 나는 사람, 땀이 없는 사람 모두에게도 쓸 수 있다.

1) 黃耆建中湯方

小建中湯 속에 黃耆 5.5를 加한다.

煎法 · 용법은 前과 같음.

2) 선배의 治驗

『續建珠錄』에,

어떤 남자가 오랫동안 咳를 앓았다. 일찍이 토혈한 일이 있는데, 그 후 기력이 크게 쇠하여 短期息迫 · 胸中悸煩 · 腹肌攣急하여 左臥할 수가 없었다. 취침을 하면 땀이 났고, 下利가 하루에 한두 번이었으며, 目上 · 足跗에 微腫이 생겼다. 咳가 멎지 않고 음식이 조금 減해졌고 羸瘦가 더욱 심해졌다. 곧, 黃耆建中湯을 썼다. 盜汗이 멎고 攣急이 점차 완화되어 左臥할 수 있게 되었으며, 下利도 하지 않고, 微腫이 散하였고, 咳는 여전하였다. 다시 解毒散을 겸용하고 하루가 지나자 諸症이 모두 나았다.

23. 當歸建中湯에 관한 師論 註釋

千金內補當歸建中湯은, 부인이 산후에 虛羸不足하고 복부가 찌르는 듯 아르여 멎지 않고 吸吸하게 少氣하거나 小腹이 拘急하여 괴로워하고, 통증이 腰背에 引하여 식음을 취할 수 없는 것을 다스린다. 산후 한 달, 하루에 4~5劑를 得함이 좋다고 본다. 사람으로 하여금 强壯하게 한다.

(千金內補當歸建中湯, 治婦人産後虛羸不足, 腹中刺痛不止, 吸吸少氣 或小腹拘急, 痛引腰背, 不能飮食. 産後一月, 日得服四五劑爲善, 令人强壯宜 -『金匱要略』)

(註) '吸吸'은 吸氣性 呼吸困難이고, '少氣'는 極度의 淺表性 呼吸이다.

1) 當歸建中湯方

當歸 7.0
芍枝・生薑・大棗 各 5.5
甘藥 11.0
甘草 3.5

前法・용법은 前과 같음.

만약 大虛하면 飴糖 六兩을 加하되, 湯이 되면 넣고, 불 위에서 데워 飴로 하여금 消하게 한다. 만약, 去血이 과다하고 崩像內衄이 멎지 않으면, 地黃 6兩과 阿膠 2兩을 加하여 八味를 합용하되 湯이 되면 阿膠를 넣는다. 만약 當歸가 없으면 芎窮으로 대용하고, 生薑이 없으면 乾薑으로 대용한다.

2) 腹 證

本方은 桂枝加芍藥湯이나 小建中湯에다 貧血性 瘀血을 다스리는 當歸를 加한 것이므로, 腹證上으로도 역시 마찬가지로 腹直筋이 攣急하지만 左側이 특히 심하고, 臍下部(특히 左腸骨窩部)에 연약한 瘀血 덩어리가 있으며 일반적으로 빈혈이고 虛狀을 나타낸다.

3) 선배의 治驗

『漫游雜記』에,

어떤 부인이 있었다. 經水가 50여세에 이르도록 끊어지지 않고, 매월 14, 5일이면 經度가 있는데 하혈량이 平人의 3배나 되었다. 면목은 黎黑하고 肌膚는 甲錯하였고 眩暈을 하루 四, 五 차례나 發하여 얼마 걷지를 못하였으며 밤새도록 잠을 이루지 못하였고, 신음소리가 四隣에 들렸다. 그 脈은 沈細하였고 그 腹은 空脹하였고, 心下, 肚腹[1]에 각각 1塊가 있었는데, 단단하기가 돌과 같았다. 案컨대, 敗血[2]이 凝結하여 선혈[3]을 震蕩한 것이다.

내가 一診하고 이르되, "腹力이 虛竭합니다. 積塊를 攻하면 안 되고, 滋潤의 方을 쓴 다음 그 動靜을 볼 따름입니다" 하였다. 그 집에 두 아들이 있었는데 간청하여 마지않았다. 곧, 當歸建中湯을 지어 하루에 두 貼씩 50여일을 복용시키니 다른 이상 없이 眩暈만 약간 덜해진 것을 느끼게 되었다. 또, 수일만에 환자의 左足에 毒腫이 發하였고[4] 하루 3~5次나 暴熱이 來去하였다.

家人이 놀라서 다른 의사를 청하였다. 다른 의사가 진찰하고나서 氣疾[5]로 보고 三黃湯[6]을 이틀쯤 쓰니 眩暈이 크게 發하며 卒厥[7]하였고 빈사상태에 빠졌다.

이렇게 되자 황급히 나를 다시 청하였다. 나는 "병을 攻하면 안 됩니다. 攻하였기 때문에 이런 변고가 생긴 것입니다. 이 사람의 이 병은 當歸建中湯을 빼놓고는 달리 한 方도

---

1) '肚腹'은 '腹'.
2) '敗血'은 瘀血.
3) '鮮血'은 생리적 혈액.
4) '左足에 毒腫을 發'한 것은, 適治에 의하여 瘀血이 內 및 裏에서 表로 發한 것이다.
5) '氣疾'은 신경질환이란 뜻.
6) '三黃湯'은 瀉心湯.
7) '卒厥'은 인사불성하고 사지가 냉각되는 것이다.

쓸 만한 것이 없습니다. 建中湯을 수백 일 복용시키면 몸에 滋潤이 도는 것을 느끼게 됩니다. 그러면 서서히 艾炷[8]해야 합니다"라고 말하였다.

그리고는 다시 建中湯을 지어서 복용시키기 半年만에 眩暈이 發하지 않게 되고, 하루 수백 보를 걸을 수 있고, 하혈량이 전보다 덜했다. 이 때부터 脊際에 施灸하기 하루 3~4穴, 점차 증가시켜서 5~6穴에 이르고 무려 37穴을 매일 輪次的으로 施灸하되 끝나면 建中湯을 썼다.

1년쯤 되자 하혈량이 반감하였고 面目肌膚에 진액이 양생되었다. 또 1년이 되자 걸어서 山河를 넘고 건너서 筑後의 善導寺에 參詣하게 되었다.

『續建珠錄』에는,

어떤 老婦가 10여년이나 脚足이 疼痛하였는데,[9] 마침내 攣急하여 痿躄[10]이 되어서 身體가 羸瘦하고 腹中이 拘攣하며[11] 胸部가 張하여 龜背와 같았으며 仰臥하되 轉側할 수가 없었다. 단지 음식만은 平常과 같았으므로 기력은 衰하지 않았다. 선생이 當歸建中湯 및 消塊丸[12]을 투약하였다. 한 달이 지나자 보행을 할 수 있게 되었다.

『成蹟錄』에는,

어떤 남자가 나이는 20여세인데, 腰脚이 攣急微痛하고 上衝耳鳴하였는데, 해를 넘기도록 낫지 않았다.

선생은 當歸建中湯을 쓰고, 겸하여 應鍾散을 썼다. 그리하여 나았다.

4) 歸耆建中湯方

黃耆建中湯 속에 當歸 7.0을 加한다.

前法·용법은 前과 같음.

---

8) '艾炷'는 灸治.

9) 이 脚足疼痛은 左側인 듯하다.

10) '痿癖'은 '痿躄'과 마찬가지로 下肢의 운동불능이다.

11) 이 腹中拘攣은 腹直筋 특히 左側이 攣急한 것인 듯하다.

12) 消塊丸은 大黃·芒硝의 丸劑이다.

(註) 本方은 華岡青州 씨의 創方이지만, 실제는 仲景의 黃耆建中湯과 當歸建中湯 兩方을 合方한 것이다. 씨가 이것을 외과적 질환에 사용하였음이 그의 저서에 散見되는 바이지만, 그 어느 것이나 단편적인 것이므로 여기에 集錄하지 않기로 한다.

5) 선배의 論說

『類聚方廣義』 黃耆建中湯條에,

이 方에 當歸를 加하여 '歸耆建中湯'이라 命名하고, 諸瘍이 膿潰 후 오래도록 낫지 않고 虛羸煩熱·自汗盜汗하며 稀膿이 멎지 않고 新肉이 生長하지 않는 것을 다스린다. 만약, 惡寒下利하고 四肢가 冷한 사람이라면 다시 附子를 加한다. 또, 痘瘡이 담백하고 灌膿이 안 될 때, 그리고 灌膿이 될 때 平塌灰白[13]하거나 內陷外剝하고 下利微冷하며 聲啞脈微한 사람을 다스린다. 伯州散을 겸용한다.

『勿誤藥室方函口訣』 本方條에는,

이 方은 青州의 創意인데 瘡瘍에 사용되는 것이지만 虛勞의 盜汗自汗症에 써도 좋다.

6) 黃耆 및 建中劑는 폐결핵에 응용하면 안 된다

나는 왕년에 桂枝加黃耆湯 以下의 師論 및 이들 諸方에 관한 諸家의 학설을 오인해 가지고 黃耆 및 建中劑를 폐결핵에 사용했다가 실패한 일이 있다. 당시는 학문이 아직 깊지 못하여서 그 이유를 몰랐지만, 후에 『蘭台軌範』 등의 서책을 읽고나서 비로소 깨닫게 되었다. 후세에 혹시 나의 전철을 밟는 사람이 있지나 않을까 하여 이들 諸說을 다음에 대서특필하여 鑑戒로 하고자 한다.

『蘭台軌範』에,

古人이 이르는 바 '虛勞'는 모두 純虛無陽의 증상이고 근래에 보는 陰虛로 火旺吐血咳嗽하는 것과는 상반되는 것이다. 誤治하면 반드시 죽는다. 근래에 보는 吐血咳嗽의 병은 곧 血證으로서 虛勞와 비슷한 점도 있지만 실제는 虛勞가 아니다.

---

13) '塌'은 '落'.

(註) '純虛'란, 진짜 虛證이란 뜻이다. '無陽'이란, 陽證이 없고 陰證이 있다는 뜻이 아니고, '陰虛'도 역시 陰證이면서 虛證이라는 뜻이 아니다. 兩者 共히 陽證이면서 虛證이라는 뜻이다. '火旺'이란 염증이 극렬함을 말한다. 全文의 뜻은, 옛날의 虛勞는 陰虛證으로서 現今의 염증이 熾盛하고 吐血咳嗽하는 병과는 정반대이므로 옛날에 虛勞를 다스리던 治方을 現今의 吐血咳嗽病에 쓰게 된다면 반드시 죽는다는 뜻이다.

또, 同書 小建中湯條에,

이 方은 陰寒陽衰[14]의 虛勞를 다스리며, 陰虛火旺의 병과는 전혀 상반된 것이다. 서툰 의사가 誤治하여 사람을 해치는 일이 매우 많다. 이 증의 咽乾口燥는 진액이 적고 火가 있는 데 기인하는 것이 아니다.

『方與輗』에는,

小建中湯은 古聖이 虛勞를 다스리던 大方이다. 그런데 이제 이것을 試用하면 환자가 도리어 上逆·煩熱·中滿[15] 등을 느끼는 일이 있다. 나는 일찍이 이 점에 대하여 의심을 품고 있었으나 최근 名家의 書論을 널리 음미하는 동안 비로소 깨달은 것 같다.

생각건대 옛날의 이른바 虛勞는 虛寒의 증상이고, 후세의 이른바 虛勞는 火動의 증상이다. 이름은 같지만 실제는 상반된 것이다. 아아, 나는 종전에 辨病에 不明하였고, 또 약에 寒熱溫凉이 없다는 僻說에 혹하여, 병명만 가지고 藥方을 구하였으니 얻은 바가 하나도 없었던 것이다! 무릇 寒熱溫凉은 藥性이다. 어찌 이것이 없다 하리요?

例로 一驗을 인용하겠다. 繼淇는 말하기를 "麻黃이 있는 땅에는 겨울에 눈이 쌓이지 않는다" 하였다. 이것은 麻黃에 溫熱의 性이 있음을 말하는 것이다. 建中湯類는 大溫이 아니지만, 桂枝가 있다. 이것을 火旺症에 투약하면 以湯沃沸[16]하는 것 같다. 요컨대, 치료는 병을 변별하는 것이 首務이고 그 다음에 方이 따른다. 그렇지 않으면 어쩌다 들어맞을 수도 있지만 실패하는 일이 오히려 많을 것이다.

『張氏醫通』에는,

---

14) '陰寒陽衰'의 '陽衰'를 빼고 '陰虛'를 '陽虛證'으로 보아야 한다.

15) '中滿'은 胃中飽滿.

16) '沃'은 '注(붓는다)'의 뜻.

−중략− 십여세의 소녀가 있었다. 發熱咳嗽喘急하더니 소변이 적고, 그러다가 腫疾을 이루었다. 水를 利하는 약을 써서 고칠 수 있었지만, 虛羸가 심하여 黃耆建中湯을 하루에 一服씩 30여일을 쓰니 마침내 나았다. 대개 사람의 稟賦는 모두 같지 않다. 虛勞·小便自濁하는 陰臟[17]인 사람은 橘皮煎[18]·黃耆建中湯을 복용하면 낫는 경우가 많고, 陽臟[19]인 사람은 煖藥을 쓰면 안 된다. 建中湯은 심한 열이 없다고 하지만, 肉桂가 있어서 이것을 좀 많이 복용하면 역시 도리어 해를 끼친다. 요컨대, 약을 쓰는 데는 역시 그 稟賦를 생각해서 熱冷을 따져야 하고, 일률적으로 建中湯으로써 虛勞를 다스려서는 안 된다.

我說. 有持·張 兩씨 共히 建中湯이 폐결핵에 부적당한 이유를 들되, 桂枝에 죄를 돌리고 있지만 이것은 너무 심한 이야기 같다. 왜냐하면, 小建中湯의 君藥은 膠飴로서 이 약의 양이 가장 많고, 臣藥인 芍藥의 量이 여기에 버금가며, 兩씨가 그 죄를 지적하는 桂枝는 生薑·大棗·甘草와 더불어 佐使藥인데 그치고, 그 양도 역시 적다. 그러므로 本方의 능력을 討究할 때는 주로 그 君臣藥인 膠飴·芍藥을 따져야 하고 佐使藥인 桂枝는 중시할 것이 없는데, 兩氏는 이와 반대로 논의하고 있으니 그 의론이 부당한 것임은 논리상 매우 명백하기 때문이다.

그러면 小建中湯이 폐결핵에 부적당한 까닭은 무엇일까? 이 方의 君藥인 膠飴는 그 藥性이 大溫하므로 염증을 조장하는 弊가 있고, 臣藥인 芍藥은 수렴성으로서 피부·폐·腸腎의 배설기능을 抑遏하는 작용이 있으므로, 만약 잘못하여 이 두 약을 주로 하여 本方을 이 환자에게 쓴다면, 一面에 있어서는 염증을 조장하고 他面에 있어서는 결핵균 독소의 배설을 저지하므로 병을 악화시키게 될 것이다.

『雜病辨要』에는,

생각하건대, 古方에 이르는 바 '虛勞'는 모두 裏虛不足症이고, 오늘날의 勞嗽吐血症과는 상반된다. 誤治하면 반드시 죽는다. 勞嗽吐血은 肺痿이고 虛勞와 비슷하지만 실제는 그렇지 않은 것이다.

---

17) '陰臟'을 '陰證'으로 보아야 한다.

18) 橘皮煎은 後世方.

19) '陽臟'도 역시 '陽證'으로 보아야 한다.

7) 膠飴의 醫治効用

『本草綱目』에,

氣味 甘大溫·無毒('宗奭 씨의 말' 多食하면 脾氣를 動한다. '震亨 씨의 말' －상략－ 濕中의 熱을 크게 發한다 －하략－. '時珍 씨의 말' 무릇, 中滿·吐逆·牙齒䘌[20]·赤目·疳病인 사람은 이것을 切忌해야 한다. 生痰·動火가 가장 심하다).

主治 虛乏을 補한다 －하략－(『別錄』). 虛冷을 補하고 氣力을 益하며 腸鳴·咽痛을 멎게 하며 －중략－ 消痰·潤肺·止嗽의 작용을 한다(思邈).

脾胃를 튼튼히 하고 中을 補한다 －하략－(孟詵).

脾가 弱하며 식욕이 없는 사람은 조금만 쓰면 능히 胃氣를 和한다(宗奭).

附子·烏頭의 毒을 解한다(時珍).

發明 －상략－ '成無已 씨의 말' 脾를 緩和하려면 급히 甘을 먹인다. 膠飴의 甘은, 中을 緩和하는 것이다. －하략－

상술한 바와 같이 本藥의 작용은 甘草와 매우 비슷하여 治急迫作用은 兩者가 거의 伯仲이지만, 다른 점은 甘草는 그 약성이 平하므로 表裏·陰陽·虛實의 각 證에 통용되는 것인데 비하여 本藥은 그 약성이 大溫하므로 陰虛證에는 可하지만 陽實·陽虛·寒實證에는 불가하고, 裏證에는 적합하지만 表證에는 不適한 점이다.

또, 감초에는 영양분을 인정할 수 없지만 本藥에는 다음에 인용하는 說과 같이 풍부한 자양분이 들어 있다. 이것도 역시 다른 점이다.

『和漢藥物考』에,

飴糖(또는 膠飴)

성분 麥芽糖·糊精을 주성분으로 하고 여기에 단백질과 소량의 염분이 함유되어 있다.

효능 飴糖은 함수탄소의 可溶物質이므로 消化하기 쉽다. 그러므로 예로부터 小兒 및 産婦의 자양물로서 사용되어 왔다. 또, 여기에 약물을 배합하여 飴劑를 지었다.

---

20) '牙齒䘌'은 齲齒.

24. 黄耆桂枝五物湯에 관한 師論 註釋

> 血痺, 陰陽이 모두 微하고, 寸口・關上이 微하고, 尺中이 小緊하며 外證은 신체가 불인하여 風痺狀과 같다. 黄耆桂枝五物湯으로 다스린다.
>
> (血痺, 陰陽俱微, 寸口關上微, 尺中小緊, 外證身體不仁, 如風痺狀. 黄耆桂枝五物湯主之-『金匱要略』)

(註) '陰陽이 모두 微하고'는 아직 정설이 없다. '寸口・關上이 微하고 尺中이 小緊하며'는 仲景의 正文이 아니라 註文이 竄入된 것이라 한다.

'血痺'란 것에 대하여는,

和久田 씨의 말,
血脈이 澁滯되어 마비된 것을 일컫는다.

尾臺 씨의 말,
신체가 痺하여 肌膚가 習習함을 느끼는 것.

淺田 씨의 말,
邪가 血分에 들어가 형체가 마비되고 微風을 쐬는 것 같은 것.

등으로 미루어 알 수 있을 것이다. 그리고 '風痺'란 것에 대하여는,

和久田 씨의 말,
'風痺'란, 正氣가 虛하므로 邪氣가 침범해 들어와 痲痺・不仁하게 된 것을 일컫는다.

尾臺 씨의 말,

신체가 痺하여 不仁하는 것, 이것을 '風痺'라 한다. '風痺는 肌膚가 頑痲하여 痛痒을 느끼지 못하는 것이다.

淺田 씨의 말,

風痺는 頑痲·疼痛이 兼發한 것이다.

등으로 미루어 보면, "血痺, -중략- 外證은 身體가 不仁하여, 風痺狀과 같다"란, 혈액의 變調로 인하여 신체가 마비되지만 아직 심하지는 않고, 또 동통도 있지 않은 것임을 알아야 한다.

1) 黃耆桂枝五物湯

黃耆·芍藥·桂枝·大棗 각 7.0
生薑 14.5

이것을 細剉하여 물 서 合을 한 合으로 달여서 찌꺼기는 버리고 하루 세 번으로 나누어 溫服한다.

2) 先輩의 論說

東洞 옹은 本方을 定義하여,

桂枝湯症으로서 嘔하고, 신체가 不仁하되 급박하지 않는 사람을 다스린다.

和久田 씨는 이 設을 반박하여,

『方極』[1]에서는 "桂枝加黃耆湯證으로서 急迫하지 않고 嘔하는 사람"이라 하고 있다. 나의 견해로는, 이 設은 오직 去加에 관련해서만 말하고 있을 뿐이지, 本文의 證에 관하여는 고려하고 있지 않다. 이 證에는 桂枝가 들어 있지만 衝逆의 證이 없고, 痺·不仁의 外證도

1) 『方極』은 東洞 옹의 저서이다. 이 책에 本方의 定義가 서술되어 있다. "桂枝湯證으로서 嘔하고, 신체가 不仁하되 急迫하지 않는 사람을 다스린다"라 한 것은 和久田 씨가 인용한 것과 다소의 相違가 있다.

없고 嘔를 發하는 징후도 없다. 嘔가 있다고 해서 生薑을 증가시킬 것이 아니다.

我說. 和久田 씨의 말이 옳은 듯하다.

淺田 씨의 말.

또, 血痺證이 멎지 않고 氣가 虛한 사람은 瘀血結滯에 기인된 것이 있다. 桂枝茯苓丸의 主治에 속함을 알아야 한다.

我說. 이 說은 옳은 말이지만, 나더러 말하라면 차라리 이렇게 말하겠다 – '桂枝茯苓丸 또는 當歸芍藥散의 主治에 屬함을 알아야 한다'라고.

3) 知覺麻痺는 知覺神經의 原發的 病變에 기인된 것이 아니라, 病毒으로 인하여 애기된 續發的 知覺神經 病變의 결과인 것이다

많은 洋醫들은 知覺麻痺를 바로 知覺神經의 염증이나 變質에 歸結짓고 있다. 그러나 이것은 심한 謬見이다. 왜냐하면, 무릇 知覺神經은 外傷이나 特種의 독물에 기인한 것이 아니라면 자동적으로 발병되는 것이 아니라 피동적으로 발병함을 상례로 한다. 환언하면, 知覺神經은 原發的으로 발병하여 마비를 續發시키는 것이 아니라, 病毒이 知覺神經病을 續發시킨 결과 마비가 생기는 것이다. 즉, 病毒은 원인이고 知覺神經病은 결과이며, 마비도 그 결과인 것이다.

그러므로 血痺에 桂枝茯苓丸이나 當歸芍藥散을 쓰되, 麻痺의 眞正한 病原인 瘀血이나 瘀血 겸 水毒의 驅逐을 主로 하고 知覺神經의 病變 加何에는 구애되지 않는 것이다. 이것이 知覺神經이 무엇인지를 잘 모르는 한의가 이것을 깊이 아는 양의보다 麻痺를 오히려 더 잘 고치는 所以이다.

25. 黃耆芍藥桂枝苦酒湯에 관한 師論 註釋

묻기를 "黃汗의 病은, 신체가 腫하고 發熱汗出하여 渴하고 風水와 같은 狀으로서 땀이 옷을 沾하고, 빛깔은 正黃이어서 藥汁과 같고, 脈은 저절로 沈합니다. 그 원인은 무엇입니까" 하니, 仲景이 답하되, "땀이 날 때 물 속에 들어가 목욕을 하였으므로 水가 汗孔으로 들어왔기 때문이다. 黃耆芍藥桂枝苦酒湯으로 다스린다" 하였다.

(問曰, 黃汗之爲病, 身體腫, 發熱汗出而渴, 狀如風水, 汗沾衣, 色正黃如藥汁, 脈自沈, 從何得之. 師曰, 以汗出入水中浴, 水從汗孔入得之. 黃耆芍藥桂枝苦酒湯主之－『金匱要略』)

(註) 尾臺 씨의 말.
『千金方』에서는 '沾'을 '染'으로 썼고 '藥'을 '蘗'으로 썼다.

我說. '蘗汁'은 黃蘗汁이고, 그 빛깔이 正黃이므로 이것으로써 黃汗을 형용한 것이다.

和久田 씨의 말.
신체가 腫한 것은 肌表에 瘀水가 많은 것이다. 肌表에 瘀水가 많은 것은 正氣가 衰虛한 데 기인된다. 黃耆의 분량이 많은 것도 이 때문이다. 발열하는 것은 혈기의 鬱 때문이다. 발열을 하기 때문에 땀도 나고, 땀이 나므로 內에서 '渴'을 일으키는 것이다. 그러므로 말하기를, "發熱汗出하여 渴하고"라 한 것이다. '風水'는 身腫脈浮 汗出하는 것으로, 狀이 서로 비슷하다. 그래서 말하기를 "風水와 같은 狀으로서"라 한 것이다. 그렇지만, '風水'는 그 땀이 黃하지 않고 그 脈이 沈하지 않는다. 따라서 汗色과 脈狀을 가지고 구별해야 한다. 風水가 外邪에 感한 것임은 脈이 浮한 것으로 알 수 있다. 이 證은 陽氣가 宣揭하기 어렵다. 따라서, 발열하지만 脈이 沈한 것이다. '저절로 沈'하다는 것은 本分의 脈證이지 다른 방해로 인한 것이 아니라는 뜻이다.

1) 黃耆芍藥桂枝苦酒湯方

黃耆 18.0

芍藥・桂枝 各 11.0

이것을 細剉하여 물 두 合 6勺, 苦酒[1] 4勺을 한 合으로 달여서 찌꺼기는 버리고 하루 세 번으로 나누어 溫服한다.

응당 心煩할 것이다. 6, 7日間 복용하게 되면 곧 풀린다. 만약 心煩이 멎지 않으면 苦酒가 阻하기 때문이다.

(註) 尾臺 씨의 말. "일본의 醋는 氣味가 釅烈하다. 그러므로 법대로 煮하면 간혹 복용할 수 없는 사람도 있다 복용불능한 자는 水로써 煮用한다. 또, '阻'[2]는 '格'이다. 病毒과 阻格한다. 그러므로 心煩을 發하는 것이다."

---

1) '苦酒'는 醋.

2) '阻'는 '방해한다'는 뜻이고, '格'은 '막는다'는 뜻이다.

26. 防己茯苓湯에 관한 師論 註釋

皮水의 병은 四肢가 腫하고 水氣가 피부 속에 있다. 사지가 聶聶하게 動하는 것이다. 防己茯苓湯으로 다스린다.

(皮水爲病, 四肢腫, 水氣在皮膚中. 四肢聶聶動者. 防己茯苓湯主之－『金匱要略』)

(註) 和久田 씨는, "'聶聶'은 微動하는 모양, 즉 肉瞤의 狀貌다"라 하였고, 또 "防己茯苓湯은 皮水[1]의 病, 四肢腫·衝逆肉瞤하는 것을 고친다. 이것도 역시 正氣가 皮膚에 달하지 못하여 腫滿하는 것이며, 여기에 水氣가 衝逆하여 肉瞤하기에 이르면 茯苓이 主治하는 바가 많으므로 茯苓을 君藥으로 하고 防己·黃耆·桂枝·甘草를 佐藥으로 相配하여 正氣를 펴고 衝氣를 내리며 水氣를 通利除去하는 方意임을 알아야 한다"고 하였다.

尾臺 씨는, "'聶聶하게 動'하는 것은, 瞤動과 대략 비슷하다. 모두 水氣로 인한 것이다. 茯苓의 主治이다 하였고, 『小補韻會』에는 '聶'은 動의 형태이다 하였으며, 『素問』 平人氣象論에는 厭厭[2]聶聶하여 楡莢이 떨어지는 것과 같다' 하였으며, 『難經十五難』에는, 厭厭聶聶하여 楡莢[3]이 돌아다니는 것과 같다" 하였다.

1) 防己茯苓湯方

防己·黃耆·桂枝 各 7.0

茯苓 14.5

1) 『金匱要略』에 이르되, "'皮水'란, 그 脈이 역시 浮하고, 外證은 跗腫이 있다. 만지면 손가락이 움푹 들어가고 惡風을 하지 않고 腹部는 북과 같고 渴하지 않는다" 하였다. 이 말로써 '皮水'의 뜻을 알 수 있다.

2) '厭厭'이란 '말끔한 모양' 또는 '조용한 모양'.

3) '楡'는 寒地에 나는 喬木의 하나로서 봄에 잎이 나기 전에 꽃이 피고 둥근 열매를 맺는다.

甘草 5.0

이것을 細剉하여 물 서 合을 한 合으로 달여서 찌꺼기는 버리고 하루 세 번으로 나누어 溫服한다.

2) 선배의 論說 · 治驗

東洞 옹은 本方을 定義하여,
"사지가 聶聶하게 動하고, 水氣가 피부에 있으며, 上衝하는 사람을 다스린다" 하였다.

『勿誤藥室方函口訣』 本方條에는,

이 方은 皮水를 主治하지만, 方意는 防己黃耆湯에 가깝다. 단지 朮을 去하고 桂枝를 加한 것은 皮膚로 專行하는 것이다. 어떤 사람이 신체가 肥胖하여 운동이 뜻대로 안 되었고 수족이 振掉하였다. 前醫가 桂苓朮甘湯 · 眞武湯類를 투약하기도 하였고, 痰 때문이라 하여 導痰 · 化痰의 약제를 복용시키기도 하였으나 효험이 없었는데 이 方으로 나았다. 또 下利가 오래오래 낫지 않아서, 利水劑로도 고치지 못한 것을 이 方을 써서 의외로 치유한 일이 있다.

27. 防己黃耆湯에 관한 師論 註釋

> 風濕, 脈이 浮하고, 身이 重하며, 땀이 나고 惡風하는 사람은 防己黃耆湯으로 다스린다.
>
> (風濕, 脈浮, 身重, 汗出惡風者, 防己黃耆湯主之－『金匱要略』)

(註) 和久田 씨의 말.

"'脈이 浮하고' '땀이 나고 惡風하는' 것은 風感의 證이다. '身이 重'한 것은 肌表에 습기가 있는 징후이다. 이 方은 風邪를 發表하는 劑가 아니라 오로지 肌表를 實하게 하고 水氣를 下降시켜 소변으로 通利除去하는 것이니, 원래 濕氣와 相感하여 發한 風邪이므로 고치지 않더라도 저절로 낫는 것으로 볼 수 있다."

> 外臺防己黃耆湯은, 風水로 脈이 浮하며 表部에 있는 것으로, 환자가 혹은 頭部에 땀이 나고 表部에 他病이 없으며, 다만 下部가 重하고, 腰部 이상은 和를 이루며, 腰部 이하는 응당 腫하여 陰에 이르므로 굴신하기 어려운 것을 主治한다.
>
> (外臺防己黃耆湯, 治風水 脈浮, 爲在表, 其人或頭汗出, 表無他病, 病者但下重, 從腰以上爲和, 腰以下當腫及陰, 難以屈伸者－『金匱要略』)

(註) '風水'란, 그 脈이 저절로 浮하고 外證은 骨節疼痛・惡寒(『金匱』)하는 것이다. '다만 下部가 重하고'란, 水氣가 腰部 以下에 集中하므로 下部에 重感을 느끼는 것이다. '和를 이루며'란, 平常과 다름 없음을 말하는 것이다.

1) 防己黃耆湯方

防己 7.0

黃耆 9.0

甘草 3.5

朮・生薑・大棗 各 5.5

煎法・용법은 전과 같음.

2) 先輩의 論說

東洞 옹은 本方을 定義하여,

"水病, 身重하고 汗出惡風하며 小便不利하는 證을 다스린다" 하였다.

『類聚方廣義』 本方條에는,

"防己茯苓湯은 오로지 肌表에 水氣가 있는 사람을 다스리고, 이 方은 表裏에 水가 있는 사람을 다스린다. 그러므로 防己・黃耆의 분량이 모두 防己茯苓湯보다 많은 것이다."

風毒腫, 附骨疽, 穿踝疽, 稠膿이 이미 盡하였으나 稀膿이 아직 멎지 않고, 혹은 아프고 혹은 안 아프며, 신체가 瘦削 또는 浮腫하는 증상을 나타내는 사람을 다스린다. 만약 오한이나 下利하는 사람이라면, 다시 附子를 加함이 좋다. 伯州・應鐘・七寶 등을 兼用한다. 무릇 附骨疽가 오래도록 낫지 않거나 나아도 再發하는 사람이라면 毒의 根帶가 제거되지 않았기 때문이다. 이와 같은 사람은 瘡口를 劀開[1]하고 病根을 剔抉[2]함으로써 제거해야 한다. 이렇게 하면 고치지 못할 것이 없다.

『勿誤藥室方函口訣』 本方條에는,

이 方은 風濕表虛인 사람을 다스린다. 그러므로 自汗이 오래도록 멎지 않고 皮表에 언제나 습기가 있는 사람에게 쓰면 효험이 있다. 대개, 이 方과 麻黃杏仁薏苡甘草湯과는 허

---

1) '劀'은 '割'의 뜻.

2) '척결'은 '도려냄'이란 뜻.

실의 差가 있다. 後者는 脈浮 · 汗不出 · 惡風하는 사람에게 써서 發汗을 시키고, 本方은 脈浮 · 汗出 · 惡風하는 사람에게 써서 解肌를 시킴으로써 치유하는 것이다. 즉, 傷寒中風에 麻黃과 桂枝의 구분이 있는 것과 같다. '身重'은 濕邪이다. '脈浮 · 汗出'은 表가 허하기 때문이다. 그러므로 麻黃으로써 發表하지 않고 防己로써 이를 奚는다. 『金匱』의 治水治痰方에서, 防己를 사용하는 것은 氣가 上部로 운행하여 水가 下部에 집적되는 데 쓴다. 복용한 다음 蟲이 기는 것 같고 또 허리 이하가 水中에 잠긴 것과 같은 것은 모두 濕氣下行의 징후로 알아야 한다.

28. 桂枝甘草湯에 관한 師論 註釋

땀을 과다하게 흘리고, 그 사람이 손을 교차하여 스스로 심장을 감싸더라도, 心下部가 悸하여 按해 주기를 바라는 사람은 桂枝甘草湯으로 다스린다.

(發汗過多, 其人叉手自冒心, 心下悸, 欲得按者, 桂枝甘草湯主之-『傷寒論』)

(註) "손을 교차"함은 두 손을 깍지끼는 것이고, "심장을 감싸더라도" 함은, "손을 교차하여 심장부를 감싸더라도"란 뜻이다. 이 證은 심계항진이 심한 경우, 스스로 손을 교차하여 심장부를 감싸서 이를 제지하더라도 진정되지 않기 때문에 다른 사람이 와서 이 部位를 按해 주기를 바라는 것이다.

아직 맥이 고르지 않을 때, 病人이 손을 교차하여 스스로 심장을 감싼다. 仲景이 가르치되, 이때 시험적으로 기침을 시켜 본다. 그래도 기침을 할 수 없는 자는 반드시 두 귀가 聾하여 듣지 못하는 것이다. 그런 사람은 발한을 거듭했기 때문에 虛한 것이다. 그러므로 이와 같다.

(未持脈時, 病人叉手自冒心. 師因教試令咳, 而不咳者, 此必兩耳聾, 無聞也. 所以然者, 以重發汗, 虛, 故如此-『傷寒論』)

(註) 이 耳聾에다 本方을 사용해야 한다는 明文은 없으나, 本條를 대조할 때는 本方의 主治인 것임이 분명하다.

1) 桂枝甘草湯方

桂枝 24.0
甘草 12.0

煎法 · 용법은 前과 같음.

2) 腹 證

本方證은 發汗過多로 인하여 체액을 亡失하여 虛證으로 변한 것이므로 腹部는 일반적으로 연약무력하지만 아직 陰證으로 빠지지 않았기 때문에 熱壯이 있고 寒壯은 없다.

또한 上衝急迫하여 심계항진이 극심한 것이므로 脈은 疾促하여 심장 및 心下部에 悸動이 나타나고 복부대동맥의 박동도 심하다. 그래서 이를 桂枝去芍藥湯證의 脈促胸滿과 비하면 上衝急迫이 한층 높은 것이지만, 이 심계항진은 實證에 있어서의 心悸와는 달라서 혈압상승을 수반하지 않는 것이 상례이다.

本方 자체는 실용되는 일이 드물지만 本方에서 변화된 要方인 苓桂朮甘湯, 桃核承氣湯 등의 方意를 풀이하는 데 매우 긴요한 것이다.

29. 半夏散 및 半夏湯에 관한 師論 註釋

> 少陰病, 咽中이 痛한 사람은 半夏散 및 半夏湯으로 다스린다.
>
> (少陰病, 咽中痛者, 半夏散及湯主之－『傷寒論』)

(註)『傷寒雜病辨證』에,

咽痛이란, 좌우 어느 한쪽이 아픈 것을 말하고, '咽中痛'이란 咽中이 모두 아픈 것을 말한다. 심하면 痰涎이 咽中에 얽혀서 호흡이 곤란하고 혹은 咽中이 상하여 瘡이 생겨지고 滴水가 내려가지 않는다. 급히 치료하지 않으면 반드시 죽는다. 즉, 세속에서 말하는 '急喉痺' '走馬喉風'은 모두 그 병세가 빠름을 이르는 것이며, 그 證은 少陰에 속하는 것이다.

대개 少陰은 裏의 本原이고 인후는 裏의 竅口이니, 그 위치는 깊고 급하다. 이 때문에 한두 개의 表證이 있다 하더라도 咽痛의 한 증상이 나타나면 곧 그 裏를 구하는 것을 원칙으로 한다. 만약 함부로 그 表를 攻治하게 되면 功治를 할수록 더욱더 병세가 심하게 되어 마침내는 인후를 秘閉腐爛하게 하고, 곡기가 끊어지게 되어 죽는다. 본론에서 이 병을 太陽篇에 싣지 않고 少陰에서 열거하는 것은 또한 깊은 뜻이 있다고 생각한다.

甘草湯,[1] 桔梗湯에서 말하는 咽痛과 半夏散 및 半夏湯에서 말하는 咽中痛과 半夏苦酒湯에서 말하는 咽中傷瘡 등은 곧 모두 咽痛을 주로 하는 것이다. 대개 咽痛에 輕重의 구별이 있어서 輕한 것은 반드시 붓는 것은 아니지만 重한 것은 반드시 크게 부어 오른다. 이리하여 咽痛不腫의 가벼운 것을 甘草湯으로, 그 大腫으로 重한 것을 桔梗湯으로 치료한다. 다만 붓지 않고 혹은 痰涎이 咽中에 얽혀서 痛楚에 견딜 수 없는 것은 半夏散 및 半夏湯과 苦酒湯으로 치료한다.

---

1) '湯' 字 밑의 '證' 字를 생략한 것이다.

我說. 이 說은 극히 정당하다. 本條의 뜻을 풀이함과 동시에 本方과 類方을 감별하는 방법으로 할 수 있을 것이다.

1) 半夏散 및 半夏湯方

半夏 · 桂枝 · 甘草 各 4.0

煎法 · 용법은 前과 같음.

2) 선배의 論說

東洞 옹은 本方을 定義하여,
咽喉痛, 上衝急迫을 다스린다고 하였다.

『勿誤藥室方函口訣』 本方條에는,

이 方은 겨울철에 中寒하여 咽喉腫痛을 앓는 사람에게 좋으며, 비록 發熱惡寒이 있다 하더라도 낫는다. 이 증상은 겨울철에 많은 것이다. 또 後世派에서 이르는 陰火喉癬症[2]으로서 上焦에 虛熱이 있고 喉頭가 糜爛하여 아픔을 견딜 수 없으며, 음식이 목구멍을 넘어가지 않고, 甘桔湯[3] 및 기타 여러 咽痛을 다스리는 약이 조금도 효험이 없는 사람에게 이 약을 사용하면 일단 즉효가 있다. 『古本草』에 桂枝가 咽痛을 낫게 하는 효험을 가지고 있다고 싣고 있다. 半夏의 薟辣과 甘草의 和緩을 合하여 그 효용을 빠르게 하므로 古方의 묘를 느끼고도 남음이 있다.

2) '陰火喉癬'은 喉頭結核이다.

3) '甘桔湯'은 桔梗湯의 별명.

30. 桂枝人蔘湯에 관한 師論 註釋

太陽病, 外證이 아직 제거되지 않았는데, 자주 이를 下하여, 마침내 協熱하고 利하며 利下가 멎지 않고 心下가 痞鞕하며 表裏가 풀리지 않는 사람은 桂枝人蔘湯으로 다스린다.

(太陽病外證未除, 而數下之, 遂協熱而利, 利下不止, 心下痞鞕, 表裏不解者, 桂枝人蔘湯主之-『傷寒論』)

(註) 尾臺 씨의 말.

'協'은 '挾'과 같다. 『玉函』·『脈經』·『千金翼』에서는 모두 '挾'으로 쓰고 있다. 宋板에는 '協'으로 썼다. 協熱下利하는 것은 이 表證이 아직 없어지지 않은 것이고, 자주 이를 下하는 그렇기 때문에 원래부터 있던 裏寒이 表熱을 挾하여 下利가 멎지 않는 것이다. 主로 桂枝人蔘湯으로써 다스리는 것은 桂枝가 表를 解하고 朮·乾薑이 寒飮을 제거하며 下利를 멎게 하고, 人蔘이 心下痞鞕을 解하고 甘草가 急을 완화하는 것이니, 一味도 가감할 수 없다. 古方이 簡約하되 妙用이 있다는 것이 바로 이와 같은 것이다.

我說. 本方證은 表裏 두 證이 합병된 것이라고도 할 수 있으며, 또 陰陽 두 證을 混淆한 것이라고도 할 수 있는 것으로, 表에 열이 있으면서 裏가 寒한 것이라고 할 수 있다. 만약, 이를 확인하지 않았다면, 本方을 輕用할 수 없는 것이다.

1) 桂枝人蔘湯方

桂枝·甘草 각 9.5

朮·人蔘·乾薑 각 7.0

煎法 · 용법은 前과 같음.

2) 선배의 論說

東洞 옹은 本方을 定義하여,
人蔘湯證으로서 上衝急迫이 심한 사람을 다스린다 하였다.

我說. 桂枝甘草湯 · 人蔘湯의 兩證이 併發한 것을 다스린다고 하는 것이 좋을 것이다.

『方輿輗』 本方條에는,

初發에 설사,[1] 이질이 혼동되는 사람, 혹은 설사를 하루이틀 하고 膿血이 나오며 마침내 이질로 되는 사람에게 모두 이 方을 쓰는 것이 좋다. 이것이 試用의 方이다.

『類聚方廣義』 本方條에는,

頭痛發熱 · 汗出惡風 · 肢體倦怠 · 心下支撑 · 水瀉 如傾 등의 症狀은 여름철과 가을철 사이에 많은데, 이 方이 좋다. 생각건대, 人蔘湯은 吐利를 主治하고 이 方은 下利의 表症이 있는 사람을 主治한다.

---

1) '설사'는 水瀉이다.

31. 苓薑朮甘湯에 관한 師論 註釋

腎著의 병은, 그 사람의 신체가 重하고, 腰中이 冷하여 水中에 坐하는 것 같으며, 外形이 水狀과 같고 그런데도 오히려 渴하지 않으며 소변이 自利하고, 음식은 전과 같으며, 병은 하초에 屬한다. 몸은 피로하며 땀이 나고, 옷 속이 冷濕하고 오래오래 이러하여 腰部 이하가 冷痛하고 허리 무겁기가 5천錢을 두른 것과 같다. 甘草乾薑茯苓白朮湯으로 다스린다.

(腎著之病其人身體重, 腰中冷, 如坐水中, 形如水狀, 反不渴, 小便自利, 飮食如故, 病屬下焦, 身勞汗出, 衣裏冷濕, 久久得之, 腰以下冷痛, 如帶五千錢. 甘草乾薑茯苓白朮湯主之-『金匱要略』)

(註) 和久田 씨의 말.

腎은 배꼽을 사이에 두고 左右에 있으므로, 허리 以下의 病을 '腎著'이라 하여 그 位를 紀하는 것이다. 水氣의 病은 渴하는 것이 많기 때문에 "그런데도 오히려 渴하지 않는다"고 한 것이다. 대체로 水氣病으로서 氣가 上衝하는 것은 소변이 不利한다. 이 병은 衝逆의 證이 없고 하초에 있다. 그러므로 소변이 自利하는 것이다. '自利'란, 藥을 사용하지 않고도 저절로 通利함을 말한다. 小便이 平常時보다 많음을 일컬음이다. "음식이 전과 같다" 함은 음식은 병에 걸리기 이전과 변함 없다는 것이다. 이것은 病邪가 하초에 있기 때문에 위 속의 변화가 없음을 말하는 것이다.

하초는 배꼽 이하이다. '몸이 피로' 운운함은 病因이다. 그렇지만, 이것은 다만 하초에 습기가 있게 되는 所以를 말할 따름이고, 옷 속에 冷濕을 얻어 앓는 것을 말하고 있는 것은 아니다. 생각하건대, 하초는 虛하기 쉬운고로 寒濕은 반드시 하초에서부터 느낀다. 대개 下焦는 寒濕氣를 느끼는 곳이다. 이 方은 茯苓乾薑을 主로 하여 冷을 제거하고 水를 通利한다. 心下悸, 目眩 등의 證이 없는 사람은 氣가 衝逆하는 징후가 없음으로 因하여 그렇게 된 것이다.

1) 苓薑朮甘湯方

甘草 · 朮 各 6.0
乾薑 · 茯苓 各 12.0

이 藥材를 細剉하여 물 두 合을 한 合으로 달여서 찌꺼기는 버리고 하루에 세 번으로 나누어 溫服한다.

2) 腹 證

本方은 다음의 苓桂朮甘湯에서 桂枝를 버리고 乾薑을 加한 데 지나지 않는 것이지만, 두 方의 차이는 乾薑이 있고 桂枝가 없으며, 桂枝가 있고 乾薑이 없다는 점에 귀착된다. 즉, 苓桂朮甘湯에는 乾薑이 없고 桂枝가 있기 때문에 그 증상에는 반드시 上衝 · 目眩의 證이 있다. 이것은 水毒의 上衝에 기인하는 것이다. 그런데, 이 毒은 주로 상반신에 집중하여 前病症 말고도 胃內停水를 나타내는 것이지만, 本方에는 桂枝가 없고 乾薑이 있음으로 해서 水毒은 上衝하지 않고 下降하여 주로 하반신에 집중된다. 그렇기 때문에 그 證에는 上衝 · 目眩의 현상이 없고 胃內停水는 전혀 없든지, 아니면 있다 해도 僅微한 것에 불과하다.

그뿐 아니라, 乾薑은 附子와 함께 大熱藥이라 倂稱되는 것으로 또 水毒驅逐의 作用이 있는 것이니, 그 證에는 반드시 寒冷[1] 혹은 厥冷과 水毒이 隱見되는 것이다. 이것이 바로 仲景이 "신체가 重하고(일반적으로 말하여 重感이 있다는 것은 조직 속에 水毒이 있다는 징후이다)" 하고, "腰中이 冷하여 水中에 坐하는 것 같으며, 外形이 水狀(이것은 浮腫狀이 되는 것을 말함이다)과 같고" 하며, "腰部 以下가 冷痛하고 허리 무겁기가 5천錢을 두른 것과 같다"고 말한 까닭인 것이다. 이와 같이 本方證은 水毒이 하반신에 集積하는 데 기인한 것이니 만큼 이 毒이 浸潤한 결과로 조직은 弛緩膨大한다. 그러므로 腹部는 연약무력하게 된다. 왕왕 八味丸證의 臍下不仁과 유사하지만, 그 경우에 있어서처럼 口渴煩熱의 증상이 있지 않은 것으로 이를 판별할 수 있다. 또, 本方證의 小便自利는 猪苓湯證의 小便淋

1) '寒冷' 및 '厥冷' 역시 水毒으로 인한 것이다.

瀝과 비슷하지만, 그것은 陽證으로서 口渴熱壯이 있으나 本方證은 陰證으로서 그런 증상이 없다는 것으로 이들을 판별할 수 있다.

3) 선배의 論說 · 治驗

『宣明論』에,

腎著湯[2])은 胞痺[3])로 소변이 不利하고 코에서 淸涕[4])를 흘리는 것을 고친다.

我說. 소변이 自利함은 膀胱 括約筋이 痲痺된 것이고, 소변이 不利함은 利尿筋이 마비된 것이다.

『古方便覽』 本方條에는,

친구 아무개가 淋瀝症을 앓기 여러 해, 허리와 다리가 冷하여 밤에 잠을 자지 못하며, 心下悸가 있었다. 이 方을 투여해서 諸 症狀을 완전히 치유하였다.

한 부인이 평소에 上衝이 심하고 心悸症이 있었다. 그래서, 東洞이 이 사람에게 苓桂朮甘湯을 복용시켰다. 하룻저녁 크게 복통을 일으켜 苦楚가 이루 말할 수 없었다. 선생이 왕진하여, 동통의 증상이 허리에 集中함을 보고 이 方 1劑를 주어 즉시 快治하였다.

어떤 士人이 나이 73세인데, 평소에 소변이 頻數하고 허리가 냉하여 水中에 앉아 있는 것 같았으며, 옷을 두텁게 입고 蓋坐하고 있을 때는 정액이 저절로 흘러 나와서 억제할 수가 없었다. 百方으로 고치려 해 보았으나 효험이 없었다. 이러하기 이미 10여년이 되었다. 내가 진찰하니 心下悸가 있었다. 곧 이 方을 주어 완치시켰다.

『生生堂醫談』에는,

京師 古門 앞에 한 노파가 와서 치료를 請하였다. 노파는 허리와 다리가 냉하고 다리가 痿弱하여 한 걸음도 걸을 수가 없었다. 이런 일이 10년이 되었다고 한다. 내가 苓薑朮甘湯을 짓고 放痧出血시키니 피가 매우 많이 나왔다. 처음 올 때는 떠메어 왔으나 다음에 올

---

2) '腎著湯'은 本方을 말함.

3) '胞痺'는 방광마비.

4) '淸涕'는 맑은 콧물.

때는 사람의 부축을 받고, 그 다음은 지팡이를 짚었고, 그 다음에 올 때는 제 발로 걸었고 지팡이를 짚지 않았다.

我說. 이 병자는 本方證에 瘀血을 겸한 것이다.

『用方經權』 本方條에는,

우리 子幹 선생이 이 劑만을 가지고, 여름철에서 가을철까지 身體疲惰, 手足疲疼, 허리 밑이 무겁거나 부어오르는 것, 혹은 발열오한・설사복통・小便不利・口渴引飮・下利 後重한 者를 치료하는 데 活潑自在하여 그 효험은 귀신과 같았다. 참으로 이것은 得心應手의 治法이라고 子幹 선생이 일찍이 말한 바 있었다. 여름철과 가을철은 水冷이 많이 발병한다. 이 때에 만약 사람이 고유의 寒飮을 가지고 있을 때는 內外相感함으로써 上件의 병을 일으킨다. 이제 이 약을 갖춤으로써 通治하게 된다.

我說. 本方證에 發熱惡寒・口渴引飮의 證이 있다 함은 정면으로 師論과 모순된다. 과연 이런 증세가 있을 것인지 아직 나는 확실히 모르겠다. 여기에 적음으로써 후일의 참고로 한다.

『痲疹一哈』에는,

吉邑季平의 처가, 나이는 30 가량, 發疹할 때 身熱이 매우 높아 兩顴의 빛깔이 붉어서 마치 주홍색의 비단으로 싸맨 것 같았고 喘咳 短氣하고 煩躁하여 잠을 이룰 수가 없었다. 口渴이 나서 물을 자꾸 마시려 했다. 大靑龍湯을 지어 복용하게 하였다. 다섯 첩을 복용하자 前證이 약간 나아져서 온몸에 汗出함이 물 흐르듯 하였다. 疹子가 發汗과 함께 나오고, 疹을 거둔 다음 月經期에 이르러도 월경이 없었다. 右脇下가 凝結하여 덩어리를 이루었고 腰 이하 足跗에 이르기까지 모조리 浮腫했다. 대변은 自利하지만 소변은 不利했다. 다시금 苓薑朮甘湯을 지어 복용하기 30여일, 월경이 평상시의 倍가 되었고 혹은 검은 덩어리 몇 개를 배출했다. 脇下가 凝結한 것도 나았고 浮腫 또한 없어졌다. 諸證이 회복되어 월경이 순조로왔다고 하였다.

『類聚方廣義』 本方條에는,

이 方에 杏仁을 加하여 腎著湯이라 이름하고, 妊婦浮腫・小便自利・腰髀冷痛・喘咳하는

者를 치료한다. 또, 노인이 평소 소변을 실금하고 腰腿가 沈重·冷痛하는 것을 고친다. 그리고 남녀가 遺尿하되 14~15세에 이르기까지 계속되는 것은 가장 난치이다. 그러나 이 方에 反鼻를 加하여 능히 효험을 본다. 증세에 따라 附子를 加하면 좋을 것이다.

我說. 本方이 遺尿에 효험 있다는 것은 비록 尾臺 씨의 말과 같지마는 특효약은 아니니 함부로 쓰지는 말아야 한다. 내가 경험한 바에 의하면 이 병자에게는 石膏劑의 證이 오히려 많다.

4) 乾薑의 醫治効用

이 약은 附子와 함께 大熱藥으로서 신진대사 기능의 沈衰를 振起하고 水毒을 驅逐함은 兩者가 서로 같은 것이지만, 다른 점은 附子劑의 證에는 설사 厥冷 등 水毒下降의 징후가 있고 上迫의 징후가 적은데 비하여, 本 藥證에 있어서는 水毒下降의 징후가 적고 상박하여 구토·해수·眩暈·煩躁 등의 증상을 發하는 데있다. 환언하면, 附子는 水毒의 下降을 고치는 것이 主이고 下降을 고치는 것이 客이다. 이로써 두 약의 辨別이 될 것이다.

『藥徵』에,

乾薑. 水毒의 結滯를 主治하며, 겸하여 구토·해수·下利·厥冷·煩躁·복통·흉통·요통 등의 證을 다스린다.

『木草備要』에는,

乾薑. 生用하면 辛溫, 寒邪를 쫓아 表를 發하고, 포용하면 辛苦, 大熱하여 胃冷을 제거하고 中을 지킨다. 經을 따뜻하게 하고 血을 멎게 한다. 담을 해소하고 구역질을 진정시키며 臟腑의 沈寒痼冷을 제거한다.

능히 惡를 버리고 新을 만들며 生陽, 長陰의 작용을 한다. 때문에, 吐衄下血하여 陰이 있고 陽이 없는 者는 이 약이 좋다.

32. 苓桂朮甘湯에 관한 師論 註釋

傷寒, 吐하거나 下한 다음 心下가 逆滿하고, 氣가 上하여 胸을 衝하고, 일어나면 곧 頭眩하며 脈이 沈緊하고, 發汗한즉 經을 動하여 身을 振振히 떠는 사람은 茯苓桂枝白朮甘草湯으로 다스린다.

(傷寒, 若吐, 若下後, 心下逆滿, 氣上衝胸, 起則頭眩, 脈沈緊, 發汗則動經, 身爲振振搖者, 茯苓桂枝白朮甘草湯主之－『傷寒論』)

(註) 方씨의 말.

'心下逆滿'은 伏飮이 上溢하여 胸膈에 搏實하는 것이다. "氣가 上하여 胸을 衝한다" 함은 寒邪가 上湧하여 飮을 挾하고 逆을 일으키는 것이다. "經을 動한다" 함은 經脈을 傷脈을 傷動하여 振振히 奮動하게 하는 것이다. 대개 사람의 經脈은 진액에 의해서 자양된다. 음식물은 진액의 類이다. 靜하면 곧 養生을 하고 動하면 곧 병을 일으킨다. 이를 制勝함이 좋다.

尤씨의 말.

이것은 傷寒의 邪는 解하고 飮이 發한 證이다. 飮이 中[1]에 停滯되면 곧 腹滿이 된다. 上으로 逆하면 곧 氣가 沖하여 頭眩이 일어난다. 經에 들어가면 곧 "身이 振振하며" 動搖한다. 『金匱』에 이르되, "膈間支飮하면 그 사람이 喘滿하고, 心下痞堅하며, 脈이 沈緊하다" 하였다. 또 이르기를 "心下에 痰飮이 있어 胸脇支滿하고 눈이 어지럽다" 하였다. 또 이르기를 "그 사람이 振振하여 身瞤함이 심하면 반드시 伏飮이 있다" 하였다. "發汗한 즉 곧 經脈이 動하고" 함은 邪가 發할 만한 것이 없음에도 오히려 그 經脈을 動하는 것이다. 그러므로 茯苓·白朮을 줌으로써 飮氣를 除去하고, 桂枝·甘草로써 陽氣를 生하는 것이다.

1) '中'은 胃中.

른바 "痰飮을 앓는 사람은 마땅히 溫藥으로써 이를 和헤게 해야 할 것이다" 함이 바로 이것이다.

丹羽元堅 씨의 말.

이 條는, 脈이 沈緊에 머무르는 것으로, 이 증세가 곧 이 湯이 主로 다스리는 바이다. 만약 吐하거나 설사를 하면 胃가 虛하고 飮이 動하여 이 증세를 일으킨다. 게다가 땀을 흘리면 그 表陽을 傷하고 이내 변하여 動經을 하고, 또한 몸이 振振하게 동요한다. 이것은 身이 瞤動하고 振振하여 땅에 쓰러지려고 하는 것과 서로 같다. 즉 眞武湯[2]이 主로 다스리는 대상이다. -중략- 또, 이 方은 오로지 水를 利함으로써 위를 튼튼하게 함을 취하는 것으로 甘棗湯[3]과 약간 다른 점이 있다.

我說. "吐하거나 下한 後에"라 함은 뱃속에 충실한 독이 없음을 가리키는 것이고, 心下逆滿이란 아랫쪽에서 心下部로 向하여 滿함을 말하는 것이다. 그리고 이 증세를 일으키는 까닭은 桂枝去芍藥湯證이 胸滿을 일으키는 것과 다를 바 없다. 吐하거나 瀉下함으로써 腹內의 독이 탈진함과 동시에 그 反動으로서 氣가 상충한 결과에 不外하지만 桂枝去芍藥湯의 胸滿이 단지 氣上衝의 반응인데 그치는 것과는 다르다. 이 心下逆滿은 氣가 水毒이 相伴하여 上衝하는 징후이니 前者의 胸滿이 內空虛한 것과는 다르다. 心下逆滿은 말하자면 胃部膨滿의 內部에 停水가 있는 것이라 하겠다. 또, 氣가 上하여 胸을 衝하는 것이나, 일어서면 이내 머리가 어지러운 것이나 다 마찬가지로 心下逆滿을 일으키는 이치와 같지만, 水毒侵襲의 部位가 서로 다른 데서 증상에 차이를 나타내는 것이다. 또, 脈이 沈緊한 것은 裏에 水毒이 있는 징후이니만큼, 仲景은 이 脈候를 들어 本方證이 水毒에 유래함을 가리키는 것이다.

이와 같이, 이 條의 病症은 水毒의 上衝에 기인한 것이니 이것을 치유하는 데는 반드시 本方을 사용하지 않을 수 없으나 만약 잘못하여 발한제로 치료한다면, 즉 逆治를 하게 된다면 經, 즉 혈관계를 氣가 충동하여 근육으로 하여금 失調하게 하고, 몸이 振振하게 搖한즉 身體로 하여금 振戰動搖하게 된다. 그러나 이 증상만이 있을 뿐 다른 증상이 없다면, 비록 誤治 후의 逆證이라고 하더라도, 本方이 主治하는 바이라는 뜻이다.

---

2) 本方證과 眞武湯證은 매우 비슷하지만 동일한 것이 아니다.

3) 甘棗湯은 苓桂甘棗湯이다.

心下에 痰飮이 있고, 胸脇이 支滿하고, 눈이 어지러운 것은 苓桂朮甘湯으로 다스린다.

(心下有痰飮, 胸脇支滿, 目眩, 苓桂朮甘湯主之－『金匱要略』)

(註) '痰飮'이란 『金匱』에,

問. "무릇 飮에 네 가지가 있다 하니 무엇입니까?"

선생 答, "痰飮과 懸飮과 溢飮, 支飮이다."

問. "四飮은 각기 어떤 차이가 있습니까?"

선생 答, "그 사람이 평소에는 건강하였으나 지금은 수척해지고, 水가 腸間에 走하되 소리가 쪼록쪼록 들리는 것을 痰飮이라 한다." －下略－

라고 한 것으로 보건대, 心下에 痰飮이 있다 함은 胃內에 停水가 있는 것을 말하는 것이다. 支滿이란, 徐彬 씨가 "支란 撑定하여 去하지 않고 痞狀과 같은 것이다"(『類聚方廣義』 所載)라고 말한 점으로 보건대, 胸脇支滿이란 곧 肋骨弓 下部가 膨滿한다는 뜻으로, 心下逆滿과 같이 下方에서 上方을 向하여 上衝하며 滿하는 것이다. 눈이 어지러운 것은 머리가 어지러운 것과 마찬가지로 眩暈이다.

무릇 短氣, 微飮이 있을진대, 마땅히 소변으로 이를 去할 것이다. 苓桂朮甘湯으로 다스리고, 또한 腎氣丸으로도 다스린다.

(夫短氣有微飮, 當從小便去之. 苓桂朮甘湯主之. 腎氣丸亦主之－『金匱要略』)

(註) 短氣란, 호흡이 촉박하다는 뜻으로 『金匱』에,

"무릇 食이 少하고 飮이 多하면,[4] 水가 心下에 머물러서, 심한 자는 悸하고 微한 者는 短氣가 된다."라고 말한 것처럼, 胃內에 만약 停水가 다량이면 심장을 침범하여 심계항진을 일으키고, 소량이면 호흡을 촉박하게 하는 것인데, 이 微飮은 곧 소량의 停水를 本方으로써 이뇨시키면 呼吸促迫이 저절로 낫는다는 뜻이고, 또, "苓桂朮甘湯으로 다스리고, 또한

4) 이 첫 귀는, "무릇 心腎에 病이 있을 때 食이 少하고 飮이 多하면"이란 뜻이다.

腎氣丸으로도 다스린다" 한 것은 短氣 微飮을 이뇨에 의해서 다스리는 작용에 있어서는 兩方이 서로 같은 것을 가리키는 것이지 그 主治가 동일하다는 뜻은 아니다.

> 傷寒, 吐下한 다음, 發汗·虛煩하고 맥이 매우 微하며 8~9일 후에 心下가 痞鞕하고 脇下가 아프며, 氣가 인후를 上衝하여 眩冒하고, 經脈이 動惕하는 사람은 오래되면 痿가 된다.
>
> (傷寒, 吐下後, 發汗, 虛煩, 脈甚微, 八九日, 心下痞鞕, 脇下痛, 氣上衝咽喉, 眩冒, 經脈動惕者, 久而成痿－『傷寒論』)

(註) 錫씨의 말.

痿란, 肢體가 痿廢하여 뜻대로 움직이지 않는 것이고, "오래되면 痿가 된다" 함은 經血이 사지로 外行하지 않는다는 것이다.

方씨의 말.

이것은 苓桂朮甘湯證을 말한다. 그런데 다시 失治로 말미암아 痿를 일으킨다는 뜻을 말한 것이다. 前者에서 '脈沈緊'은 아직 땀을 내지 않음을 전제로 해서 언급한 것이지만, 이 條에서 "脈이 매우 微하고"는 이미 땀을 낸 것을 전제로 해서 언급한 것이다. '經脈動'은 곧 "經을 動한다"는 것의 變文이고 '惕'은 곧 '振振搖'이다. 대체로는 兩相이 交互히 발병한다는 말이다. "오래 되어"란, 이미 8, 9일을 경과한 것을 말한다. 만약, 아직 解하지 못하고 또한 치료하지 못한 과실이 있다 하면, 곧 진액은 內亡하고 濕淫은 外漬하여 반드시 兩足이 痿輭을 일으켜서 相及하지 않는다.

尤씨의 말.

心下가 痞鞕하고, 脇下가 痛하며, 氣가 咽喉를 上沖하고, 眩冒하는 사람은 邪氣가 飮을 搏하고 內聚하여 上逆하는 것이다. 內聚하는 것은 四布할 수가 없고, 上逆하는 것은 下에 미칠 수 없다. 무릇, 經脈은 혈액의 도움으로써 작용하는 것이다. 汗, 吐, 下를 한 다음 혈액이 남는 것이 얼마나 되랴? 그리고, 또 搏結하여 飮이 되고 諸經에 散布할 수가 없다.

이제 經脈은 이미 浸潤에 앞서 상실되고, 또 後에 長養할 수가 없으며, 반드시 筋膜이 乾急하여 攣하게 되고, 樞[5]가 折하며 脛이 縱하여 地에 任하지 못하고, 『內經』에서 말하는 바와 같은 脈痿筋痿가 바로 이런 것이다. 이리하여 "오래 되어 痿가 된다"고 말한 것이다.

我說. 이들 兩說은 기초의학으로 돌아가는 바가 없지 않지만 本條를 잘 해석함으로 해서 이를 인용하여 설명에 갈음한다.

> 水가 心에 있으면 心下가 堅築하고, 短氣하며, 水를 싫어하고, 飮하기를 바라지 않는다.
>
> (水在心, 心下堅築, 短氣, 惡水不欲飮－『金匱要略』)

(註) 『金匱要略述義』에 의하면, 堅은 心下堅實[6]이고, 築은 築築然하게 悸動하는 모습이다.

> 水가 腎에 있으면 心下가 悸한다.[7]
>
> (水在腎, 心下悸－『金匱要略』)

> 무릇 心下에 留飮이 있으면, 그 사람의 등이 寒冷하기가 손바닥 크기 만하다.
>
> (夫心下有留飮, 其人背寒冷如掌大－『金匱要略』)

(註) 胃內停水가 있는 사람은 그 胃와 일치되는 背部의 주먹 만한 부분에 寒冷함을 느낀다는 뜻이다.[8]

5) '樞'는 문을 열고 닫는 '軸'이란 뜻과 '요긴한 곳'이란 뜻이다. 그러므로 이 경우에는 '관절'을 뜻한다.

6) '心下堅實'은 本方이 다스리는 바가 아니므로, 이 心臟病을 다스리려면 本方과 心下堅實을 治하는 大柴胡湯을 合用해야 할 듯하다.

7) 本方은 心臟病만 다스리는 것이 아니라 신장병도 잘 다스리는 것임을 알 것이다.

> 四肢歷節痛,[9] 脈이 沈한 사람은 留飮[10]이 있다.
>
> (四肢歷節痛, 脈沈者, 有留飮－『金匱要略』)

(註) 관절 류마치스, 신경통 등으로, 沈脈을 나타내는 것은 胃內停水가 있는 것이 징후이니, 이 沈脈과 胃下停水症을 주목적으로 하고, 疼痛을 副目的으로 하여 適方을 選用하면 치유된다는 뜻을 암시하는 것이다.

> 胸中에 痰을 앓고, 喘滿咳吐하되 發한즉 寒熱·背痛·腰疼하며 눈에서 눈물이 저절로 나오고 환자가 몸이 振振하며 瞤動하는 것이 劇하면, 반드시 伏飮이 있다.
>
> (胸中病痰, 喘滿咳吐, 發則寒熱, 背痛, 腰疼, 目泣自出, 其人振振身瞤動而劇者, 必有伏飮－『金匱要略』)

(註) '伏飮'이란, 飮, 즉 水毒이 잠복하는 것이니, 胃內停水를 확인할 수 없다 하더라도 前症이 있을 때는 水毒이 잠복한 것이라도 推斷하여, 胃內停水를 다스리는 약을 사용하면 이런 증상들은 치료하지 않더라도 저절로 낫는다는 뜻이다.

위의 數條의 病症에 本方을 신용해야 한다는 明文은 없지만, 그 中 대부분이 本方이 主治인만큼 여기에 열거하였다. 古人도 怪病은 治痰[11]으로 고치라고 말하고 있음과 같다. 實로 水毒은 천변만화하여 기질괴질을 나타냄이 무한하여 거의 端倪를 불허하는만큼 충분히 仲景의 論說과 前記 諸說의 진수를 탐구함으로써 本方의 운용을 완전하게 해야 할 것이다.

---

8) 本條는 胃內停水가 있는 증상의 일반론이고, 本方證에 것이 아니다.

9) '歷節痛'은 관절의 류마치스, 신경통이다.

10) '留飮'은 '痰飮'과 같다.

11) '痰'은 水毒을 말함.

1) 苓桂朮甘湯方

茯苓 14.5
桂枝 11.0
朮 · 甘草 各 7.0

煎法 · 용법은 前과 같음.

2) 腹 證

앞의 師論 및 本方의 原方인 桂枝甘草湯條를 종합해서 관찰한다면 本方의 腹, 脈, 外證은 自明할 것이니 여기에 蛇足을 加할 필요가 없지만, 諸說에 누락된 것으로 臨床上 긴요한 2, 3개 사항을 추가하지 않을 수 없다. 무릇 瘀血이 上衝하게 되면 반드시 左腹部, 특히 同側 腹直筋을 따라서 發하는 것이지 우측을 따라서 나타나는 일이 없는데, 氣 및 水毒이 上衝함에 있어서는 반드시 右腹部, 그 중에서도 同側 腹直筋을 따라서 發하고 左側을 따라서 發하지 않는 것이 상례이다. 이 차별이 생기는 이유에 관해서는 아직 불명하다고 하지만 古人도 일찍이 이를 唱道한 바이고, 내가 실험한 바로도 또한 거짓 없는 사실이다. 그러므로 本方證에 있어서도 이 원칙에서 벗어나지 않는다. 氣가 胸을 上衝함에나, 心下가 逆滿함에나 반드시 우측 腹直筋을 따라서 發現되고, 胸脇支滿도 마찬가지로 右肋骨弓下이고, 두통도 우측이 아프고 좌측은 아프지 않든가, 또는 좌측에 비하여 우측의 아픔이 심하다. 또, 『金匱』에,

奔豚病은 小腹에서 일어나 인후로 上衝하고, 발작하면 죽으려 하고, 發作이 끝나면 회복된다.

라 하였고, 또 同書의 茯桂五味甘草湯條에,

ㅡ상략ㅡ 手足厥逆은 氣가 少腹에서 胸咽으로 上衝하여, 手足이 痺하고 그 面이 翕然하여 醉狀과 같고, 인하여 다시 陰股로 下流하며, 소변이 어렵고, 때로 다시 冒한다.

라고 말했듯이, 茯苓·桂枝를 君臣藥으로 하는 方劑의 證은 어느것이나 모두 발작적으로 消長하는 것이므로 本方證도 또한 發作하면 더욱 심하고 休止하면 혹은 경쾌 혹은 잠복하는 것으로서 이 발작은 심신의 과로 기타의 近因에 의해서 惹起된다. 이것은 옛날의 癎·驚悸 등의 病症, 즉 現今의 신경쇠약·히스테리 등의 神經症에 本方이 많이 적응되는 所以이다. 이와 같이 本方證에는 不定症狀이 많은 것이지만, 항상 一定不變한 症狀은 尿利의 감소 혹은 頻數과 胃內停水이므로 本方은 먼저 이 두 증상의 존재를 확인하고 다음에 心悸亢進을 확인하고나서 나머지 증상을 참조한 다음 비로소 사용해야 한다.

3) 선배의 論說·治驗

『方機』 本方의 主治에는,

心下逆滿하고 일어나면 머리가 어지러운 사람.
눈이 아프고 赤脈이 생겨, 눈을 뜰 수 없는 사람.

我說. 나의 경험에 의하면 이 안질은 水胞性 結膜炎, 同性 角膜炎이다.
耳聾하고 衝逆이 심하며 머리가 어지러운 사람.

我說. 本方은 桂枝甘草湯에서 유래한다. 이것이 耳聾을 치료하는 所以이며, 단지 耳聾을 고칠 뿐만 아니라 이명도 고친다.

『方輿輗』의 癎·癲·狂·驚悸·불면증·건망증·奔豚篇에는,

癎의 症候는 千端萬倪하여 일일이 縷擧할 수가 없다. 이제 그 여섯 가지를 고찰하여 대략 그 원인과 治法을 말하는 데 그치기로 한다. 却說, 奔豚이란 것은 예로부터 특히 일종의 병으로 보지만, 간단히 말하자면 癎의 一症일 따름이다. 이것은 나의 管見이 아니고 先人들이 이미 辨한 것이다.

苓桂朮甘湯은 氣가 인후로 上衝하는 것, 眩冒·經脈動惕이 오래되어 痿로 된 것 등을 고친다.

氣가 咽喉로 上衝하는 것은 氣가 上逆하여 胸咽까지 衝하는 것이다. 이것을 세속에서 "목이 멘다"고 말한다. 眩은 頭眩·目眩을 말하고, 冒란 뭔가를 덮어쓴 것처럼 멍하니 느

껴지는 것이다. 經脈 動惕은 전신근맥이 벌떡벌떡 뛰는 것을 말한다. 이상의 몇 가지 증상이 오래 되어도 낫지 않을 때는 다리가 후들후들하게 되어 발딛기가 나쁘고 마침내는 痿를 이루는 것도 있다. 이 四句는 本論에서는 說者가 삭제했지만 필자는 이를 採摭[12]하여 苓桂朮甘湯의 主治로 한다. 却說, 動氣가 심한 사람은 鐵屑·牡蠣를 加하여도 좋다.[13] 일찍이 한 蕩兒가 있어서 前症을 앓았는데 어느날 아침 갑자기 쓰러져 인사불성이 되어 집안 사람들이 당황하여 몇 사람의 의사를 불렀으나 그들이 모두 말하기를 난치라 하였다. 내가 이 사람을 진찰해 보니 형증은 위험한 것 같으나 脈이 平한지라, 이것은 癎의 所致라고 보았다. 곧 苓桂朮甘湯을 주니 두 貼만에 蘇生하였다. 이어서 복용시키기 30~40일만에 제 증상이 없어지고 완쾌되었다.

무릇, 卒厥의 병에 그 맥이 平한 사람의 대부분은 癎에 속한다. 이것을 초학자들은 모름지기 알아야 할 것이다.

同書 眩暈篇에 의하면,

茯苓桂枝白朮甘草湯. 心下逆滿, 氣가 胸을 上衝하여, 일어서면 곧 머리가 어지러운 사람을 고친다. 이 方은 眩暈을 다스리는 聖劑이다. 仲景이 "일어서면 곧 머리가 어지럽다"고 말했지만, 이 말은 한 條 가운데서의 증에 관하여 論及한 것이다. 반드시 起臥에 구애될 필요는 없고 널리 해석해서 좋다.

『類聚方廣義』 本方條에,

飮家가 眼目에 雲翳가 생기고, 昏暗疼痛하며, 上衝頭眩하고, 眼瞼이 浮腫하고, 눈물이 많이 나는 것을 다스린다. 芣苡를 加하면 더욱 효험이 있다. 마땅히 心胸動悸·胸脇支滿·心下逆滿 등의 症을 목적으로 해야 할 것이다. -중략- 雀目症에도 또한 奇効가 있다.

(註) 飮家란 水毒이 있는 환자이고, 芣苡는 車前子이다.

『勿誤藥室寶函口訣』 本方條에는,

12) '摭'은 '拾'이란 뜻.

13) 牡蠣를 加하여도 좋지만, 鐵粉을 愼用하지 않으면 안 된다. 왜냐하면, 이 약은 왕왕 위를 해치기 때문이다.

이 方은 支飮을 제거하는 것을 목적으로 한다. 氣가 인후로 上衝하는 것이나, 目眩하는 것이나, 수족이 떨리는 것이나 모두 水飮에 기인한 것이다. "일어서면 곧 머리가 어지럽다"고 하는 것이 증상의 大法이지만, 누워 있으면서 眩暈하는 사람에게도 心下逆滿의 증상만 있으면 사용한다. 그것으로도 낫지 않는 사람은 澤瀉湯을 쓴다. 그 방은 비록 始終 어지럽지는 않다 하더라도 冒眩이라는 증상으로 인하여 얼굴이 당기는 징후가 있다. 또, 이 방은 動悸가 특징적인 징후인 만큼 柴胡薑桂湯과 혼동하기 쉽지만, 이 方은 안색이 밝고 表에 긴장이 있고, 第一 脈이 沈緊하지 않으면 효험이 없는 것이다. 또, 이 方에 沒食子를 加하여 천식을 다스린다.[14] 또, 水氣로부터 오는 痿躄에 효험이 있다. 발이 떨리는 사람, 혹은 허리에 힘이 빠지는 사람은 누워 있으면 脊骨 근처가 꿈틀거리거나 온몸의 經脈이 跳動하고, 耳鳴, 逆上의 징후가 있는 사람이다. 本論의 이른바 '오래되면 痿가 되는(久而成痿)' 症은 무슨 병에서든 이 方으로 백발백중이다.

『建珠錄』에 의하면,

越中二口의 誓光寺 主僧 아무개라는 사람이 診治를 청하면서 말하기를, "소승은 안목에 外障이 있는데, 보이기는 하지만 事物을 오래 바라볼 수가 없고, 무리하게 보려 하면 이내 方圓大小의 구별 없이 순식간에 흐려져 버립니다. 마지막으로 錐芒과 같은 것이 眼中을 찌를 때는 아파서 견딜 수가 없습니다" 이런 증세가 3년이 되었다. 선생이 진찰하여 보니, 上氣煩熱하고 體肉이 瞤動하는 증세가 있었다. 桂苓朮甘湯 및 芎黃散을 지어 먹이기 수십 일만에 그 시력이 겨우 좋아져서 다시는 錐芒이 없었다. －하략－

我說. 이 症은 난시로서 眼精疲勞를 겸한 것이다.

膳所 疾臣 服部久左衛門의 딸이 처음에 頭瘡을 앓고 나은 다음 兩眼에 翳膜이 생겨서 갑자기 실명하였다. 선생을 불러서 診治를 청하였다. 선생이 진찰해 보니 上逆心煩하고 때로는 소변이 잘 나오지 않는다. 桂苓朮甘湯 및 芎黃散을 지어 교대로 쓰고 때로는 紫圓으로써 攻下하였다. 翳障이 약간 없어지고 왼쪽 눈이 빛을 되찾았다. 이에 이르러 환자의 가족이, 古方家에서는 峻劑를 많이 사용하므로 瘴翳를 물리친다고는 하지만 죽음에 이를 염려가 있다고 염려하니 久左衛門도 또한 그렇다고 생각하여 이 점을 몹시 두려워하고 이내

14) 本方에 沒食子를 加하여 천식을 다스린다는 說은 믿기 어렵다.

사양하고 선생의 치료를 그만두게 하였다. 다시금 다른 의사를 불러 緩補한 약제를 복용시키게 하였다. 이렇게 하기 오래 되자 다시 翳膜이 생겨 漠漠하여 볼 수가 없게 되었다. 이렇게 되자 久左衛門이 다시 선생을 만나 뵙고 "요전에 저의 딸이 선생님의 의술로 한쪽 눈을 떴습니다. 그런데, 다른 사람의 間阻에 혹하여 마침내 실명하게 되었습니다. 이제 이 점을 매우 후회하고 있습니다. 다행히 다시금 딸의 병을 고치게 된다면 선생님의 은혜를 입는 바 크겠습니다"라고 청하기를 간절히 하였다. 그래서 선생이 이를 다시 진찰하고 前方을 쓰기 수개월만에 두 눈이 회복되었다.[15]

我說. 頭瘡에 外治만 하고 內治를 하지 않으면 간혹 안질로 변한다. 피부과 의사들은 깊이 반성하지 않으면 안 될 것이다.

京師 郊外 西岡에 僧 良山和尙이란 사람이 있었다. 나이 70에 귀가 먼 지 여러 해, 일찍이 선생의 百病이 一毒으로 생긴다는 論을 듣고 그 이치에 깊이 감복하였다. 그래서 찾아와 診治를 求하였다. 心胸이 微煩하고 上氣가 매우 심하기에 桂苓朮甘湯 및 芎黃散을 지어 복용시키기 수개월이 지났으나 아직 효과를 보지 못하였다. 그래서 선생으로부터 치료받기를 그만두었는데 수일만에 다시 찾아와서 하는 말이 "선생님으로부터 치료받기를 그만둔 이후로 얼마간 들을 수 있게 되었습니다. 생각건대, 上焦의 毒이 상당히 풀린 것이 아닐까요?" 선생이 이를 진찰하고 말하기를 "아직 멀었소. 시험삼아 다시 한 번 湯液을 복용하면 틀림없이 또 다시 들을 수 없게 될 것이오.[16] 그리하여 그 후에 다시금 들을 수 있게 된다면 그 독이 진실로 없어진 것이오" 하였다. 그리하여 前方을 수개월간 복용하니 과연 선생이 말한 것과 같았다.

我說. 東洞 옹은 위의 여러 증세에 芎黃散을 겸용하지만 나는 黃解丸을 겸용하는 편이 낫다고 믿는다. 丸龜 侯臣 勝田九八郎의 여동생이 痿躄을 앓았는데 諸治가 효험이 없었다. 선생이 이를 진찰하니 體肉이 瞤動하고 上氣가 특히 심하였다. 桂苓朮甘湯을 지어 복용시키니, 이내 소변을 앉아 보기 3, 40行, 홀연히 起居如商하게 되었다.

我說. 이 치료경험은 "오래 되어 痿가 된다"는 師論에 기초한 것으로 그 偉効를 發하기

---

15) 오늘날의 안과의가 이 治驗을 본다면 그 느낌이 과연 어떨까?

16) 복약한 다음 오히려 청각을 잃게 된다는 것은 곧 '瞑眩'을 말한다.

가 실로 이와 같은 것이다. 이 일로 미루어 이 師論이 얼마나 的確한가를 알 것이다.

『東洞家配劑抄』에는,

八幡瀧之坊
狂亂
苓桂朮甘湯 紫圓 1分씩[17)]

『成蹟錄』에는,

攝南 某씨의 妻가 鬱冒上逆하고 평상시에 잘 놀라서 발소리만 듣고도 깜짝깜짝 놀라곤 하였다. 그럴 때면 驚悸가 怵然하였다. 그래서 다른 사람 보기를 꺼려하여 언제나 深閨에 홀로 누워 있었다.

이 집이 부유한지라 家人이 모두 융단을 깔고 걸음으로써 발소리를 내지 않도록 하였다. 가지가지 攝養修治를 안 해 본 것 없이 다 해 봤으나 하나도 寸効를 보지 못했다. 오래오래 자리에 누워 있기 數年이 되었다. 그러다가 선생을 청하였다. 선생이 苓桂朮甘湯을 주었다. 여러 해에 걸친 持病이 금방 나았다.

我說. 이 병은 중증의 히스테리였다.

『生生堂治驗』에는,

한 남자가, 허리가 아프고 대변 볼 때마다 1合 정도로 하혈을 하여 얼굴빛이 창백하고 일어설 때는 이내 어지러웠다. 선생이 桂枝茯苓白朮甘草加五靈脂湯을 처방하여 바로 치유되었다.

我說. 五靈脂는 寒號虫의 똥덩어리로서 瘀血을 제거하는 성질이 있음을 생각해 보건대, 이 환자에게는 本方과 桂枝茯苓丸의 合方을 주는 것이 正治이리라.

『橘窓書影』에는,

17) 이 治驗에 의하면, 本方은 정신병도 고친다.

下總國 小見川 西雲寺가 배꼽 밑에 動悸가 있었는데, 때때로 心下를 찌르고, 眩冒卒倒하려 하고 머릿속이 항상 큰 돌을 인 것 같으며 上盛下虛하여 걸음을 제대로 걸을 수가 없었다. 전국의 명의를 다 불렀으나 효험이 없었다. 都下에 나와서 나에게 치료를 求하므로 내가 苓桂朮甘湯을 주고 妙香散[18]을 겸용하였더니 수십 일 만에 여러 해에 걸친 지병이 脫然히 나았다.

---

18) '妙香散'은 後世方이다.

33. 苓桂甘棗湯에 관한 師論 註釋

> 發汗 후, 臍下가 悸하는 사람은 奔豚을 發하려 한다. 茯苓桂枝甘草大棗湯으로 다스린다.
>
> (發汗後, 臍下悸者, 欲作奔豚. 茯苓桂枝甘草大棗湯主之 -『傷寒論』)

1) 苓桂甘棗湯方

茯苓 14.5
桂枝 7.0
甘草 5.5
大棗 6.5

이를 細剉하여 물 서 合을 한 合으로 달여서 찌꺼기는 버리고 하루 세 번 나누어 溫服한다.

2) 腹 證

本方은 苓桂朮甘湯에서 朮을 去하고 大棗를 加한데 지나지 않는만큼 그 主治하는 바도 그것과 비슷하지만, 本方에는 茯苓만 있고 그것을 보좌하는 朮이 없으니 이뇨작용에 있어서는 그것보다 아주 못하지만, 大棗가 있기 때문에 攣急作用을 치료하는 데 있어서는 그것을 훨씬 능가한다. 이것이 本方의 奔豚病을 치료하는 所以로서, 腹證上으로도 前者에는 右腹直筋이 攣急微弱한 데 비하여 本方證에는 뚜렷하여 만지면 동통을 호소한다. 다만, 芍藥이 攣急한 腹表에 떠올라 强硬한 것과는 달리 腹底에 沈하여 연약한 촉감이 있어서 攣引한다. 그러므로 東洞 옹은 本方을 定義하여, 배꼽 밑이 悸하며 攣急, 上衝하는 者를 다스린다고 말한 것이다.

3) 先輩의 論說 · 治驗

『生生堂治驗』에,

한 남자가 나이는 30, 매일 한두 번 奔豚症을 發하는데, 심하면 곧 牙關이 緊急하고 인사불성이었는데 百治가 무효하였다. 선생이 이를 진찰하니, 배꼽 밑이 悸하여 이를 만지면 아팠다. 苓桂甘棗加大黃湯을 먹이고 反胃丸[1)]을 겸용하되 하루 한 차례 20환씩을 먹이기 수십일만에 고쳤다.

我說. 나 역시 黃解丸을 本方과 겸용하여 同症을 고친 일이 있다.

『證治摘要』에는,

苓桂甘棗湯 臍下가 悸하고 奔豚症을 發하려 하는 사람(만지면 복통이 가슴을 찌르는 사람에 累用하면 累効가 있다).

我說. 나도 역시 本方을 사용하여 同症을 고친 일이 있다.

『勿誤藥室寶函口訣』 本方條에는,

이 方은 臍下의 動悸를 主治한다. 大棗는 능히 臍下의 動悸를 다스리는 것이다. -중략- 이 方은, 원래 奔豚의 水氣에 속하는 사람을 치료하는 것이 主이지만 운용하여 澼飮에 써도 특효가 있다.

我說. 澼飮이란 胃內停水의 숙환을 말하는 것이다.

『橘窓書影』에는,

田無邑 戶長 下田半兵衛의 妻가, 나이 30인데, 小腹에 塊가 있어서 때때로 心下로 衝逆하고, 안색이 새파랗고, 몸이 약간 浮腫하며 前陰에서 汚水를 흘렸다. 여러 의사가 치료를 하려 해도 藥汁을 입에 넣으면 이내 吐해 버린다. 내가 진찰하고 말하되, "병은 고치기 어

---

1) '反胃丸'은 不明.

렵지 않소. 藥力이 미치지 않는 것입니다. 맹세코 약을 먹으면 틀림없이 나을 것입니다" 하였다. 환자가 매우 기뻐하였다. 그래서, 苓桂甘棗湯加紅花를 주었다. 약의 맛이 담백하여 처음으로 위 속에 들어갈 수 있었다. 이어서 수일간 連服하니 上衝이 멎고 종기가 없어졌다. 龍硫丸[2]을 겸용하여 汚水를 減하게 했고, 덩어리가 많이 풀렸다.

淀 侯臣 煙田傳一郎의 누이가 나이 20여세에, 배꼽 밑에 動悸가 있어서 任脈[3]의 經路가 拘急하고 때때로 心下로 衝逆하여 發한즉 角弓反張되고 인사불성하며 사지가 厥冷하고 호흡이 막히는 등의 증상이 있었다. 여러 의사가 치료해 보았으나 효험이 없었다. 내가 진찰하고나서 말하기를 "奔豚입니다" 하였다. 苓桂甘棗湯을 주었다. 수십일간 복용한 후, 병의 十中 七, 八을 감하게 되었다. 다만, 뱃속이 언제나 拘急하거나 수족이 땅겨서 拘攣하는 증세가 남아 있었다. 그래서 當歸建中湯을 겸용하여 수개월만에 全治하였다.

---

2) 龍硫丸은 龍骨·硫黃의 환약.

3) "任脈의 經路가 拘急한다" 함은, 右腹直筋이 攣急함을 말한다.

34. 苓桂五味甘草湯에 관한 師論 註釋

咳逆倚息하며 누워 있을 수가 없는 것은 小靑龍湯으로 다스린다. 靑龍湯으로 下해 버린 다음 唾가 많고 입이 마르며, 寸脈이 沈하고, 尺脈이 微하며, 수족이 厥逆하여, 氣가 少腹에서 胸咽으로 上衝하고, 수족이 저리고, 얼굴이 翕然하여 醉狀과 같고, 이어서 다시 陰股로 下流하여 소변이 어렵고, 때때로 다시 冒하는 사람은 茯苓桂枝五味甘草湯을 주어서 그 氣가 衝함을 다스린다.

(咳逆倚息不得臥, 小靑龍湯主之. 靑龍湯下已, 多唾口燥, 寸脈沈, 尺脈微, 手足厥逆, 氣從少 腹上衝胸咽, 手足痺, 其面翕然如醉狀, 因腹下流陰股, 小便難時復冒者, 與茯苓桂枝五味甘草湯, 治其氣衝－『金匱要略』)

(註) 丹羽元堅 씨의 말.

按하건대, 下하여 버린다 함은 服了한 것이고, 唾가 많다 함은 靑龍湯의 효험이 나타나서 飮이 開豁한 징후로서, 마치 이제 支飮[1]을 앓는 사람이 나을 때가 되면 반드시 稠痰을 吐함과 같다. 唾는 역시 稠痰이다. 입이 마른 것도 飮이 없어진 징후로서, 渴과 病機가 동일하다.

後續하는 3條(我說. 後續하는 3條란 苓甘薑味辛湯·苓甘薑味辛夏湯·苓甘薑味辛夏仁湯條를 가리킨다)는 모두 藥驗을 例擧한다. 이 證도 역시 마찬가지이다. 그래서 咳가 멎고 숨쉬기가 평안해진다는 뜻이 그 속에 내포되어 있는 것이다. 이 아래의 脈證은 靑龍湯으로 인하여 發하는 것이 아니고 대체로 飮이 있는 곳은 上焦에만 限한 것이 아니라 中下焦에도 괴이는 곳이는 곳이 있고, 혹은 딴곳에 挾有하는 것도 있다. 이제, 湯을 복용한 후 支飮이 散한다 하더라도 다른 證이 잇달아 나타나는 것이다.

---

1) 『金匱』에, "咳逆倚息·短氣하여 누울 수가 없고 그 外形은 腫과 같다. 이것을 '支飮'이라 한다" 하였다. 이것으로 보아, '支飮'이란 곧 咳嗽가 頻發하고 呼吸이 促迫하여서 다른 물체에 기대어서만 호흡을 할 수 있고, 橫臥할 수가 없으며, 身體에 微腫의 症狀이 있는 것을 말한다.

"寸脈이 沈하며, 尺脈이 微하고"[2]란, 魏씨에 의하면 "尺脈이 沈"함은 支飮이 窠囊[3]에 있어서 이를 제거하려고 하나 잘 제거되지 않는 것이고, "尺脈이 微"함은 正陽이 下에 虛하고 그래서 陰寒의 氣가 여기에 厥逆하여 上奔하는 것이라 한다. 이 풀이는 매우 그럴듯하다. 다만, "尺脈이 微"함은 어찌 血虛로 인하여서만 나타날 것인가?

"수족이 厥逆"함은, 陽이 원래 盛하지 않은데 이제 飮으로 因하여 遏住[4]되어서 일어나는 것으로 瓜蔕散의 厥과 그 情狀이 서로 가깝다. "氣가 少腹에서 胸咽으로 上衝"함은 下焦의 水가 上迸하는 것이다. "수족이 저리고"란 그 사람이 血虛[5]하기 때문이다.

"얼굴이 翕然하여 醉狀과 같고, 이어서 다시 陰股로 下流하고"란 위 속에 열이 있어서 飮이 迫動되어 올라가기도 하고 내려가기도 하는 것이다. "소변이 어렵고"란 膀胱이 내보내지(輸) 않는 것이다. 때때로 다시 冒한다 함은 바로 이 心下支飮 때문에 그런 것으로 때때로 昇함을 失하는 것이다. 이 證은 3焦에 모두 水가 있고, 게다가 血이 虛하고, 위에 熱이 있는 것을 말한다. 그렇지만 그 急症은 특히 氣衝에 있기 때문에 桂苓五味甘草湯[6]을 사용하여 逆을 억제하고 飮을 散한다.

이 方을 苓桂朮甘湯과 비교한다면, 五味가 있고 朮이 없으며, 그것은 胃를 主로 다스리는데, 이것은 오히려 肺를 겸한다. 따라서, 五味를 사용함으로써 肺氣를 通利한다. 이것을 苓桂甘棗湯과 비교한다면, 그것은 飮이 下에 있고, 이것은 飮이 위에 있는 점이다.

我說. 本方은 苓桂朮甘湯의 朮을 버리고 五味子를 加한 것인만큼 그 약과 매우 비슷하지만 本方에는 茯苓이 있고 이것을 補翼하는 朮이 없으니 그것에 비하여 이뇨작용은 미약하지만 五味子가 있음으로 해서 鎭咳作用에 있어서는 그것을 훨씬 능가한다.

1) 苓桂五味甘草湯方

茯苓・桂枝 各 9.5

---

2) 寸脈이 沈하고 尺脈이 微하다는 것에 대한 풀이는, 牽强附會 같다.

3) 窠囊은 胃의 弛緩擴張症이다.

4) '遏住'는 '抑壓'이란 뜻.

5) '血虛'는 '貧血'.

6) 東洞 옹은, "苓桂五味甘草湯은, 心下悸・上衝・咳하고 急迫한 등의 증상이 있는 사람을 다스린다" 하였다

甘草 7.0

五味子 12.0

煎法·용법은 전과 같음.

2) 선배의 論說·治驗

『類聚方廣義』本方條에,

小靑龍湯은 內飮外邪가 感動觸發하여 喘咳를 發하는 사람을 主治하며, 以下 五方은 발열·惡風·두통·乾嘔 등의 外候가 없고, 오직 內飮의 해수·嘔逆·鬱冒·부종 등을 發하는 사람을 主治한다. 만약, 咳家가 稠涎膠痰·血絲腐臭·蒸熱口燥 등의 증상이 있는 것이라면 이 五方으로 다스릴 수 없다.

我說. 이 說은 옳다. 遵奉해야 할 것이다.

『痲疹一哈』에는,

近藤九兵衛의 차남이, 나이 열셋, 疹後에 해수를 그치지 않고 목이 잠기어 목소리가 나오지 않기 數十日, 약을 써도 효험이 없었다. 나에게 診治를 청하기에 그 腹狀을 살피건대 心下悸, 上逆, 耳鳴, 눈이 어지럽고, 胸間에 痰의 소리가 난다. 그래서 苓桂五味甘草湯을 지어 복용시키고, 또 混痰丸[7]을 섞어서 복용시켰다. 설사를 하루에 두세 번씩 14, 5일 계속하고 前證이 완전히 치유되어 예전과 같게 되었다.

---

7) 混痰丸은 滾痰丸과 마찬가지로 甘遂劑다.

35. 苓甘五味薑辛湯에 관한 師論 註釋

衝氣되면 내리고, 그래도 오히려 다시 咳하여 胸滿하는 사람은, 桂苓五味甘草湯을 쓰되 桂를 去하고 乾薑, 細辛을 加하여 그 咳滿을 치료한다.

(衝氣卽低, 而反更咳, 胸滿者, 用苓桂五味甘草湯去桂加乾薑細辛, 以治其咳滿－『金匱要略』)

(註) "衝氣되면 내리고"란 苓桂五味甘草湯을 복용하여 上衝이 抵降함을 말한다. 그런데도 오히려 다시금 '咳' 운운함은 上衝이 下降하였음에도 불구하고 도리어 다시 해수가 胸滿한다는 뜻이고, 이 이하는 本方을 사용하지 않으면 안 될 이유를 말한 것이다. 즉, 이 證에는 苓桂五味甘草湯을 써야 할 것이지만 上衝이 없음으로 해서 桂枝를 去하고, 해수가 胸滿함으로 해서 乾薑細辛을 加하여 이것을 치료한다는 뜻이다.

1) 苓甘五味薑辛湯方

茯苓 7.0
甘草・乾薑・細辛 各 5.5
五味子 8.5

前法・용법은 前과 같음.

36. 苓甘五味薑辛夏湯에 관한 師論 註釋

咳滿이 곧 멎고, 그러나 다시금 渴하고 衝氣가 다시 發하는 사람은 細辛·乾薑이 熱藥이기 때문이다. 이것을 복용하면 응당 마침내 渴하게 될 것이다. 그러나, 渴이 오히려 멎는 사람은 支飮이 있는 것이다. 支飮인 사람은 반드시 冒한다. 冒하는 사람은 嘔한다. 嘔하는 사람은 다시 半夏를 넣어서 그 水를 제거한다.

(咳滿卽止, 而更復渴, 衝氣復發者, 以細辛乾薑爲熱藥也. 服之當遂渴, 反止者爲支飮也. 支飮者, 法當冒, 冒者必嘔, 嘔者復納半夏以去其水－『金匱要略』)

(詩) 丹羽 씨의 말.

按하건대, 이 節은 마땅히 "細辛·乾薑이 熱藥이기 때문이다"까지를 一段落으로 하여서 보아야 할 것이다. "咳滿이 곧 멎고"란, 薑·辛의 효험이 나타난 것이다. 그러나 藥勢가 위를 燥하게 하고 그렇기 때문에 渴하게 되는 것이다. 그런데 下焦의 水도 또한 따라서 발동하게 되는 것이다. 이때에 다시 苓桂五味甘草湯을 씀이 좋다는 뜻이 암시되어 있다.

"이것을 복용하면" 以下는 윗글에서 咳滿을 다스리는 句節에 이어진다. "이것을 복용하면" "咳滿이 곧 멎고" 마땅히 渴을 發해야 한다. "그러나 渴이 오히려" 안 되는 사람은 心下에 '支飮'이 있다고 보는 것이다라는 말이다.

"渴이 오히려 멎는"이란, 趙씨의 註(《趙씨 註》 湯을 복용한 다음, 咳滿이 곧 멎고, 三變하여 다시 渴하고 衝氣가 다시 發하는 것은 細辛·乾薑이 熱藥이기 때문이다. 이것을 복용하면 마땅히 마침내 渴하게 돼야 한다. 오히려 渴하게 되지 않는 것은, 支飮의 水가 胸中에 축적되기 때문이다)에서는, "오히려 渴하게 되지 않는"이라고 읽는다. 程씨도 역시 그렇게 읽고 있다. 이들을 따름이 좋겠다. 이 支飮은 靑龍湯證과 같지 않다. 이른바 '冒'는 곧 前條에서 "때때로 다시 冒"한 것을 加重한 것이다. "다시 半夏를 넣음"은 水飮을 구축하고 嘔逆을 멎게 하자는 것이다.

1) 苓甘五味薑辛夏湯方

茯苓 7.0

細辛・乾薑 各 3.5

五味子 8.5

半夏 11.0

煎法・용법은 전과 같음.

2) 선배의 治驗

『續連珠錄』에,

한 남자가 鬱鬱하여 安定이 되지 않았다. 咳嗽・短氣하고, 동요하면 곧 가슴에 悸가 심하고 上氣微嘔하며 음식의 욕구가 없었다. 소변이 不利하고, 盜汗이 나며, 때때로 心下가 찔리는 듯하고 혹은 胸中이 아팠다. 苓甘薑味辛夏湯加人蔘을 투여했다. 약을 먹고나면 諸症이 점차 없어지고 月餘에 완치되었다.

我說. 苓甘薑味辛夏湯加人蔘은 苓甘薑味辛夏湯[1]과 人蔘湯의 合方이라는 뜻이다.

---

1) 東洞 옹은, "苓甘薑味辛夏湯은, 苓甘味薑辛湯證으로서 嘔하는 사람을 다스린다" 하였다.

37. 苓甘五味薑辛夏仁湯에 관한 師論 註釋

水가 제거되고 嘔가 멎고도, 그 사람의 外形이 부어오른 사람은 杏仁을 加하여 다스린다. 그 證은 麻黃을 넣은 반응이며, 그 사람이 마침내 痺하게 된다. 때문에 이것을 넣지 않는다. 만약 逆으로 이것을 넣는다면 반드시 厥할 것이다. 그런 사람은 血이 虛하므로 麻黃이 그 陽을 發하게 되기 때문인 것이다.

(水去嘔止, 其人形腫者, 加杏仁主之. 其證應納麻黃, 以其人遂痺, 故不納之. 若逆而納之, 必厥. 所以然者, 以其人血虛, 而麻黃發其陽故也－『金匱要略』)

(註) 丹羽 씨의 말.

按하건대, "水가 제거되고"란, 心下의 水가 제거된다 함이다. 그러므로, 嘔가 멎는다. 이것은 半夏의 효험이 나타난 것이다. 그런데 內水가 外로 넘쳐서 그 사람의 외형이 부어오르게 되는 것이다. 그러므로 치료는 아직 前法에 따른다. 그리고 表水는 麻黃이 아니고서는 驅除할 수가 없다.

대개 杏仁과 麻黃은 그 성질에 있어서 緊慢의 차이가 있다고 하지만 그 효용은 거의 비슷하다. 그 사람의 血이 虛하기 때문에 이것으로 그것을 대용할 따름인 것이다. "그 사람이 마침내 痺"한다 함은 前段의 手足痺를 말한다. 厥도 또한 前段의 手足厥逆으로서 곧 麻黃을 얻어 그 陽을 亡失하게 하는 것이 더욱 심하게 되는 것이다. 血이 虛함은 尺脈이 微한 반응인 것이다.

1) 苓甘五味薑辛夏仁湯方

茯苓 5.0

甘草・乾薑・細辛 各 3.5

五味子 6.0
半夏・杏仁 各 7.0

煎法・용법은 前과 같음.

2) 선배의 論說

『類聚方廣義』[1] 本方條에,

痰飮患者가 평소에 해수로 괴로워하는 데는 이 方의 半夏 대신 括蔞實을 쓰되, 白蜜로 고약을 만들어 쓰면 큰 효력이 있다.

我說. 嘔症이 없으면 半夏 대신 括蔞實을 써도 可하지만, 이 증상이 있을 때는 括蔞實을 대용해서는 안 된다. 나는 本方을 노인의 慢性氣管枝炎(특히 肺氣腫에 兼發된 것)에 써서 偉效를 본 일이 있다.

1) 東洞 옹은, "苓甘薑味辛夏仁湯은, 苓甘薑味辛夏湯證으로서 微腫이 있는 사람을 다스린다" 하였다.

38. 苓甘薑味辛夏仁黃湯에 관한 師論 註釋

> 만약 面熱이 醉한 것과 같으면, 이것은 胃熱이 上衝하여 그 面을 熏하기 때문이다. 大黃을 加하여 이를 通利한다.
>
> (若面熱如醉, 此爲胃熱上衝, 熏其面, 加大黃以利之-『金匱要略』)

(註) 丹羽 씨의 말.

按하건대, 以上의 四條는 氣가 衝하는 證에 대한 治法을 말하고, 이어서 衝氣가 卽低하는 類에 對하여 언급하여 文章이 上下相應한다. 특히 이 條는 스스로 起端을 이루고 있다. 그러므로, 程씨·尤씨는 이것을 別證으로 보고 있다. 그렇지만, 그 治法은 상술한 諸方을 固守하고 있으므로, 이것으로써 곧 위로부터 접속되어 온 것임을 알 수 있다. "面熱이 醉한 것과 같다" 함은 즉 前段에서 말한 바 面翕熱이다. 시초에는 胃熱이 아직 그다지 심하지 않으므로 별로 의식하지 못한다. 그러나 이제 蓄飮이 아직 散하지 않아서 胃熱이 더욱 심해진다. 때문에 大黃을 加하여 이것을 通利하는 것이다. 徐씨가 말하는 바, "薑辛의 熱이 있다" 하지만 각기 독자적으로 효험을 나타내는 것이며 무방한 것으로, 實로 그 理를 얻었다 할 것이다.

또 按하건대, 以上 6條는 모두 法을 세워 變에 對備하는 것이다. 대체로 병은 證候가 錯雜하거나 陸續 變換한다. 즉, 그 急한 症에 對하여 치료하지 않으면 안 되는 것이 있다. 이 점이 이상 諸條를 設定한 所以이며, 圓機의 妙를 알게 하는 것이다. 다만 叙上의 諸證은 반드시 한 사람에게 兼備되는 것은 아니며 또 반드시 한 사람에게, 겸비되지 않는 것도 아니다.

한편, 처방하는 약은 모두 그 효험을 나타내는 것이다. 만약 다시금 他證을 發하는 사람이라면 이것은 반드시 약 때문에 그런 것은 아니다. 요컨대, 이 數端을 빌어 치료를 하는 절차를 보인 것에 지나지 않는다. 처음에는 時氣에 닿아서 動하고, 다음에는 下焦의 水가 逆하며 그 다음은 肺飮이 다시 動하고, 그 다음은 中焦에 飮이 머무르며, 그 다음은 水氣가 밖으로 넘친다. 여기서 水飮의 情狀의 細細한 점에 이르기까지 충분히 알게 되며, 게다가 虛를 겸하고 熱을 挾한 증상까지 說하였다. 세밀한 설명이라고 할 것이다.

1) 苓甘薑味辛夏仁黃湯方[1)]

茯苓 5.0
甘草・乾薑・細辛・大黃 各 3.5
五味子 6.0
半夏・杏仁 各 7.0

煎法・용법은 전과 같음.

2) 선배의 治驗

『橘窓書影』에,

京橋 疊街 和泉屋淸兵衛의 어머니가 나이 50여세, 前에 하혈이 과다하였는데 그후에 얼굴빛이 새파랗고, 입술빛이 淡白하며, 四肢가 부어오르고, 胸中에 動悸가 있으며 短氣하여 걸을 수가 없었고, 때때로 下血을 하였다. 내가 六君子湯加香附子厚朴大香[2)]을 주고 鐵砂丸을 겸용시켜 하혈을 멎게 하고 水氣도 減하였다. 그러나 血澤은 여전히 회복할 수 없었다.

가을철과 겨울철이 바뀔 때 咳嗽, 胸滿이 甚하고 전신이 부어오르고 倚息하여 누워 있을 수가 없었다. 어떤 의사가 水腫이라 하여 利水劑를 주었으나 효험이 없었다. 내가 진찰하고 말하기를 "아마도 支飮이 있는 것 같소. 먼저 그 飮을 制하면 해수・부종이 저절로 소멸할 것이오" 하였다. 그리고 苓甘薑味辛夏仁黃湯加葶藶子를 주어 2, 3일 복용시키니 咳嗽胸滿이 減하고 洪腫이 곧 사라졌다. 나는 이 醫案을 가지고 여러 사람의 水腫을 고쳤다. 그래서 여기에 적어 後學에게 보이는 바이다.

---

1) 東洞 옹은, "苓甘薑味辛夏仁黃湯은, 苓甘薑味辛夏仁湯證으로서 腹中微結하는 사람을 다스린다. 按하건데, 以上의 다섯 方에는 마땅히 驚悸・肉瞤・筋惕 등의 證이 있어야 한다" 하였다. 이 말은 以上 다섯 方 속에 茯苓이 있기 때문에 그렇게 말한 것이다.

2) '六君子湯'은 後世方이다.

我說. 淺田 씨가 本方에 葶藶을 加한 것은, 本方과 葶藶大棗瀉肺湯의 合方의 方意이다.

3) 五味子의 醫治効用

『本草備要』에,

五味子

성질은 溫하며 다섯 가지 맛을 고루 갖추었고(껍질은 甘하고, 肉은 酸하고, 알맹이는 苦辛하며, 전체적으로는 酸味이다), 酸醎味를 많이 가지고 있다. 그래서 오로지 肺氣를 收斂하며 腎水를 滋한다. 陰을 强化하고 精을 澁하며, 虛를 補하고 눈을 밝게 한다. 熱을 물리치고 땀을 거두며 嘔를 멎게 한다. 설사를 그치게 하고 嗽喘을 定寧한다. 煩渴을 제거하고 水腫을 없애고 주독을 풀고 耗散의 氣를 거둔다. －중략－ 嗽가 처음 일어나 脈數하고 實火가 있는 사람은 사용을 忌한다(－상략－ 冠씨의 이른바 "이것을 먹고 虛熱이 많은 것"은 收補의 驟[3]이므로). 北産紫黑한 것이 좋으며 滋補의 약에 든다.

『藥徵』에는,

五味子

咳하며 冒함을 主治한다. 五味子와 澤瀉는 모두 冒하는 것을 主治하지만 차이가 있다. 五味子는 咳로 冒하는 症을 고치고, 澤瀉는 眩하여 冒하는 症을 고친다.

이 兩說에 의거하여 고찰하면 五味子는 수렴성 鎭咳藥으로서 겸하여 治冒作用을 가지고 있는 溫藥이라고 말할 수 있을 것이다.

4) 細辛의 醫治効用

東洞 옹은 "細辛이 宿飮, 停水를 主治한다"고 하였고, "따라서 水氣가 心下에 있어서 咳滿 또는 上逆 또는 脇痛하는 사람을 고친다"고 말하고, "또 －상략－ 그 咳하는 사람, 上逆하는 사람, 胸滿이 있는 사람, 脇痛이 있는 사람, 心下가 堅大한 사람 등은 胸脇心下에 宿飮停水가 있어서 일어난 것이다. 細辛을 사용하면 곧 水飮이 사라지고 그 證이 없어진다. 이로써 이 약의 主治를 알아야 한다" 하였지만, 이 說은 매우 막연하여 포착하기 어려울 뿐더라 半夏·茯苓 등의 治効와 구별하기 어려운 결과를 가져온다.

---

3) '驟'는 '빠름'.

그래서 仲景이 乾薑·細辛은 熱藥으로 보고, 『本草綱目』에 "細辛은 辛溫하고 毒이 없다" 함에 따라, 細辛은 陰證의 宿飮停水를 主治하는 것이라고 한다면 비로소 完說에 가까울 것이다. 因해서 말하건대, 本藥은 吐根[4]과 同屬인데, 少量을 사용하면 진해작용을 나타내지만, 만약 대량을 사용한다면 吐劑로 변하는 것임을 잊어서는 안 된다.

『本草綱目』에,

細辛(根)

氣味 辛溫·無毒.

主治 咳逆上氣, 頭痛腦旋, 百節拘攣, 風濕痺痛, 死肌 －상략－(『本經』). 中을 溫하게 하며 氣를 내리고 痰을 破하고, 水道를 通利하며 胸中의 滯結을 열고, 喉痺를 제거하며, 코가 헐어서 향취를 맡지 못하는 것을 고치고, 風痛癲疾을 고치고, 乳結을 내린다. －하략－(『別錄』).

－상략－ 嗽를 다스리고 皮風濕痒과 風眼淚下를 없애고 치통·血閉·부인의 血瀝腰痛을 제거한다(甄權).

發明 〈宗奭 씨의 말〉 頭面風痛을 다스리는 데는 이것을 빼놓을 수 없다.

〈元素 씨의 말〉 細辛은 －중략－ 少陰의 頭痛을 다스리는 데 있어서 귀신 같은 효력을 발한다.

－중략－ 水氣를 散하고 內寒을 없앤다.

〈成無已 씨의 말〉 水가 心下에 머물러 흐르지 않는 병을 고친다. －중략－ 細辛의 辛은 이 水를 흐르게 하여 燥를 潤하게 한다.

〈成無已 씨의 말(계속)〉 細辛은 －중략－ 단지 末을 사용할 때는 一錢分量을 한도로 하고, 많이 사용하면 氣가 悶塞하며 通하지 않는 사람은 죽는다.

4) (譯註) '吐根'은 催吐藥이요 去痰藥이다.

39. 澤瀉湯에 관한 師論 註釋

> 心下에 支飮이 있고, 환자가 冒眩에 괴로워할 때는 澤瀉湯으로 다스린다.
>
> (心下有支飮, 其人苦冒眩, 澤瀉湯主之－『金匱要略』)

(註) '冒' 字는 본래 '덮는다(蔽)' '덮어 쓰는 것(帽)'이란 뜻이지만, 本條의 冒도 역시 어떤 것을 頭部에 덮어 쓰고 있는 것 같은 느낌이 있다는 뜻이다. 그래서 여기에다 眩暈까지 있게 되면 곧 冒眩으로, 臨床上 아주 흔히 있는 일다. 그리고 劇症은 尾臺 씨가,

支飮冒眩症이 劇한 것은 昏昏搖搖하여 暗室에 있는 것 같고, 배(舟) 속에 있는 것 같고, 안개 속을 걷는 것 같고, 공중에 오르는 것 같고, 거실의 이부자리가 회전하여 달리는 것 같은데, 瞑目하여 정신을 집중한다 하더라도 이 증세가 도로 일어나는 것인데, 이 方이 아니면 고치지 못한다.

라고 말한 바와 같은 것이다. 그런데 本條의 症病은 仲景이 "心下에 支飮이 있어서 환자가 冒眩에 괴로워" 한다고 말했듯이, 胃內停水가 있기 때문에 이 冒眩을 일으키는 것이고, 또 이 胃內停水를 초래하는 것은, 東洞 옹이 本方을 定義하여, "冒眩을 앓고 소변이 不利하는 사람을 다스린다"고 말한 것처럼, 신장기능장애에 起因한 것인만큼 本方證에는 반드시 尿利의 감소 또는 頻數의 징후가 있는 것이다.

나의 경험에 의하면 臨床上 本方을 要하는 일은 드물지만, 이 方에 淵源하는 要方인 五苓散·當歸芍藥散 등의 方意를 이해하는 데 있어서 불가결한 것이다. 그러므로 이것을 경시해서는 안 된다.

1) 澤瀉湯方

澤瀉 24.0
朮 9.5

이것을 細剉하여 물 두 合을 한 合으로 달여서 찌꺼기는 버리고 하루 세 번으로 나누어 溫服한다.

2) 先輩의 治驗

『成績錄』에,

한 부인이 鬱冒眩이 심하여 起臥가 불편하였다. 餘症은 없었다. 고치지 못한 지 3년 만에 사생이 澤瀉湯을 주어 10여일 만에 완치하였다.

3) 澤瀉의 醫治効用

이 약도 역시 일종의 이뇨약으로서 尿利의 감소 혹은 頻數과 胃下停水를 주목적으로 하여 사용해야만 하는 것은 茯苓·朮과 다를 것 없지만 茯苓은 이들 증상밖에 심계항진·현운·근육의 間代性 痙攣도 兼治하고 表裏·陰陽·虛實의 各 證에 통용되지만, 이 약은 心悸亢進·근육의 間代性 痙攣을 다스리지 못하고 冒眩을 다스리는 작용만 있다. 主로 裏의 虛證에 쓰인다. 그리고 朮이 虛證에 쓰임은 이 약과 서로 같지만, 다른 점은 그것은 그 성질이 溫하여 陰虛證에 적합하고 陽虛證에 부적한데, 이 약은 그 성질이 냉하여 陰虛證에 부적하고 陽虛證에 적합하여 능히 濕熱을 제거하고 渴을 고치는 특효가 있다. 이 세 약은 기타 點에 있어서는 대체로 대동소이하다.

『本草綱目』에,

澤瀉 根

氣味 甘寒, 無毒.

主治 風寒濕痺, 乳難[1)]을 고치고 五臟을 養하며 氣力을 益하고 肥健하게 한다. 水를 消하고 오래 복용하면 耳目을 총명하게 한다. -하략-(『本經』).

虛損을 補하고 五臟痞滿·陰氣를 일으키고 洩精을 그치게 하며 消渴淋瀝, 膀胱三焦의 停水를 제거한다(『別錄』).

腎[2]이 虛하여 精液이 저절로 나오는 것을 고치고 五淋을 고치며 水道를 通宣한다(甄權).

頭旋[3]·耳虛鳴·筋骨攣縮을 고치고 小腸을 通하게 하고 尿血을 멎게 하며 難産을 다스린다. 여인의 血海[4]를 補하고, 사람으로 하여금 자식을 낳게 한다(『大明』). 腎經에 들어가 舊水를 去하고 新水를 養하며 소변을 通利하고, 腫脹을 消한다. -중략- 渴을 그치게 한다(元素). 脬中[5]의 留垢, 心下水痞[6]를 없앤다(李杲). 濕熱을 빨아들이고 痰飮을 行하게 하고, 구토, 설사, 疝痛·각기를 없앤다(時珍).

---

1) '乳難'은 乳汁分泌 不足.

2) '腎이 虛하여'는 음경의 쇠약을 말한다.

3) '頭旋'은 冒眩.

4) '血海'는 자궁.

5) '脬'는 방광이다. 그러므로 脬中의 留垢를 '없앤다' 함은 방광 내의 병적 産物을 제거한다는 뜻이다.

6) '心下水痞'는, 胃內停水가 있어서 팽만하는 것.

40. 茯苓澤瀉湯에 관한 師論 註釋

> 胃反하여 吐하고 渴하며 水를 飮하려 하는 者는 茯苓澤瀉湯으로 다스린다.
>
> (胃反, 吐而渴, 欲飮水者, 茯苓澤瀉湯主之-『金匱要略』)

(註) '胃反하여'란, 『金匱』에, "脾[1]가 傷하면 磨[2]하지 않는다. 아침에 먹으면 저녁에 吐하고, 저녁에 먹으면 아침에 토하며 宿食이 소화하지 않는다. 이것을 이름하여 '胃反'이라 한다"고 하였듯이, 위의 弛緩擴張症 등의 총칭이고, '吐하고' 以下는 읽어서 알 수 있는 字意 그대로이지만 다음 說에 의하여 詳解를 할 수 있을 것이다.

藤田謙造 씨의 말.

茯苓澤瀉湯은 구토를 다스리는 方 中에서 특히 '渴'이라 하고, 또한 '水를 飮하려 하는 것'이라고 重言하고 있으니, 이 方이 渴을 主證으로 하고 있음이 분명하다.[3] 또, 이미 '胃反'이 있으면 복통의 證이 있음을 알아야 할 것이다. 그러므로 단지 胃反뿐 아니라, 이런 뜻에 기초하여 구토가 있는 것은 물론 구토가 없더라도 停飮이 있어서 心下가 아프고 渴을 發하는 사람에게는 두루 여러 병에 運用하여 효험이 많다. 또한 그래서 古方의 妙라 할 것이다.

1) 茯苓澤瀉湯方

茯苓 14.5

---

1) '脾'는 胃.

2) '磨'는 消化.

3) 重言함으로써 이 方이 渴을 主證으로 하는 것임이 분명하다는 뜻이다.

澤瀉 7.0
甘草・桂枝 各 3.5
朮 5.5
生薑 7.0

위의 것을 細剉하여 물 세 合을 한 合으로 달여서 찌꺼기는 버리고 하루 세 번 혹은 여러 번으로 나누어 溫服 혹은 冷服한다.

2) 先輩의 論說・治驗

『類聚方』本方條에,

心下가 悸하고 소변이 不利하며, 上衝 및 구토하고 渴하여 물을 마시려 하는 사람을 고친다.

『方機』本方主治에는,

토하며 渴하고 물을 마시려 하는 사람이 이 약의 正證이며, 渴하며(水가 있어서 渴하는 것이니 水滿이다), 소변이 不利하고 혹은 心下가 悸하고 혹은 腹脹滿(水滿이라)하는 사람을 治한다.

『續建珠錄』에는,

한 禪師가 평일에 음식이 停滯하고, 胸腹에 動悸가 있고 雷鳴嘔吐하며 뱃속이 아프고 志氣가 鬱鬱하여 편안하지 않았다. 어떤 의사가 附子粳米湯 혹은 半夏瀉心湯을 주었으나 고치지 못했다. 하루는 구토가 심하여 수일 곡기를 끊었다. 구토가 점점 심하여 小半夏湯 혹은 小半夏加茯苓湯을 복용하니 피로가 날로 더하여 갔다. 번민하며 죽으려 하였다. 내가 茯苓澤瀉湯을 투약하였더니 구토를 멈추었고 다음날은 糜粥을 마시었고, 열흘도 되지 않아서 말끔히 나았다.

『成績錄』에는,

安部侯의 臣 菊池大夫가 侯를 따라 浪華에 있으면서 오래도록 胃反을 앓았다. 치료를 선생에게 청하면서 말하기를 “제가 전일 강호에 있을 때 이 병을 얻었는데, 처음에는 물을 많이 토하였고 때때로 食을 토하였습니다. 토하고나면 이내 목이 말랐습니다. 여러 의사들이 교대하여 백방으로 치료하였으나 차도가 없습니다. 어떤 의사가 저에게 단식을 권하여서 그렇게 하였더니 諸證이 과연 없어졌습니다. 7일 만에 먹으니 다시 토하기가 전과 같았습니다. 지금에 이르도록 5년 동안 아직 한 번도 평안한 날이 없었습니다. 원하옵건대 선생님께서 이를 구하여 주십시오” 하였다. 선생이 곧 그 배를 진찰하니 胸下에서 배꼽 근처에 이르기까지 硬滿하였다. 大夫가 말하기를 “토하면 이 滿함이 금방 사라지고 2, 3일 만에 다시 滿하고 5일째가 되면 반드시 토합니다” 하였다. 선생이 곧 茯苓澤瀉湯을 주었더니 며칠만에 완전히 나았다.

我說. 이 환자는 胃擴張의 중증이니 健胃止瀉利尿劑인 本方을 써서 불과 며칠만에 완치된 것이다. 洋醫라면 어떻게 할 것인가?

京師 商人 澤屋某라는 사람이 胃反을 앓아서 음식이 停滯하고 肚腹이 팽창하여 心胸이 불안하였다.

3일이나 5일 만에는 반드시 宿水를 토하였고, 토하고나면 이내 渴하였다. 이런 일이 2년, 食을 피하고 飮을 끊으며 침구 百治를 해 보았으나 모두 효험이 없었다. 선생이 茯苓澤瀉湯을 주고 南呂丸을 兼服시켜서 月餘 만에 완치하였다.

藤田謙造 씨의 말.

한 과부가, 이름은 玉川豊이고 나이는 30인데, 초겨울께부터 腹滿을 앓아 점점 膨大해지고 經水가 조금도 通하지 않았다. 여러 의사가 백방으로 腹滿을 치료하려 하였으나 효험이 없었다. 늦겨울쯤 되어서는 복통마저 생겨서 아프다 안 아프다 하여 괴로움이 이루 말할 수 없었다.

병세가 여기에 이르러서 同藩師 戶崎省庵에게 치료를 求하였다. 그 증상은 복부가 堅滿하고 맥이 數하고 혓바닥에 백태가 끼었다. 그리고 腹中에 癥瘕 같은 것이 빈번히 출몰하여 어떤 때는 갑자기 橫斜하여 臂와 같고 어떤 때는 갑자기 磊砢塊와 같았으며, 上下로 왕래하여 出하면 아프고 沒하면 아프지 않았다.

大七氣湯證[4]과 비슷하였다. 또, 늘 腹中이 雷鳴하였는데, 아프기 시작하면 그쳤고, 아픔이 멎으면 반드시 雷鳴이 다시 나타났다. 그 소리는 물을 쏟는 것과 같았다. 口舌의 乾燥가 심하였고 兩便의 秘結이 심하였다. 己椒藶黃丸의 證과도 비슷하였지만 단지 出沒痛苦가 특히 心下部에 심하였고, 자주 渴하여 引飮하되 溫冷을 가릴 것 없이 마시면 반드시 역겨워서 토하려 한 점이 달랐다. 앞서 치료하던 의사가 氣劑를 사용하니 渴이 더 심해졌고 硝黃[5]을 사용하니 아픔이 오히려 심해졌고 嘔蛔藥은 효도 없고 해도 없었다 한다.

省庵이 진찰하고 말하기를 "먼저 心下部의 飮을 치료하는 것이 좋겠소" 하고 茯苓澤瀉湯을 주었다. 4, 5일 복용하자 갈증이 덜해졌고 병중이 완화되었고 滿症도 좀 완화되었다. 이어서 15, 6일을 복용시키니 소변이 通利하고 병세가 10의 7, 8은 나았다. 단지 小腹만이 며칠 동안 여전히 滿하였으나 하룻저녁에는 暴泄이 마치 쏟아지듯 하였다. 이튿날 아침 다시 설사를 하였는데 전날 밤과 같았다. 두 번에 걸쳐서 水를 下한 것이 4, 5升쯤이었다. 滿氣가 갑자기 사라져서 잊혀진 듯하였고 얼마 후에 월경도 通利하였다. 7, 8년이 지난 오늘까지 강건하기가 전과 같았고 再嫁하였다. 또한 奇驗이라 할 것이다.

我說. 本方은 下劑가 아닌데 복용 후 오히려 大水瀉를 한 것은 약의 瞑眩이다.

中原德藏이란 사람의 아버지가 나이는 거의 80인데, 매우 강건하였다. 귀는 멀었지만 기타는 장년과 다를 바 없었다. 성품은 술을 좋아하여 多飮은 아니지만 매일 두세 차례 빠지 않고 마셨다.

어느 해 여름 더울 때 腹滿을 앓아 사지가 羸瘦하여 水蠱[6]와 같았다. 식사를 할 수가 없었고 대변이 秘結하였고, 소변이 不利하였고 벌겋게 흐렸다. 맥은 滑數하며 혓바닥에 黃苔가 끼며 건조 하였고, 渴하여 더운 물을 좋아하였고, 心下部가 아팠고 酒香을 맡을 수가 없었다.

나는 먼저 그 實을 瀉해야 할 것이라 판단하고 小承氣湯을 복용시켰다. 변이 처음에는 굳었으나 나중에는 묽었고, 裏急後重하였다. 변소에 자주 갔으나 쾌통이 안 되고 腹滿이 오히려 심하였으며 食事는 더욱더 부진하게 되었다. 나는 곧 잘못 처방한 것을 깨닫고 茯苓澤瀉湯을 주었다. 복용 4, 5일 만에 諸症이 점차 완하되어 30일 만에 腹滿이 없어진 듯

4) '大七氣湯'은 後世方.

5) '硝黃'은 大黃과 芒硝.

6) '水蠱'란, 腹腔 內에 水毒이 停滯하여 膨滿한 것을 말한다.

하였으나 기력은 困倦하였고 食飮은 회복되지 아니하였다. 香砂六君子湯[7]으로 調理하여 치유하였다.

한 부인이 나이는 24, 5세, 구토를 앓았는데, 3, 4일 혹은 5, 6일에 한 번씩 發하였다. 發하면 반드시 心下部가 아팠다. 이렇게 앓기 2, 3월 후에는 매일 두세 번씩 發하게 되었다. 심할 때는 振寒昏塞[8]하였고 토한 다음에는 발열하였다. 여러 의사가 嘔吐治療를 시행하였고 驅蛔藥을 썻으나 효험이 없었다. 내가 이를 진찰해 보니 渴하여 더운 물을 심히 마셨다. 그래서 茯苓澤瀉湯을 주고 소량을 자주 복용하도록 하였다. 그날 밤부터 병세가 약간 완화되기 시작하여 20여일 만에 여러 증상이 모두 퇴치되었다. 단지 腰間에 水氣가 있는지라 牡蠣澤瀉散料를 복용시켜서 고쳤다.

7) '香妙六君子湯'은 後世方이다.

8) '振寒·發熱'은 桂枝의 證이다.

41. 茯苓甘草湯에 관한 師論 註釋

> 傷寒, 땀이 나고 渴하는 사람은 五苓散으로 主治한다. 渴하지 않는 사람은 茯苓甘草湯으로 主治한다.
>
> (傷寒, 汗出而渴者, 五苓散主之. 不渴者, 茯苓甘草湯主之－『傷寒論』)

(註) 尾臺 씨의 말.

"傷寒, 땀이 나고" 운운의 章은 發熱·脈浮數·小便不利 등의 症이 빠진 것 같다. 이 方은 生薑을 많이 쓰므로, "渴하지 않는"이라는 구절 위에 "토하고도"라는 말을 뺀 것 같다. 땀만 나는 사람에게 어찌 이 方을 쓸 수 있으랴. 錯脫된 것임이 분명하다고 생각된다.

> 傷寒, 厥하여 心下가 悸하는 사람은 먼저 水를 다스림이 좋다. 마땅히 茯苓甘草湯을 복용시켜야 할 것이고, 그 다음 그 厥을 다스린다. 그러지 않으면 水漬가 胃[1]에 들어가서 반드시 利를 일으킨다.
>
> (傷寒, 厥而心下悸者, 先宜治水, 當服茯苓甘草湯, 卻治其厥, 不爾 則水漬入胃, 必作利也－『傷寒論』)

(註) 本條는 陰證과 本方證이 併發된 경우인데, 만약 陰證이 위급하면 먼저 이것을 고치는 것이 통칙이지만, 단지 厥하기만 할 뿐이고 다른 위급한 症이 없을 경우에는 本方으로 먼저 心上部의 水毒을 제거한다. 그런 다음에 厥을 다스려야 하며, 그러지 않으면 水毒이

1) 中京이 胃라 하는 것은 모두모두 胃腸을 가리킨다.

腸內로 流入하여 반드시 下利를 일으킨다는 뜻이다. 그리고 이 師論은 本方이 능히 腎機能障碍에 기인한 水瀉的 下利를 未發에 制할 뿐만 아니라 旣發도 다스린다는 뜻을 암시한 것으로 본다.

本方은 苓桂朮甘湯의 朮을 去하고 生薑을 加한 것이니 그 작용도 역시 苓桂朮甘湯과 유사하지만 그것은 이뇨작용에 있어서 우세하고, 本方은 鎭嘔的 健胃作用에 있어서 우세하다는 차이가 있다. 그러므로 本方은 구토를 발하는 諸病, 특히 惡阻症에 응용하는 일이 있다.

1) 茯苓甘草湯方

茯苓 14.5
桂枝 7.5
生薑 14.5
甘草 5.0

이것을 細剉하여 물 두 合을 한 合으로 달여서 찌꺼기는 버리고 하루 세 번 또는 여러 번으로 나누어 溫服 또는 冷服한다.

2) 先輩의 論說 · 治驗

東洞 옹은 本方을 定義하여,
心下部가 悸하고 上衝하여 구토하는 사람을 고친다.

『東洞家配劑抄』에 의하면,

播州赤穗郡高田村 幾右衛門
나이 50세. 7년 전부터 세속에서 말하는 癎症을 앓아, 한 달에 4, 5번 발작하였다. 發한 즉 顚倒하여 인사불성이었다 한다.

3) 茯苓甘草湯, 應鐘 및 紫圓

『方輿輗』 本方條에는,

心下悸는 대개 癎과 飮에 속한다. 이 方에 龍骨·牡蠣를 加하면 절묘하다. 또 이 症으로서 불면을 일으키는 사람이 있다. 酸棗湯[2]이나 歸脾湯으로는 낫지 않는 것이다. 나는 이 方을 써서 거듭거듭 효험을 보았다. 한 부인이 心下部에서 膈上에 이르기까지 動悸가 심하여 마치 都城이 진동하듯 하였다. 게다가 眩暈하여 일어날 수가 없고, 밤에는 悸煩하여 눈을 붙일 수가 없었다.

이러기를 여러 해, 의사를 갈아 보았으나 낫지 않았다. 마지막으로 내가 진찰을 하였다. 환자에게 이르기를 "여러 의사의 견해가 각양각색이니, 이제 나는 그 病因이 무엇인가 하는 것은 뒤로 미루고 단지 한 神方을 투약할 것이니 복용하기를 게을리 하지 않으면 功을 거두어 일어나게 될 것이오" 하였다. 즉시 茯苓甘草湯에 龍骨·梅花蠣를 加하여 투약하였다. 날로 점차 효험이 나타나기 시작하였다. 오래된 병이지만 반 년만에 완치되었다. 환자가 기뻐서 어쩔 줄 몰랐다. 이것은 奇藥異術이 아니다. 沈痾痼疾을 快治하는 것은 漢以上의 方藥인 것이다.

『雜病辨要』痘瘡條에는,

放點하기가 稀朗紅潤하고 心下가 悸하는 사람은 모름지기 급히 그 悸를 다스려야 한다. 그렇지 않으면 이내 소변이 通利하지 않고 水氣가 피부에 滿하여 結痂가 늦게 된다. 悸를 다스림에는 茯苓甘草湯이 좋다.

我說. 腎藏과 心下悸(胃內停水)와 痘瘡의 관계가 밀접히 연관된 것임을 알 것이다.

---

2) '酸棗湯'은 酸棗仁湯의 약칭. '歸脾湯'은 後世方이다. 酸棗仁湯의 證이 없는 데다가 이것을 썼으므로 낫지 않은 것이지, 이 方에 효능이 없어서 그런 것이 아니다.

42. 五苓散에 관한 師論 註釋

太陽病, 발한 후 땀이 많이 나고, 胃 속이 마르고 煩躁하여 잠을 잘 수 없고, 물을 마시려 하는 사람은, 약간 주어 飮服하게 하여 胃氣를 和하게 하면 곧 낫는다. 만약 맥이 浮하고 소변이 通利하지 않으며 미열이 있고 消渴하는 경우는 五苓散으로 主治한다.

(太陽病, 發汗後, 大汗出, 胃中乾, 煩躁不得眠, 欲得飮水者, 少少與飮之, 令胃氣和則愈. 若脈浮, 小便不利, 微熱消渴者, 五苓散主之－『傷寒論』)

(註) 初句에서 "곧 낫는다"까지는 太陽病이 발한에 의하여 풀린 것이지만, 발한이 과다하여 체액이 喪失되고 胃도 따라서 건조하기 때문에 煩躁하여 잠을 이룰 수가 없는 것이다. 물을 먹고 싶어하는데 지나지 않는만큼 약제를 處할 필요가 없고 단지 물을 소량씩 주기만 하면 체액이 복구되고 胃도 역시 滋潤해져서 이로써 煩躁不眠은 저절로 낫는다는 뜻이다. "만약 맥이 浮하고" 以下의 구절은 上記 상태로서 맥이 浮數하고, 尿利減少, 미열, 소갈(渴하여 물을 마심에도 불구하고 오히려 尿利가 적은 것) 症이 있는 것은 前者와는 달리 病症이므로 해열·止渴·이뇨의 작용이 있는 本方을 써서 主治한다는 뜻이다.

和久田 씨는, "'땀이 많이 나고'란 말은 斜挿法이다. 발한 후 다시 땀이 나는 것이 아니라 胃 속이 마른 것을 말하고자 해서 이 말을 집어넣은 것이다" 하였다. 이 말은 일리가 있는 것이다.

발한이 끝나고나서 맥이 浮數하고 煩渴하는 사람은 五苓散으로 다스린다.

(發汗已, 脈浮數煩渴者, 五苓散主之－『傷寒論』)

(註) 이 條는 오직 脈浮數과 煩渴 2症에 대하여 本方을 써야 할 것이라고 말한 것이지만, 그실은 이미 前條에서 小便不利를 언급하였으니 本條에서는 이를 생략한 것이고 이 증상이 없다는 뜻이 아니다. 尾臺 씨는 "發汗이 끝나고나서 脈이 浮數하고" 아래에 "발열, 小便不利 등의 증상"을 뺀 것 같다고 하지만, 발한 후에 소갈함은 대체로 本方證에 들지 않고 石膏劑의 證이다. 石膏劑의 煩渴에는 반드시 맥의 浮·滑·洪大를 수반하며 결코 浮數이 되지 않으므로 脈浮數과 煩渴을 든다면 '발열, 小便不利'를 略하여도 本方證으로서 가하다는 이치이다.

> 傷寒, 땀이 나고나서 渴하는 사람은 五苓散으로 다스린다. 渴하지 않은 사람은 茯苓甘草湯으로 다스린다.
>
> (傷寒, 汗出而渴者, 五苓散主之. 不渴者, 茯苓甘草湯主之－『傷寒論』)

(註) 本條는 茯苓甘草湯의 註에 說明한 尾臺 씨의 말로서 해득할 수 있는 것이지만, 아마도 前條와 같이 省文인 듯하다.

> 중풍, 발열 6, 7일에 풀리지 않고 煩하며 表裏의 證이 있고, 渴하여 물을 마시려 하며, 물을 마시면 곧 토하는 사람은 병명을 水逆이라고 하며, 五苓散으로 다스린다.
>
> (中風, 發熱 六, 七日, 不解而煩, 有表裏證, 渴欲飮水, 水入則吐者, 各曰水逆, 五苓散主之－『傷寒論』)

(註) "表裏의 證이 있고"란, 맥이 浮하고 발열하며 땀이 나고, 惡寒頭項强痛(桂枝證)의 表證이 있고, 또 胃內停水의 裏證이 있다는 뜻이다. 이 胃內停水가 생기는 것은 小便不利, 즉 신장기능장애의 결과 배설이 저지된 것이고, 水毒이 胃內에 충만했기 때문이다. 이 水毒은 熱毒을 수반하기 때문에 渴하여 물을 마시려 하지만 삼키면 이미 水毒으로 충만되어 있는 胃腔은 이를 수용할 수 있는 여지가 없어서 어쩔 수 없이 토해 내는 것이다. 이것이 仲景께서 '水逆'이라고 한 機轉이며, 이 때에 本方을 사용하면 方中의 桂枝는 水毒을 汗腺

으로부터 배제함과 동시에 해열작용을 발휘하고 또 水毒의 上衝을 抑制하여 他藥의 활약에 資한다.[1] 澤瀉는 솔선하여 煩渴을 다스림과 동시에 猪苓·茯苓·朮의 도움을 받아 水毒과 이것에 수반되는 熱毒을 비뇨기로부터 驅逐하기 때문에 위장 내의 停水는 소실되고 저절로 鎭吐되기에 이른다. 古方이 至妙함은 감탄하고도 남음이 있다.

> 병이 陽에 있으면 마땅히 땀으로 이것을 풀어야 할 것이다. 반대로 물로써 潠하거나 灌한다면 그 열은 놀라서 풀릴 수 없고, 점점 더 煩하고, 肉上粟起하고 飮水를 意慾하게 된다. 반대로, 渴하지 않는 사람에게는 文蛤散을 복용시키고, 만약 차도가 없는 사람은 五苓散을 투약한다.
>
> (病在陽, 應以汗解之. 反以冷水潠之, 若灌之, 其熱被刧不得去彌更益煩, 肉上粟起, 意欲飮水. 反不渴者, 服文蛤散. 若不差者, 與五苓散 -『傷寒論』)

(註) 尾臺 씨의 말. "병이 陽에 있으면, 마땅히 땀으로 이것을 풀어야 할 것이다" 운운한 것은 潠灌하여 놀람(刧)이 격화되어 그래서 變證을 야기한다는 것이다. 아직 傷寒으로 맥이 浮하고 自汗이 나고 소변이 자주 나오고 心煩하고 微惡寒이 있으며 다리가 攣急한 사람에게 잘못하여 桂枝湯을 쓰면 여러 가지 轉變이 일어남과 같은 것이다.

요즈음 무식한 사람들이 자기 몸에 이미 邪熱이 있음을 고려하지 않고 혹은 雨雷가 내리침에도 길을 걷고 혹은 물 속에 들어가 헤엄을 침으로써 冷을 取하고, 그리하여 이런 증세를 일으키게 되는 사람이 夏秋節間에 더러 있는 것이다. 병의 정상은 참으로 똑같은 것이다. 文蛤湯을 써서 계속 발한을 시키는 것이 좋을 것이다.

本論에서 '文蛤散'이라 한 것은 착오일 따름이고, '潠'과 '噀'은 같고 說文에서 말하는 물을 머금었다가 내뱉는 것이다. '灌'은 '漑'다. 『玉函』에는 '점점 더'를 '순시간에(須臾)'로 하고 있다.

和久田 씨의 말. 古人에게는 '潠水' '灌水'라고 하는 방법이 있었다. '潠'은 물을 얼굴에 뿜어대는 것이다. '灌'은 몸뚱이에 물을 끼얹는 것이다. 이 兩 方法은 陽鬱證에 사용하며

---

1) 徐靈胎 씨가, "五苓散의 妙는 桂枝에 있다"고 한 것은, 아마도 이런 경우를 가리키는 듯하다.

외부로부터 水氣를 가지고 激하면 鬱陽을 勃起시켜 발산하게 하여 解하는 것이다. 이 陽鬱이 없는 사람에게 潠水法이나 灌水法을 시행하면 그 表熱이 被劫되어 밖으로 발산될 수가 없고 점점 더 內逼하여 心煩하고 肉上은 오히려 正氣가 虛하여 粟起하게 되는 것이다. 粟起는 세속에서 '소름이 끼친다'고 하는 것을 말한다. 이것은 물에 놀랐기 때문에 그렇게 된 것이다. 열이 물에 놀라서 內攻한 것이다. 그러므로 飮水를 意欲한다 하더라도 도리어 渴하여 水醬이 당길 정도는 안 되는 것이다. 만약 물을 주지 않는다면 마시지도 않으면서 물을 생각하게 된다. 이것이 文蛤散의 證이다. 만약 文蛤散으로 차도가 없으면 점점 더 물을 願하게 되는 것이 渴狀과 같게 되는데 이것은 煩渴하며 有熱하고 水氣가 있는 것이므로 五苓散을 주어 그 반응여하를 본다. 이 證은 正證이 아니다. 그래서 '與한다'고 하였다.

我說. 이 兩說은 어느 것이나 일리가 있지만 논리상으로는 그 시비를 가리기 어렵다. 修學者는 適宜 환자에 대하여 그 正否를 시험해야 할 것이다.

> 본래 下함으로 인하여 心下部가 痞하고 瀉心湯을 주어도 痞가 풀리지 않고, 渴하여 입이 燥煩하고 소변이 通利하지 않으면 五苓散으로 다스린다.
>
> (本以下之, 故心下痞, 與瀉心湯. 痞不解, 其人渴而口燥煩, 小便不利者, 五苓散主之 -『傷寒論』)

(註) 太陽病을 잘못 下하면 表熱이 內逼하여 心下痞(胃部膨滿)를 일으킨다. 이것은 곧 大黃黃連瀉心湯이 主治하는 바이다. 그러나 本條의 心下痞는 단지 表熱이 內逼한 데 기인한 것일 뿐만 아니라 소변이 通利하지 않은 데도 기인하여 胃內停水를 일으킨 것이다. 그러므로, 비록 瀉心湯을 준다 하더라도 痞가 풀리지 않는다. 그래서 이처럼 痞가 있고 입이 燥煩하며 소변이 通利하지 않는 사람은 本方이 主治로 하는 것이다라는 뜻이다. 즉, 本方證과 大黃黃連瀉心湯證의 감별법을 가리킨 것이다. 尾臺 씨는 말하기를 "渴하고 입이 燥煩함"을 마땅히 "渴하여 煩燥해진다"라고 주장하였다. 참고로 하기 바란다.

곽란, 두통, 발열, 身疼痛, 열이 많고 물을 마시려 하는 사람은 五苓散으로 다스린다. 多寒으로 물을 쓰지 않는 사람은 理中丸으로 다스린다.

(霍亂, 頭痛, 發熱身疼痛, 熱多欲飮水者, 五苓散主之. 寒多不用水者, 理中丸主之－『傷寒論』)

(註) '霍亂'이란 토사하며 揮霍撩亂[2]하는 병의 총칭으로 급성위장카타르, 유럽 콜레라, 아시아 콜레라에 해당하는 것인데, 上古에는 원래 아시아 콜레라라는 것이 없고 일본에서는 德川幕府 말기에 점차 전래된 것인만큼 古代의 치료방법으로서 여기에 적합한 것이 없다. 그런데, 尾臺榕堂, 今村了庵 두 사람은 渴根加朮湯을 써서 능히 이 병을 초기에 퇴치하였다. 또, 本方 혹은 茯苓澤瀉湯을 下利發熱, 口舌乾燥, 煩渴하여 냉수를 貪飮하는 사람, 또는 水逆의 症이 있는 사람에게 사용하여 능히 그 효험을 거두었다. 이 점을 고려할 때 仲景의 法方은 八面玲瓏하고 圓滿無礙한 것이라 할 것이다.

맥이 浮하고 소변이 通利하지 않으며 微熱消渴하는 사람은 五苓散으로 다스린다.

(脈浮, 小便不利, 微熱消渴者, 五苓散主之－『金匱要略』)

가령, 여윈 사람이 臍下部에 悸가 있으며, 涎沫을 토하고 癲眩한다면, 이것은 水이다. 五苓散으로 다스린다.

(假令, 瘦人, 臍下有悸, 吐涎沫而癲眩, 此水也. 五苓散主之－『金匱要略』)

(註) 尾臺 씨는 "癲眩은 마땅히 沈明宗을 따라 顚眩으로 써야 할 것이다"라고 말했다. 나는 아직 이 말이 옳은지 그른지를 알지 못하겠지만 本條는 本方을 간질, 기타의 발작적 신경성 경련병에 사용할 수 있음을 명시하는 것이다. 本方 속에는 澤瀉湯 및 茯苓·桂枝

2) '揮霍'은 早狀, '撩亂'은 混亂의 뜻.

등이 포함되어 있으므로 이들로 하여 仲景의 뜻을 忖度할 수 있을 것이다.

1) 五苓散方

澤瀉 3.3
猪苓 · 茯苓 · 朮 각 2.5
桂枝 1.7

이것을 細末로 하여 하루 세 번 나누어 복용하거나 또는 細剉하여 물 두 合 반을 한 合으로 달여서 찌꺼기는 버리고 하루 세 번으로 나누어 溫服 또는 冷服한다. 다만 水逆症일 경우는 散服하고 기타의 경우는 이 用量을 두 번 이상으로 증량 煎服해야 할 것이다.

2) 선배의 論說 · 治驗

『和劑局方』에,

辰砂五苓散[3]은 傷寒의 表裏가 아직 풀리지 않은 것, 두통발열, 心胸鬱悶, 脣口乾焦, 神思昏沈, 狂言譫語하며, 귀신을 보는 것 같은 症 및 瘴瘧 煩悶不省한 사람을 고친다. 만약 中暑[4]하여 渴을 發하고 소변이 赤澁한 사람에게는 新汲水로 調下한다. 小兒가 五心煩熱하고 焦燥多哭하며 咬牙上擅[5]하고 驚狀[6]을 이루려 하는 症에는 半錢을 복용할 때마다 溫熱水로 下한다.

『三因方』에는,

己未年에 京師에 大疫이 있었다. 이를 汗해도 죽었고, 下해도 역시 죽었다. 五苓散을 복용하니 마침내 나았다. 이것은 다름 아니라 溫疫이다.

五苓散은 伏暑飮熱, 暑氣가 經路에 흘러들어서 壅溢하여 鼻衄을 發하거나 胃氣가 虛하고, 血이 慘入하여 胃에 들어가 停留되어 散하지 않고 한두 되씩이나 토해내는 症을 고친다.

---

3) 本方에 辰砂를 加한 것이지만, 특별히 이것을 加할 필요는 없다.
4) '中暑'는 더위를 먹은 것.
5) '咬牙'는 牙關緊急, '上擅'함은 眼球의 上轉.
6) '驚狀'은 驚風狀이니 곧 腦膜炎狀이다.

『傷寒百問經絡圖』에는,

五苓散은 瘴氣溫瘧, 水土에 習伏하지 않는 症, 黃疸 또는 설사하는 症을 고친다. 또, 中酒惡心 혹은 嘔吐痰水, 물이 들어가면 곧 토하는 것, 心下痞悶 等 症을 고친다. 또, 黃疸이 橘黃色 같고 心中이 煩急하며 眼睛이 금색과 같으며 소변이 赤澁하거나 대변이 自利한 것을 고친다. 黃疸을 고치는 데는 山茵蔯[7]의 煎湯으로 下한다. 하루 3服.

『直指』에는,

五苓散은 濕症, 소변이 通利하지 않은 症을 고친다. 『內經』에서는 "治濕法은 소변을 利하지 않으면 안 된다"고 說하고 있다. 또 傷暑煩渴하여 引飮過多한 症, 소변이 赤澁하고 心下에 水氣가 있는 症 등을 고친다. 또, 水飮을 流通하게 한다. 每 2錢씩을 沸湯으로 調下한다. 만약 소변이 그래도 通利하지 않으면 防己를 加하여 이를 돕는다. 또 尿血을 고친다. －중략－ 또, 便毒을 고친다. －하략－

羅謙甫 씨에 의하면,

봄철과 여름철이 바뀔 때, 발병하는 것이 傷寒과 같고, 환자가 땀이 저절로 나고, 肢體가 무겁고 아프며 돌아눕기가 어렵고 소변이 不利한다. 이것을 風濕이라고 이름하며 傷寒病이 아니다. 궂은비가 내린 다음 卑濕하든가 혹은 引飮過多하면 대개는 이 증상이 있다. 다만 五苓散을 많이 복용하고 소변이 通利하게 되면 濕이 제거되고 곧 낫는다. 初虞世에 의하면, 의사가 모르고 傷風이라 오진하고 치료하여 발한하면 죽고, 下하여도 죽는다. 己未年에 京師에 大疫이 있었던 것이 바로 이 때문인 것이다. 羅謙甫가 그 說을 攄得하고나서 구한 인명이 甚多하다. 무릇 五苓散은 水를 利하고 濕을 제거하는 효능이 있으며 胸中停飮이 있는 症, 소아가 吐哯癎[8]을 일으키려 하는 데는 五苓散이 가장 좋다.

『醫方口訣集』에는,

나는 전에 平野庄의 어떤 사람을 치료한 일이 있다. 傷風, 발열하여 口燥하고 渴하며 물을 주면 곧 吐했다. 후에 탕약을 복용하여도 역시 토했다. 여러 의사가 어쩔 수 없어서 치

7) 茵蔯篙의 煎湯으로 本方을 복용시킨다는 것은 즉 '茵蔯五苓散'을 뜻한다.

8) '哯'은 '吐'와 같다.

료를 나한테 구하게 되었다. 진맥하니 浮數이었다. 『傷寒論』에, "中風 6, 7일에 풀리지 않고 煩하며 表裏의 증이 있고, 渴하여 물을 마시려 하고 물을 마시면 곧 토하는 症을 水逆이라 한다. 五苓散이 이를 다스린다"라고 기록되어 있다. 이 말에 따라 마침내 五苓末을 白飮으로 和服시키기 1匕에 효과를 알고, 3匕에 나았다.

또, 江府에서 安藤 씨의 家人을 치료한 일이 있다. 消渴이 1년여, 胸脇支滿하고 頭暈하였다. 五苓散을 주고 甘草를 加해서 水煎하여 복용시키기 3劑도 다 복용하기 전에 諸症이 완치되었다. 案컨대 이것은 『金匱』의 苓桂朮甘湯, 五苓散, 2法을 사용한 것이다.

曾世榮 씨의 말.

小兒의 驚風 및 설사는 다같이 五苓散을 써서 丙火[9]를 瀉하고, 그리하여 土濕을 滲하는 것이 좋다. 方中에 桂가 있어 능히 肝風을 抑制하고 脾土를 도와 준다. 전하는 말에 木[10]은 桂를 얻으면 枯死한다 함이 바로 이것이다.

傷寒 3, 4일 사이에 寒熱이 왕래하고, 自利[11]하는 症은 邪가 太陰에 침입하고 아직 少陽經에 있는 것이다. 本方을 小柴胡湯과 합하여 柴苓湯이라 한다.

我說. 寒熱往來 自利하는 症을 五苓散證과 小柴胡湯證이 併發한 것으로, 邪가 太陰에 들어갔기 때문에 그렇게 된 것이 아니다.

『續珠錄』에는,

和州 사람 某가 선생을 찾아뵙고 말하기를 "제가 나이는 쉰이 넘었사온데 지금까지 아무런 병고도 앓은 적이 없사옵니다. 이제 비록 늙었다고는 하나 아직도 기력이 왕성하여 음식은 小壯年 때보다 갑절은 먹습니다. 젊었을 때는 씨름을 좋아했습니다. 그래서 血氣周流가 이처럼 왕성한 것입니다. 지난해 봄부터는 食餌가 다시 小壯時의 3배나 되기에 이르렀습니다. 금년 들어 갈증이 생겨 물을 몇 되를 마셔도 아직 배가 차지 않는 형편입니다. 요즈음은 스스로 경계하느라고 몇 홉씩 제한을 하고 있습니다만, 能飮能食하기가 이와 같

9) '丙火'·'土濕'·'肝風'·'脾土' 등은 陰陽五行의 空理이므로 取할 바 못된다. 다만, 그 사실에 착안할 일이다.

10) (譯註) '木'은 肝이다.

11) 이 '自利'는 水瀉다.

습니다. 이치로 따질질댄 마땅히 살이 쪄야 할 것인데 날로 더 여위어만 가고 있습니다. 다른 괴로움은 없사옵니다" 하였다.

선생이 이 사람을 진찰하고 다른 몇 가지를 물으니, 답하는 말이 "단지 腹皮가 痲痺되고 소변이 頻數할 따름입니다" 하였다. 곧 五苓散을 주어 복용시키니 갈증이 나았다.

『成績錄』에는, 한 남자가 소갈을 앓아 하루에 물 여러 말을 마셨고 소변 또한 많았고 식사는 평일의 배가 되었다. 선생이 五苓散을 복용시키니 月餘만에 全治하였다.

我說. 이 두 환자는 당뇨병 또는 尿崩症인 듯하다.

『類聚方廣義』 本方條에는,

곽란, 吐下한 다음, 厥冷 煩躁하고 渴하여 마시기를 그치지 않고, 물과 약을 가리지 않고 토하는 症이 있다. 더운 물과 菓物을 엄금하는 것이 좋다. 그리고 물을 마시려고 할 때마다 五苓散을 준다. 다만, 한 貼을 두세 번으로 나누어 복용하는 것이 좋다. 세 貼을 채 다 복용하기 전에 嘔吐와 煩渴이 반드시 그칠 것이다. 吐渴이 모두 그치면 반드시 厥復하여 열이 나고 신체가 惰痛할 것이다. 다시 五苓散을 쓰면 이때 땀이 축축하게 나고 諸症이 脫然히 나을 것이다. 이것은 五苓散과 小半夏湯이 서로 다른 점이다.

이 方이 안질을 치료함은 苓桂朮甘湯과 비슷하다. 그런데 그것은 心下悸·心下逆滿·胸脇支滿·上衝 등의 諸症을 目的으로 하고, 이것은 發熱消渴하여 눈에 눈물이 많고 소변이 不利한 것을 목적으로 한다. 兩方은 共히 소변을 通利하게 함으로써 그 효험을 나타낸다.

43. 茵陳五苓散에 관한 師論 註釋

> 黃疸病은 茵陳五苓散으로 다스린다.
>
> (黃疸病, 茵陳五苓散主之－『金匱要略』)

(註) 黃疸病 석 字만으로는 막연하므로 東洞 옹은 本方에 대하여 五苓散證으로 黃發하는 사람을 고치는 것이라고 정의를 내렸다. 이것은 이치에 맞는 것이고 따를 만한 것이다.

『勿誤藥室方函口訣』 本方條에,

이 方은 黃發의 경증에 사용한다. 小便不利를 主治한다. 그러므로 『聖濟總錄』에는 "이 方이 陰黃하여 몸이 귤색 같고 소변이 不利 운운함을 고친다"고 하였다. 陰黃症은 『巢源』[1]에 소상히 설명된 것으로 陰症을 말하는 것이 아니다. 단지 熱狀이 없는 사람을 말하는 것이다. 만약 이 方의 證으로 熱狀이 있는 사람이라면 梔子蘗皮湯 및 茵陳蒿湯을 選用해야 할 것이다. －중략－ 東垣이 酒客病을 고치는 데 이 方을 쓰는 것이 가장 적합하다고 하였다. 평일에 술에 취하여 번민이 그치지 않는 사람에게 주어서 땀을 내게 하고 소변을 通利하는 適宜한 수단인 것이다.

我說. 이상으로 師論의 미비한 점을 補足할 수 있을 것이다.

1) 茵陳五苓散方

茵陳蒿 8.0
五苓散 4.0

1) 『巢源』은 『巢氏病源』이라는 冊名을 줄인 것이다.

煎法・용법은 前과 같음.

2) 선배의 治驗

『醫方口訣集』에,

또, 平野村의 어떤 상인을 고쳤다. 5월 중에 장마가 들었을 때 大阪에 갔다 왔다. 저절로 신체에 미열이 나고, 사지에 권태를 느꼈다. 한 의사가 風濕이라 진단하고 약을 쓰니 이내 식사를 싫어함이 심해졌다. 다른 어떤 의사는 傷寒이라 진단하고 치료하니 이내 발열이 심하였다. 의사가 月餘를 치료하였으나 前症이 점점 심해질 따름이었다.

나의 집에 와서 치료를 구하였다. 진찰해 보니 脈沈이었다. 商人에게 '갈증이 납니까?' 하고 물어 보았다. "납니다." "소변은 잘 나옵니까?" "잘 안 나옵니다. 그리고 빛깔이 누렇습니다." 내가 말하기를, 『金匱』에 이르기를 "맥이 沈하고 渴하여 물을 마시려 하고 소변이 通利하지 않는 사람은 당연히 黃을 發할 것이다" 하였고, 또 이르기를 "黃疸病은 茵蔯五苓散으로 다스린다"고 하였다. 치료시기가 늦어졌다고 해서 끝장이 난 것은 아니다. 오직 탕약을 지어 복용시키도록 하였다. 한 첩만에 식음이 나아지고 다섯 첩만에 열이 물러가고 열 첩만에 병을 잊어버린 듯하였고 그 후에는 調理를 하여 나았다.

我說. 이 治驗으로 미루어 보건대 本方證은 반드시 열이 없는 것이 아닌만큼 前記 淺田씨의 말을 모두 믿을 수는 없을 것 같다.

44. 猪苓湯에 관한 師論 註釋

陽明病으로 맥이 浮하고 堅하며, 목구멍이 마르고 입이 쓰고, 腹滿하여 喘하고, 발열하고 땀이 나며, 오한을 하지 않고 오히려 惡熱하며 몸이 무겁고, 땀을 낸즉 躁하고, 심장이 憒憒하여, 헛소리를 하며, 燒鍼을 加하면 반드시 怵惕하고, 煩躁하여 잠을 이룰 수 없으며 이를 下할 것 같으면 이내 胃 속이 공허하고 客氣가 膈을 動하여 心中이 懊憹하고 舌上에 태가 끼는 사람은 梔子豉湯으로 다스린다. 만약 渴하여 물을 마시려 하고 口乾舌燥한 자는 白虎加人蔘湯으로 主治한다. 만약 脈浮發熱하고 渴하여 飮水하고자 하며 소변이 通利하지 않는 사람이라면 猪苓湯으로 다스린다.

(陽明病, 脈浮而緊, 咽燥口苦, 腹滿而喘, 發熱汗出, 不惡寒反惡熱, 身重, 若發汗則躁, 心憒憒, 反譫語, 若加燒鍼必怵惕, 煩躁, 不得眠, 若下之則胃中空虛, 客氣動膈, 心中懊憹, 舌上胎者, 梔子豉湯主之. 若渴欲飮水, 口乾舌燥者, 白虎加人蔘湯主之. 若脈浮發熱, 渴欲飮水, 小便不利者, 猪苓湯主之－『傷寒論』).

(註) 本條는 白虎湯・大承氣湯・梔子豉湯・白虎加人蔘湯・猪苓湯의 五證 및 그 감별법을 논한 것이지만 여기서는 白虎加人蔘湯證과 猪苓湯證의 區別을 논하는 데 그치기로 한다.

本方證과 白虎加人蔘湯證은 渴하여 물을 마시려 하는 점에 있어서는 서로 같지만 그것은 熱毒으로 인하여 體液이 消耗하고 內外가 共히 枯燥하는 것이니 반드시 口舌이 乾燥하고 또 煩渴引飮의 증상이 있고 小便不利의 증후는 없는데 비하여, 이 方證은 水毒蓄積이 主症이고 熱毒은 客症에 지나지 않는만큼 口舌이 건조하는 일은 없고 渴하여 물을 마시려 하지만 煩渴引飮의 증상은 없으며 반드시 小便不利한 것으로 판별하기는 어렵지 않다. 뿐만 아니라 彼證의 맥은 언제나 洪大・滑大한 것이지만, 本方證의 맥은 반드시 浮한다. 이것으로 兩者를 구별할 수 있다.

陽明病으로 땀이 많이 나고 渴하는 사람에게는 猪苓湯을 주면 안 된다. 땀이 많고 胃 속이 燥한 데다가 猪苓湯이 다시 소변을 利하기 때문이다.

(陽明病, 汗出多而渴者, 不可與猪苓湯. 以汗多胃中燥, 猪苓湯復利其小便故也－『傷寒論』)

(註) 陽明病에 땀이 많이 나며 渴하는 것은 白虎加人蔘湯證인 바, 本條도 역시 前者와 같이 兩方證의 감별법을 제시한 것이다. 즉 陽明病이 煩渴함은 고열이 持久하기 때문에 체액이 涸竭함에 기인한 것이니 枯燥한 組織을 滋潤하는 白虎加人蔘湯을 주어야 할 것이지만, 만약 잘못하여 水分 奪取作用이 있는 本方을 사용하면 체액을 더욱 빼앗기게 되어 점점 악화되게 마련이니 이것을 주어서는 안 된다고 경고한 것이다.

少陰病으로 6, 7일이나 下利를 하고 咳하고 嘔渴하며 心煩하여 잠을 이룰 수 없는 사람은 猪苓湯으로 고친다.

(少陰病, 下利 六, 七日, 咳而嘔渴, 心煩不得眠者, 猪苓湯主之－『傷寒論』)

(註) '少陰病'이란, 맥이 細微하며 欲寐하고 下利를 하는 것이다. 그런데 本方證에도 下利가 있다. 또 "心煩하여 잠을 이룰 수 없는"이란 陰病의 欲寐와 유사한고로 仲景은 本方證을 편의상 少陰病이라 하고 少陰篇에 넣었지만 그實 本方證은 陰病이 아니고 陽病이니 本方도 역시 熱藥이 아니고 冷藥이다. 그리고 本條에는 小便不利를 들고 있지 않지만 이것은 이미 縷述한 바이니 생략한 것이며, 下利하는 것도 '구토하는 것'도 모두 小便不利의 所致이다. 또 '渴하는 것'은 濕熱이기 때문이고, "心煩하여 잠을 이룰 수 없는 것"도 역시 濕熱이 두뇌를 침범하기 때문이다.

東洞 옹이 本方을 定義하여 "소변이 不利 혹은 淋瀝하고 渴하여 물을 마시려 하는 사람을 고친다"고 하였고, 또 "小便이 淋瀝하고 농혈이 소변에 나오는 사람을 고친다"고 하였던 것은 仲景의 論을 補足한 것이니, 나는 이 說에 따라 本方을 膀胱尿道疾患, 특히 임질

에 사용하여 奇效가 있었다.

1) 猪苓湯方

猪苓 · 茯苓 · 阿膠 · 滑石 · 澤瀉 각 7.0

이를 細剉하여 물 두 合을 한 合으로 달여서 찌꺼기는 버리고 하루 세 번으로 나누어 溫服 혹은 冷服한다.

2) 猪苓加甘草湯方

猪苓湯 속에 감초 7.0을 加함.

煎法 · 용법은 전과 같음.

主治. 猪苓湯證으로서 劇痛인 것을 다스린다.

3) 猪苓加大黄湯方

猪苓湯 속에 大黄 3.0을 加함.

煎法 · 용법은 前과 같음.

主治. 猪苓湯證으로서 下해야 할 證을 治한다.
(註) 이 兩方은 和田東郭 씨의 創方이다.[1]

4) 猪苓加薏苡仁湯方

猪苓湯 속에 薏苡仁 10.0을 加함.

主治. 猪苓湯證으로서 배농이 멎지 않는 證을 治한다.

---

1) 누구의 創方이냐 하는 것은 내가 아는 범위 안에서의 이야기다.

(註) 이 方은 내가 창시한 것이다.

5) 선배의 論說 · 治驗

『古方便覽』 本方條에,

한 남자가 血淋을 2, 3년 앓았는데, 하루는 피가 많이 나오고 그 고통을 참을 수가 없었다. 이미 두세 되[2]에 이르러 눈이 어지럽고 인사불성이 되었다. 내가 곧 이 方을 주자 장차 효과를 보게 되어 재발하지 않았다.

『尊水瑣言』에는,

滿身에 洪腫이 생겨 그 腫을 손으로 만지면 힘이 있었다. 그리고 그 자국이 금새 부풀어 올라 종창이 매우 심하였지만 호흡은 평소와 다름없었다. 이것은 猪苓湯의 證이다. 또, 일종의 腫이 勢가 前과 같고 腰部 以下는 滿腫하지만 팔뚝 · 어깨 · 등 등은 조금도 붓지 않고 호흡이 평상과 같은 症도 역시 猪苓湯을 쓴다. 渴의 有無를 가리지 않는다.

『東郭醫談』에는,

한 남자가 하혈하면서 소변이 不通하고 腹滿하여 죽으려 하였다. 의사가 四物湯加山梔黃栢方[3]을 주니 腹滿이 더 심했다. －중략－ 그래서 猪苓湯에 大黃을 가하니 소변이 점차 통하여 快治되었다.

我說. 이 下血은 腸出血과 血尿의 어느 쪽인지 不明이지만 아마도 前者인 듯하다.

『青州治驗錄』에는,

선생이 이르기를, 전에 若山 某라는 사람이 임질을 앓아 치료를 구하기에 진찰하니 음경 속에 贅肉이 있는지라 실이나 카테터(katheter)가 도무지 통하지 않았다. 특히 소변이 淋瀝하며 실처럼 가늘고 疼痛이 심하였다. 그래서 道具를 만들어 가지고 뇨도구에 넣어서 그 肉을 떼내자 갑자기 소변이 나오는데 폭포와 같았다. 그런 다음, 青蛇[4] 혹은 後衝紙을

2) '두세 되'는 과장이다.

3) '四物湯'은 後世方이다.

넣은 후, 主方으로 猪苓加將을 투약하여 수일내에 全治하였다.

我說. 大黃의 별명을 '將軍'이라 한다. 그러므로 猪苓加將은 곧 猪苓加大黃湯이다.

『類聚方廣義』 本方條에는,

임질로 소변이 방울방울 떨어지고 不通하며, 귀두가 붓고 아프며 小腹이 팽창하여 통증을 느끼는 사람을 고친다. 만약 음경 속이 아프고 농혈이 나오는 사람이라면 滑石礬甘散[5]을 겸용한다.

임부가 7, 8개월 된 후 牝戶[6]가 焮熱腫痛하여, 일어나고 누울 수가 없고, 소변이 淋瀝하는 사람이 있었다. 三稜鍼으로 부은 곳을 가볍게 찔러주어 淤水를 放出시킨 다음 이 方을 쓰면 腫痛이 곧 없어지고 소변이 快利한다. 만약 온몸이 부어오르고 前症을 發하는 사람이라면 越婢加朮湯이 좋다.

6) 猪苓의 醫治効用

『本草綱目』을 인용하면,

猪苓

集解 猪苓은 ―중략― 〈弘景說〉 이것은 단풍나무의 苓으로서 그 껍질은 검정빛이고 살은 희고 열매를 맺은 것이 좋다. ―중략― 〈時珍說〉 猪苓도 역시 나무의 餘氣가 맺힌 것으로 소나무의 餘氣가 茯苓을 結實한다는 뜻과 마찬가지다. 다른 나무에도 모두 있지만 특히 단풍나무에 많은 것이다.

氣味 甘平, 無毒.

主治 傷寒과 溫疫의 大熱을 풀고 땀을 내며 腫脹 滿腹의 急痛을 다스린다(甄權). 渴을 제거하고 濕을 없애고 心中이 懊憹한 것을 고친다(元素). 방광을 瀉한다(好古). 腠理를 열고 淋腫·각기·白濁·대하·임신의 子淋·胎腫·小便不利 등을 고친다(時珍).

發明 ―상략― 〈元素說〉 猪苓은 淡滲大燥하여 진액을 없앤다. 濕證이 없는 사람은 이

---

4) '靑蛇'·'後衝'은 膏藥의 이름이고, '後衝紙'은 '糸'에 그 膏藥을 바른 것이다.

5) 滑石礬甘散을 겸용할 필요 없다.

6) '牝戶'는 '陰門'이란 뜻. 이 경우는 뇨도구를 말한다.

것을 복용하지 말 것. 〈時珍說〉 猪苓은 淡滲하여 기를 상승시키고 또 능히 하강시킨다. 그러므로 腠理를 열고 소변을 通利하여 茯苓과 효험이 같다. 다만, 보약에 넣을 때만은 茯苓만 못하다.

『藥徵』에는,

猪苓은 渴하며 小便不利한 것을 主治한다.

이상 인용한 諸說이 제시하고 있듯이 猪苓도 역시 일종의 이뇨약으로서 그 작용은 茯苓·澤瀉와 비슷하지만 다른 점은, 本藥은 解熱止渴作用이 강하지만 茯苓에 있어서처럼 심계항진·근육경련 등을 치료하는 능력이 없고 또 澤瀉에 있어서처럼 冒眩을 치료하는 능력도 없으며 그것들에 비하면 해열 이뇨작용이 한층 강력하다. 이것이 本藥이 일반적으로 실증에 있어서 사용되는 소이인 것이다.

7) 阿膠의 醫治效用

阿膠의 지혈작용은 이미 2천여년 전부터 周知된 것인만큼 감히 洋方의 가르침을 빌어올 것도 없지만 이 지혈작용은 혈액의 凝固性 減弱과 혈관벽 弛縱 때문에 혈액이 滲透亢進하는 데 기인한 출혈에 한한다고 할 것이다. 또한 이 약은 일종의 粘滑藥인만큼 그 緩和包攝作用에 의하여 조직의 긴축을 緩解하며 혹은 糜爛面을 包攝함과 동시에 그 滋潤性은 능히 조직의 枯燥를 고치기 때문에 이 원인에 의하여 發하는 疼痛, 출혈, 배농, 尿利의 감소 또는 頻數, 咳嗽 등은 역시 本藥의 主治임을 알아야 할 것이다.

8) 滑石의 醫治効用

『本草綱目』을 인용하면,

氣味 甘寒, 無毒.

主治 身熱, 洩澼,[7] 女子乳難, 癃閉,[8] 소변을 利하고, 胃 속의 積聚寒熱을 고치며 氣를 益한다. —하략—(『本經』). 九竅六腑의 진액을 通하게 하며 留結을 제거하고 渴을 멈추며 사

---

7) '洩澼'은 설사.

8) '癃閉'는 尿閉.

람으로 하여금 中을 利하게 한다(『別錄』). 濕을 燥하고 水道를 分利하며 大腸[9]을 實하게 하며 食毒을 풀고 積滯를 순행하게 하며 凝血을 좇고 燥渴을 풀고 脾胃를 補하며 心火를 내린다. 한편 石淋을 다스리는 要藥이다(別錄).

發明 〈頌說〉 古方에는 淋瀝을 다스리는 데 있어서 단지 滑石만을 사용하였다. -중략- 또 石淋[10]을 다스린다. -하략- 〈權說〉 五淋을 고치고 難産을 다스린다. -중략- 胎로 하여금 미끄러지기 쉽게 하여 易産하고, 煩熱心燥를 제거한다. 〈好古說〉 -중략- 滑하여 능히 竅를 利하고, 그리하여 水道를 通하게 한다. 至燥의 劑이다. 猪苓湯에 滑石, 阿膠를 사용함은 같이 滑劑로 만들어 水道를 通利시키기 때문이다.

『藥徵』에는,

滑石 小便不利를 主治하는 한편 渴을 치료한다 하였다.

以上의 諸說을 고려할 때 本藥은 內用時에 있어서도 外用時와 마찬가지로 그 粘滑性은 능히 방광·尿道·腸管 등의 炎性·粘膜面을 緩和·包攝하기 때문에 이뇨 또는 지사작용을 하는 것이다. 또, 그 寒性은 동시에 消炎的으로 작용하므로 이 작용을 더욱 조장하는 듯하다. 그리고 頌·震亨 兩씨의 滑石治結石說은 이 약을 포함하는 猪苓湯이 그런 病症을 능히 치료하는 점[11]으로 미루어 확실하다 하겠다.

---

9) '大腸을 實하게' 하면 지사작용이 있게 됨을 말한다.

10) '石淋'은 방광결석.

11) 猪苓湯이 腎臟 및 膀胱의 結石을 다스림은, 故 恩師 和田 先生의 실제 경험이다.

45. 牡蠣澤瀉散에 관한 師論 註釋

> 大病이 差한 다음 腰部 以下에 水氣가 있는 症은 牡蠣澤瀉湯으로 다스린다.
>
> (大病差後, 從腰以下有水氣者, 牡蠣澤瀉散主之－『傷寒論』)

(註) '差'는 '瘥'와 마찬가지로 "병이 낫는다"는 뜻이지만 '癒'처럼 "全治된다"는 뜻이 아니고 아직 전치되지는 않은 상태를 가리키는 말이다.

1) 牡蠣澤瀉散方

牡蠣·澤瀉·括蔞根·蜀漆·葶藶·商陸根·海藻 各 等量

이것을 細末로 만들어 한 번에 4.0씩 하루 세 번 복용하든지, 또는 이러한 藥量을 2배 이상으로 증량하여 물 두 合을 한 合으로 달여서 복용한다.

2) 선배의 論說

東洞 옹은 本方을 定義하여,
신체가 붓고 腹中에 動氣가 있으며 소변이 不利한 사람을 고친다고 하였다.

『類聚方廣義』 本方條에는,

후세에서 虛腫이라 稱하는 症에 이 方이 좋다. 그 병상을 잘 살펴본 다음 이 약을 쓰는 것이 좋다.

『勿誤藥室方函口訣』 本方條에는,

이 方은 허리 이하의 水氣를 다스리지만, 허리 이상의 水氣에도 사용하여 효험이 있다. 이는 證의 虛實間에 다 통용되는 것이다. 만약 實한 證이라면 大黃을 가해야 한다. 이는 劉敎論 莅庭의 經驗이다.

3) 葶藶의 醫治効用

『本草綱目』을 인용하면,

葶藶

子

氣味 辛寒, 無毒.

主治 －상략－ 堅을 깨뜨리고 邪를 좇고 水道를 通利한다(『本經』). 膀胱의 水를 下하고 －중략－ 皮間의 邪水를 上出하여 面目浮腫 －중략－ 小腸을 利한다. 오래 복용하면 사람으로 하여금 虛하게 한다(『別錄』). 肺壅의 上氣, 咳嗽를 치료하며 喘促을 멎게 하고 痰飮을 제거한다(甄權).

發明 〈杲說〉 葶藶은 氣를 크게 내린다. 辛酸한 것과 함께 쓰면 腫氣를 誘導한다. 『本草十劑』에서 말하는 洩는 閉를 제거해야 한다. 葶藶은 大黃의 屬이다. 이들 諸說을 고찰해 보면 葶藶은 완하작용을 兼有하는 이뇨약이라 할 것이다.

4) 商陸의 醫治効用

『本草綱目』에,

商陸

根

氣味 辛平, 有毒.

主治 －상략－ 水腫 －중략－ 腹滿, 洪腫을 치료하고, 五臟을 疏通하고 水氣를 散한다(『別錄』). 열 가지 水病을 瀉한다 －하략－(甄權). 大小腸을 通利하고 虫毒을 瀉한다 －하략－(『大明』).

이들 諸說에 의거하여 考察해 볼 것 같으면, 商陸은 峻下作用을 겸유하는 이뇨약이라고 할 것이다.

5) 海藻의 醫治効用

『本草綱目』에,

海藻

氣味 苦鹹寒, 無毒.

主治 癭瘤[1]結氣·頸下의 硬核痛·癰腫·癥瘕·堅氣를 散하고 -중략- 열두 가지 水腫을 下한다(『本經』). 皮間의 積聚·暴㿉·瘤氣·結熱을 치료하고 소변을 通利한다(『別錄』). -상략- 氣急心下滿, 疝氣가 下墜하여 疼痛 卵腫[2]하는 것을 고친다 -하략-(甄權). 奔豚·각기·부종·宿食이 소화되지 않는 것과 五膈痰壅들을 고친다(李珣).

이들 諸說에 의거하여 고찰할진대 海藻는 解凝性 利尿藥이라 할 것이다.

1) '癭'은 혹.

2) '卵腫'은 睾丸腫脹.

46. 八味丸에 관한 師論 註釋

崔氏八味丸은 각기가 위로 들고 少腹이 不仁한 것을 다스린다.

(崔氏八味丸, 治脚氣上入, 少腹不仁 －『金匱要略』)

(註) 不仁은 원래 知覺痲痺의 뜻이지만, "少腹이 不仁한다" 함은 단지 하복부가 知覺痲痺된다는 뜻만 아니라, 該部位가 軟弱無力하여 마치 면화를 만지는 것과 같은 촉각이 있다는 뜻도 포함되어 있다. 내가 실험한 바에 의하면, 이 각기는 보통 일반적인 각기와는 달리 임산부 특히 산후의 부인에게 나타나는 특종의 증상으로 세속에서 血脚氣라 칭하는 것이다.

虛勞, 腰痛, 小腹拘急, 小便不利한 證은 八味丸으로 主治한다.

(虛勞腰痛, 小腹拘急, 小便不利者, 八味丸主之 －『金匱要略』)

(註) '小腹拘急'이란 下腹 內部를 손가락으로 잡아당기는 것 같은 느낌을 말한다.

무릇 短氣하며 微飮이 있으면 마땅히 소변으로 이를 제거해야 한다. 苓桂朮甘湯으로 다스리며 腎氣丸[1]으로도 다스린다.

(夫短氣有微飮, 當從小便去之. 苓桂朮甘湯主之, 腎氣丸亦主之 －『金匱要略』)

---

1) '腎氣丸'은 八味丸의 별칭.

(註) 尾臺 씨의 말.

'短氣' 운운의 2方은 똑같이 소변을 利한다 하지만, 그 主治하는 바가 같지 않다. 이 方[2]은 心下部의 水飮을 主治한다. 그러므로, 이 증상[3]에 사용하면 효험이 있다. 八味丸은 少腹不仁을 主治한다. 그러므로, 이것을 心下停飮·短氣症에 사용하더라도 효험은 절대로 없다. 무릇 少腹不仁은 水毒만이 아니라 血도 또한 순환되지 않는 것이므로 八味丸의 효험이 있게 되는 所以이다.

이 說은 비록 정당하기는 하지만 설명이 아직 불충분하므로 이를 보충하고자 한다. 무릇 水毒原因性의 短氣는 熱毒原因性의 短氣(예컨대, 大承氣湯證의 短氣와 같은 것)가 깊고도 힘이 있는 것과는 달리 淺在的이면서 힘이 약한 것이 常例이지만, 苓桂朮甘湯證은 八味丸證에 비하면 實證이니 그 短氣도 역시 이에 비하면 힘이 있다. 이로써 두 方證을 판별할 수 있을 것이다.

『餐英館治療雜話』에는,

呼氣가 短한 것은 水氣다. 吸氣가 短한 것은 腎이 虛함이다. 吸氣가 短한 것은 八味丸의 적응증이다.

이 說에 의하면 苓桂朮甘湯의 短氣는 呼氣時에 發하는 것이고 八味丸의 短氣는 吸氣時에 생기는 것이라 하겠다. 과연 그런가 아닌가는 他日의 연구에 맡기는 바이다.

> 남자가 消渴이 있으면서, 소변이 오히려 많고, 한 말을 마시고 소변을 한 말을 보는 證은 八味丸으로 다스린다.
>
> (男子消渴, 小便反多, 以飮一斗, 小便亦一斗, 八味丸主之－『金匱要略』)

(註) 소갈은 渴하여 물을 마시지만 尿利가 적은 것인데, 이제 반대로 尿利가 많은 것이

---

2) '이 方'이란, 苓桂朮甘湯을 가리킨다.

3) '이 증상'이란, 心下停飮·短氣症을 가리킨다.

니 '오히려'란 말을 사용한 것이다. "한 말을 마시고" 운운함은 소갈이 있되 소변이 오히려 많은 것을 형용한 것이다.

古來의 醫家는 本 條文에 의하여 本方을 당뇨병, 뇨붕증에 사용하였지만, 나의 경험에 의하면, 오늘날 그 병의 태반은 石膏劑의 證이다. 師論의 表面에 현혹되어서 경솔히 치료하는 과오를 범해서는 안 된다.

묻기를, "부인이 병으로 음식은 여전하고, 煩熱로 인하여 누울 수가 없고 倚息하는 것은 무엇입니까?" 하니, 仲景이 말하기를 "이를 轉胞라 이름한다. 溺할 수 없는 것이고 胞系가 了戾하므로 이 병이 일어난 것이다. 다만 소변을 通利하게만 하면 곧 낫는다. 腎氣丸으로 다스림이 좋으니라."

(問曰, 婦人病, 飮食如故, 煩熱不得臥, 而反[4]倚息者, 何也. 師曰, 此名轉胞. 不得溺也. 以胞系了戾, 故致此病. 但利小便則愈. 宜腎氣丸主之－『金匱要略』)

(註) '음식은 여전하고'란 음식이 평상과 다름없으므로 胃에 병이 없기 때문인 것은 말할 것도 없지만 이 또한 陰證인 징후다. '煩熱'이란, 『觀證辨疑』에,

煩熱은 虛熱이다. 心中・手掌・足心의 熱이다. '煩'은 형언할 수 없이 괴로운 것이다. －중략－ 血脫하는 사람은 地黃으로 다스린다고 하였고,

또 『傷寒雜病辨證』에,

煩熱은 열 때문에 苦煩하는 것이다. 그 證은 心胸 사이가 蒸하는 것 같고 焮하는 것 같고 熱氣가 怫鬱하며 煩擾不安한 것이다. 그러므로 煩熱이라 한다. 成無己는, "煩熱은 發熱과 같지만, 비슷하면서도 다른 것이다. 發熱은 怫怫然하여 肌表에 發하고 一定時에 그치는 것이다. 煩熱은 煩하고 熱하는 것이며 無時로 혹은 間歇的이다. 兩者는 똑같이 表熱인 바 煩熱은 熱로 인하여 煩하고, 發熱처럼 發하고 때로 그치는 것이 아니다"라고 말하였다. 이것은 옳은 말이다. －중략－ 또 手掌足心煩熱이란 것이 있다. 이는 모두 煩擾하여 형언할

4) '反'은 衍字다. 衍字란 것은, 문장 중에서 不用한 글자다.

수 없는 상태를 가리키는 말로 取한다.

라고 설명했지만, 이 煩熱은 本方證에만 특유한 것이 아니다 本方처럼 地黃을 대량으로 포함하는 三物黃芩湯・炙甘草湯・黃土湯・芎歸膠艾湯・大黃䗪虫丸證에도 나타나고, 또 地黃이 없는 梔子劑・小柴胡湯・小建中湯證에도 나타난다. 그리고, 手掌足蹠만의 煩熱은 驅瘀血劑인 大黃牡丹皮湯・桃核承氣湯・桂枝茯苓丸・當歸芍藥散證에도 發하기 때문에 이 一症의 존재만을 가지고 本方證으로 看做할 수는 없는 것이다.

그리고 '倚息'은 어떤 물체에 기대서 호흡한다는 뜻이니만큼 短氣를 수반하는 호흡이다. '轉胞'의 '胞'는 곧 膀胱이니 '轉胞'라 할 때는 膀胱轉移라는 뜻이지만 실은 그렇지 않고, 그 아래 나오는 '胞系了戾'란 말에서 온 병명인 것이다. '溺'은 '배뇨'라는 뜻. '胞系'의 '系'는, '糸' 또는 '聯繫된다'라는 뜻이다. '了戾'는 '屈曲旋轉'이란 뜻이다.[5] 그런데 방광에 실(糸)과 같이 聯繫되는 것은 輸尿管과 뇨도밖에 없고 뇨도는 屈曲旋轉하였다 하여 발병되는 것이 아니니, 이 屈曲旋轉하는 것은 즉 輸尿管이다.

그러므로 全文의 뜻은, "어떤 사람이 묻기를 '부인이 평상시와 같이 음식을 하면서도 煩熱이 있어서 누울 수가 없고 어떤 물체에 기대야만 숨을 쉴 수 있는 것은 왜 그렇습니까?'라 하니, 仲景이 이 사람에게 대답하여 말하기를 '이 병은 轉胞라 불리는 것으로 輸尿管이 비틀렸기 때문에 배뇨가 불가능한 결과이니 本方을 주어 輸尿管을 整復하고, 그래서 다시 오줌이 잘 나오게 하면 낫는다"라는 뜻이 된다.

輸尿管이 屈曲捻轉함은 組織의 긴장력이 감퇴하였기 때문이니 이 원인에 의한 자궁하수증도 대부분은 本方이 主治하는 바이다.

1) 八味丸方

地黃 3.5
山茱萸・薯蕷 各 1.5
澤瀉・茯苓・牧丹皮 各 1.3
桂枝・附子 각 0.9

이것을 細末로 하여 봉밀로 환을 만들어 가지고 하루에 세 번 나누어 복용한다. 만약

5) 『金匱要略流義』에는 "선생이 이르되, '盧文弨의 『鍾山扎記』에 〈了戾는 屈曲施轉이란 뜻이다〉 하였다' 고 말하였다"는 말이 있다.

이것을 탕약으로 하고 싶을 때라면, 附子를 빼고[6] 나머지 여러 약을 두 배 이상으로 증량하여, 물 세 合을 한 合으로 달여서 복용해야 한다.

腹證

地黃은 臍下不仁과 煩熱을 治하는 한편 강심작용을 나타낸다. 地黃·澤瀉·茯苓·附子는 이뇨작용을 發하고, 薯蕷·山茱萸는 자양강장 작용을 나타내며, 牧丹皮는 地黃을 도와 煩熱을 治함과 동시에 血을 和하고, 桂枝는 水毒의 上衝을 억제한다. 附子는 신진대사 기능을 자극하여 臍下不仁 등의 組織弛縱을 복구시킴과 동시에 하체부의 冷感 및 知覺運動의 不全 혹은 全痲痺를 治한다. 이들 여러 약을 포함하는 本方은 臍下不仁을 주목적으로 하고, 尿利의 감소 또는 頻數 및 전신의 煩熱 또는 水掌足蹠에 交互的으로 출몰하는 煩熱과 冷感을 부목적으로 하며, 또한 旣述하였거나 下述하게 될 諸說을 참조하여 사용해야 할 것이다.

2) 선배의 論說·治驗

『方機』 本方의 主治에,

脚氣疼痛, 少腹不仁(蕤賓),[7] 足冷 또는 足痛, 小腹拘急, 小便不利(應鍾)의 증상이 있는 사람을 治한다.

我說. 疼痛은 附子와 桂枝가 다스리고, 足冷은 附子가 다스린다. 그리고, 야뇨 혹은 遺尿하는 症도 治한다.

『建珠錄』에는,

豊後 光西寺의 主僧 某가 온몸에 종창이 생기고, 소변이 不利하며, 心中이 번민하고, 氣息이 끊어질 듯하였고 다리가 특히 濡弱하였다. 어떤 의사가 越婢加朮附湯을 지어 수일간 복용시켰으나 효험이 없었다. 선생이 이 사람을 진찰하고 만지되 少腹에 이르러 그것이

6) 附子를 丸劑로 만들어 쓸 때는 반드시 細剉하여, 물과 봉밀에다 膿煎하여 액기스狀으로 된 것을 써야 한다. 만약, 그렇게 하지 않고 그 가루를 사용하게 되면 有害無効하다.

7) '蕤賓丸'은 甘遂劑이다.

不仁함을 알았다. 이내 八味丸을 지어 복용시키니 一服만에 心中이 약간 편안했고, 再服하니 소변이 快利하였고, 열 劑를 다 복용하기 전에 완전히 나았다.

我說. 이 환자는 만성腎炎인 듯하다. 나도 역시 이 症으로 煩熱이 심한 환자에게 本方을 주어서 속효를 본 일이 있다.

『醫方口決集』 本方條에는,

下焦가 虛憊하고 혹 소변을 不禁하는 사람, 또는 癃閉症인 사람, 痿痺한 사람들은 모두 이 方을 쓴다.

『古方便覽』 本方條에는,

어떤 선비가 열병을 앓은 다음, 입이 말라서 차나 더운 물을 매일 서너 되나 마시고 소변은 밤낮으로 5, 60번이나 보았다. 기타는 조금도 괴로운 것이 없었다. 여러 가지로 치료하여 보았으나 효험이 없었다. 내가 곧 八味丸料[8]를 지어 복용시키니 諸症이 금방 없어졌다.

『成績錄』에는,

어떤 남자가 허리 以下가 痺하고, 冷通이 있었고, 수족이 煩熱하였고, 혓바닥에 흑태가 끼어 實狀과 같았다. 선생이 八味丸을 주어 全治시켰다.

我說. 이 혓바닥의 흑태는 틀림없이 濕潤된 것인 듯하다.

『類聚方廣義』 本方條에는,

産後水腫, 腰脚冷痛, 小腹不仁, 小便不利함을 治하는데, 물에 달여서 복용한다.

임질환자가 소변을 밤낮으로 수십 번이나 보고, 용변이 끝나면 微痛을 느끼고, 평상시 언제나 소변을 보고 싶은 생각이 끊임없이 일어나며, 변소에 가려고 하면 이미 遺尿하며, 咽乾口渴하는 證을 氣淋이라 한다. 노인과 부인에게 이런 증상이 많은데 이 方이 좋다. 또 陰痿 및 白濁症,[9] 小腹이 不仁하여 힘이 없고 腰脚이 酸軟[10]하거나 痺痛[11]하고 소변이 頻

8) "八味丸料를 지어"란, "八味丸의 材料를 湯劑로 만들어"란 뜻이다.

9) '白濁'은 오줌이 희게 흐린 것을 말한다.

數한 證을 다스린다. 부인으로서 白沃[12]이 심한 證도 이 方이 좋다.

我說. 나도 역시 本方을 사용하여 여러 차례 이런 환자를 고쳤다.

3) 地黄의 醫治効用

『本草綱目』에는,

地黃

集解 '『別錄』에 의하면' 地黃은 咸陽의 川澤 黃土地에서 생기는 것이 좋다. 2월과 8월에 뿌리를 取하여 응달에서 말린다. '弘景說' 咸陽은 즉 長安이다. －하략－

乾地黃

氣味 甘寒, 無毒.

主治 傷中의 血痺를 쫓고, 골수를 채우며 肌肉을 양성하고 湯으로 만들면 寒熱積聚를 제거하며 痺를 제거한다 －하략－(『本經』). 남자의 五勞七傷, 여자의 傷中 胞漏, 하혈을 치하며 惡血·溺血을 破하고, 大小腸을 通利하며 胃 속의 宿飮을 제거한다. －중략－ 五臟의 內傷不足을 補하고 혈맥을 통하게 하며 기력을 益하고 耳目을 밝게 한다(『別錄』). 心膽의 氣를 돕고 근골을 강화하며 志를 조장하고 혼백을 안정시키며 驚悸勞劣, 心肺損의 吐血鼻衄, 여자의 崩中血暈을 治한다(『大明』). 산후의 복통을 治한다. －하략－(甄權). 凉血, 生血作用이 있으며, 腎水眞陰을 補하고 皮膚燥를 제거하고 諸濕熱을 제거한다(元素). 心病의 掌中熱痛, 脾氣의 痿蹷으로 눕기를 좋아하는 것, 足下熱痛 등을 다스리며 齒痛唾血을 治한다(好古).

生地黃

主治 大寒하여 부인의 崩中血不止 및 産婦의 血上薄心하여 悶絶한 것을 治한다. 傷身하여 胎가 動하고 하혈하며 胎가 나오지 않는 것을 고친다. －중략－ 瘀血·留血·鼻衄·吐血에는 모두 이것을 찧어서 먹는다(『別錄』). 諸熱을 풀고 월경을 통하게 하며 水道를 通利

10) '酸軟'은 나른하게 아픈 것.

11) '痺痛'은 痲痺疼痛.

12) '白沃'은 白帶下.

한다. －하략－(甄權).

『本草備要』에는,

乾地黃

甘苦寒하다. －중략－ 血을 凉하고 血虛로 인한 발열, 勞傷으로 인한 해수, 痿痺, 驚悸, 血暈崩中을 治한다. －중략－ 肌肉을 양성하고 대소변을 잘 통하게 하며 經을 調하고 胎를 安定시킨다. 또, 능히 虫을 죽이고 心腹急通을 治한다.

이상 인용한 바에 의거하여 고찰해 보면 地黃에는 지혈·이뇨·강장강심·해열·진해·진정·진통 등의 제 작용이 있음이 명백하지만, 이것을 임상상 응용할 때는 血脫(南涯 옹의 所說), 血虛(『本草備要』의 所說), 즉 빈혈허약과 臍下不仁을 주목적으로 하고 煩熱 기타의 증상을 부목적으로 해야 할 것이다.

4) 薯蕷의 醫治効用

『本要備要』에,

山藥[13]

－상략－ 脾肺 兩經에 들어가서 그 부족을 補하고 그 虛熱을 맑게 하며 腸胃를 固하고 皮毛를 潤하게 하고 痰涎을 化하고 瀉利를 멎게 한다. －중략－ 腎을 益하고 陰을 강화하며 虛損勞傷을 治한다. －중략－ 또, 능히 심기를 益하며 遺精健忘을 治한다. －하략－

이 說에 의하면 本藥은 자양강장성 止瀉약인 듯하다.

5) 山茱萸의 醫治効用

『本草綱目』에,

山茱萸

實

氣味 酸平, 無毒.

---

13) 薯蕷는 '山藥'이라고도 칭한다.

主治 －상략－ 陰을 강화하며 精을 益하고 오장을 안정시키며 九竅를 통하게 하며 小便利를 멎게 한다. 오래 복용하면 눈을 밝게 하며 힘을 강화한다(『別錄』). 腦骨通을 治하고 耳鳴을 치료하며 腎氣를 補하며 陽道를 홍하게 하고 陽莖을 강화하며 精髓를 添하고 노인이 오줌을 조절하지 못하는 병을 고치며, 面上의 瘡을 治한다. －중략－ 월경의 不定한 것을 고친다(甄權). 腰膝을 따뜻하게 하고 水臟을 돕는다. －하략－(『大明』).

發明 '好古說' 滑하면 곧 氣가 脫한다. 澁劑가 이것을 거두는 所以이다. 山茱萸가 小便利를 멎게 하고 精氣를 秘함은 그 맛이 酸澁함으로 해서 滑을 거두는 것이다.

이들 諸說에 의하면 本藥은 자양강장성 收斂藥인 듯하다.

47. 麻黃湯에 관한 師論 註釋

太陽病으로, 頭痛發熱, 身疼腰痛, 骨節疼痛, 惡風하고, 땀이 안 나며 喘하는 사람은 麻黃湯으로 다스린다.

(太陽病, 頭痛發熱, 身疼腰痛, 骨節疼痛, 惡風無汗而喘者, 麻黃湯主之－『傷寒論』)

(註) 本方은 桂枝湯과 마찬가지로 太陽病의 治劑이지만, 旣述한 바와 같이 桂枝湯證은 피부가 弛縱하고 땀이 저절로 나는 것, 즉 體表에 水毒이 鬱滯하지 않는 것이니 신체가 疼痛하는 일이 없는 것이 아니지만 身疼腰痛의 劇에는 이르지 않는다. 또, 이 毒이 호흡기를 핍박하지 않으면 喘症이 發하지 않지만, 本方證은 피부가 치밀하여 긴장하기 때문에 땀이 나지 않는 것이니 배설이 阻止된 水毒은 근육 혹은 관절로 逼迫하여 身疼腰痛, 骨節疼痛을 일으키며 호흡기를 침범하여 喘症을 일으키게 된다. 이와 같이, 땀이 나는가 안 나는가 하는 약간의 차이에서 千里의 간격이 생겨나기 때문에 언제나 이 점을 명심하여 잘못을 저지르는 일이 없도록 해야 한다.

太陽과 陽明의 合病으로 喘하며 胸滿하는 사람은 下하게 하면 안 된다. 麻黃湯이 좋다.

(太陽與陽明合病, 喘而胸滿者, 不可下之. 宜麻黃湯－『傷寒論』)

(註) "太陽과 陽明의 合病"이란, 太陽病이 풀리지 않고 陽明으로 轉屬하는 경우와, 陽明證이 있는데 太陽證이 兼發되는 경우를 가리키는 것으로, 前者는 表에서 裏로 이행한 것이고, 後者는 裏에서 表로 이행한 것이다. 그런데, 太陽·陽明의 兩證이 공존함에 있어서

는 서로 같다. 그리고 前者는 보통 볼 수 있는 것이니 잠시 덮어 두고, 後者에 관하여 설명하기로 한다.

무릇 陽明證은 瀉下劑로써 풀어야 할 것이로되 때로는 病毒의 일부가 피부에서 遁逃하려 하여 表證을 發함과 동시에 호흡기를 핍박하여 喘症을 發하는 일이 있다. 이 때에는 원래 陽明證이 있고 太陽證도 일시적이긴 하지만 존재하므로 이른바 太陽과 陽明의 合病이란 것으로, "喘하여 胸滿"한다 함은 喘症으로 해서 胸腔의 內壓이 높아지고 횡경막을 내리 눌러 心下部와 肋骨弓下部가 팽만함을 말하는 것이니, 곧, '喘'은 主症이고, '胸滿'은 客症이다. 그러므로 主症인 喘을 목적으로 하여 本方을 사용하면 喘도 胸滿도 모두 함께 낫는다는 뜻이다.

그러면, 어째서 이 胸滿이란 무의미한 客證을 特記하였으며, 그리고 이것을 下하면 안 된다고 한 것일까? 해명하건대, 이에는 참으로 仲景의 深意가 있는 것으로, 이 "喘하여 胸滿"함과 大承氣湯證의 腹滿하여 喘함이 서로 매우 비슷한 데 대하여 그 감별법을 가르치고자 함이다. 좀더 소상히 말하자면, 大承氣湯證의 "腹滿하여 喘함"은 병독이 뱃속에 가득 참으로 해서 腹滿하고, 腹滿한고로 횡경막을 치밀어 喘을 發하게 하는 것이니 腹滿이 主症이고 喘은 客證이다.

그러므로 腹滿을 목적으로 하여 大承氣湯으로써 가득찬 病毒을 瀉下할 때 腹滿도 喘도 모두 함께 낫는 것이지만, "喘하여 胸滿함"을 고칠 수 없는 것이니 麻黃湯의 "喘하여 胸滿"함을, 이 "腹滿하여 喘함"으로 誤解하여 大承氣湯으로 下해서는 안 된다는 뜻을 암시한 것이다. 이와 같이 證의 表裏主客은 汗下를 결정하는 중요한 관건이니만큼 깊이 유의하지 않을 수 없다.

太陽病으로 10일 이후에 脈이 浮細하며 눕기를 좋아하면 外가 이미 풀린 것이다. 만약 胸滿脇痛하는 사람이라면 小柴胡湯을 주고, 脈이 단지 浮하기만 하는 사람이라면 麻黃湯을 준다.

(太陽病, 十日已去, 脈浮細而嗜臥者, 外已解也. 設胸滿脇痛者, 與小柴胡湯. 脈但浮者, 與麻黃湯 -『傷寒論』)

(註) 太陽病을 앓아 10일 이상 경과하여도 낫지 않을 때, 浮細의 脈候가 있고, 눕기를 좋아하는 것은 外, 즉 表證이 풀린 것으로, 이 상태에서 만약 胸滿脇痛하는 사람이라면 小柴胡湯을 주어야 하며, 脈이 단지 浮만을 나타내고 他症이 없는 것은 表證이 아직 완전히 제거되지 않은 것이니 本方을 주어야 할 것이라는 뜻이다. 本條에 '준다'로 하고, '좋다'로 하지 않은 까닭이 무엇인가 하면, '좋다' 함은 일시적인 病變에 응하는 활용수단으로, 機宜를 맞추어 사용한다는 말이고, '준다' 함은 목전의 證을 보고 일시적으로 처방한다는 말로서 證의 변화에 따라서는 轉力을 하지 않을 수 없을지도 모른다는 뜻이 포함되어 있는 것이다. 그리고 證이 완비하여 추호도 의심할 바가 없을 때는 이것을 '主治한다'고 한다. 이 三者는 각기 다르다.

太陽病으로 脈이 浮緊하고 無汗 發熱, 身疼痛하여 8, 9일에 풀리지 않음은 表證이 아직 있는 것이다. 이것은 마땅히 汗을 發하도록 해야 할 것이다. 약을 복용하고나면 금방 환자가 發煩目瞑하고 심한 경우는 반드시 衄한다. 衄하면 곧 풀린다. 그런 사람은 陽氣가 重하기 때문이다. 麻黃湯으로 主治한다. (太陽病, 脈浮緊, 無汗發熱, 身疼痛, 八九日不解, 表證仍在. 此當發其汗. 服藥已須臾其人發煩目瞑, 劇者必衄, 衄則解. 所以然者, 陽氣重故也. 麻黃湯主之－『傷寒論』)

(註) "表證이 아직 있는 것이다"라는 말은 사족이니 仲景의 正文에는 없는 것 같다. 따라서, 이 말은 빼도 좋을 듯하다. 또, 원문에는 "약을 복용하고나면" 밑에 '微除'라는 말이 있지만 尾大 씨의 말에 따라 '須臾'라고 되어야 할 것이 잘못된 것이라 인정하고 고쳤다. 그리고 '目瞑'은 '目眩'과 같고 衄血한 후 병이 낫는 이치는 桂枝湯條에서 말한 바와 다름없다.

또, "陽氣가 重하기 때문이다"에 관하여는 諸說이 紛紛하지만 그 어느 것도 捕風捉影의 論인만큼 인용하지 않기로 한다. 나 역시 그 뜻을 잘 모르지만 本方을 運用하는 데 있어서 큰 관계가 없는만큼 이를 불문에 붙이는 것이 좋겠다. 다만 여기에 一言을 要하는 것은 "麻黃湯으로 治한다"는 한 구절이 本條의 말미에 있는 것으로, "衄血하여 병이 나은" 다음 다시 이 약을 쓰는 것처럼 이해할 우려가 있지만, 이것은 仲景의 문투를 모른 탓이고, "麻黃湯으로 治한다"는 구절은 "汗을 發하도록 해야 할 것이다"라는 구절에 접속하는 것이라 가정하여 이해해야 할 것이다.

맥이 浮한 사람은 병이 表에 있는 것이다. 땀을 내야 한다. 麻黃湯이 좋다. (脈浮者, 病在表. 可發汗. 宜麻黃湯－『傷寒論』)

맥이 浮하고 數한 사람은 땀을 내야 한다. 麻黃湯이 좋다. (脈浮而數者, 可發汗. 宜麻黃湯－『傷寒論』)

이상 兩條에 "맥이 浮하다"고도 하고 "맥이 浮하고 數하다"고도 한 것은 아마도 '緊' 字나 '有力'이라는 字가 생략된 듯하다.

傷寒으로 맥이 浮緊하고 땀을 내지 않으므로 衄을 일으키는 사람은 麻黃湯으로 主治한다. (傷寒, 脈浮緊, 不發汗, 因致衄者, 麻黃湯主之－『傷寒論』)

(註) 桂枝湯條를 참조할 것. 이치에 있어서는 다름 없다.

陽明病으로 맥이 浮하고 땀이 없으며 喘하는 사람은 땀을 내면 곧 낫는다. 麻黃湯으로 主治한다. (陽明病, 脈浮, 無汗而喘者, 發汗則愈. 麻黃湯主之－『傷寒論』)

(註) 初條 및 太陽과 陽明의 合病條를 볼 것.

> 卒死·客忤死의 목숨을 건지는 데는 還魂湯[1]으로 主治한다.
>
> (救卒死, 客忤死, 還魂湯主之-『金匱要略』)

(註) 『千金方』 本方의 主法에 의하면, "卒忤·卑擊·飛尸 및 여러 가지 奄忽[2] 기절하여 깨지 않거나, 혹은 이미 脈이 없는 것을 主治한다. 口噤喎斜하여 열리지 않을 때는 치아를 벌리고 탕을 붓는다. 입에 들어가서 넘어가지 않을 경우는 환자의 머리카락을 양 손에 감아쥐고는 좌우의 발로 어깨를 밟고서 잡아당기면 藥이 넘어간다. 다시 藥量을 증가시켜 한 되를 먹이면 금방 甦生한다" 하였다.

그런데, '卒忤'란 "갑자기 生氣에 거슬러 觸한다"는 뜻이고, '飛尸'란, 『肘後方』에 의하면, "피부에 遊走하고 臟腑를 洞穿하여 發할 때마다 刺痛하여 變作無常한 것"이고, '鬼擊'이란 갑자기 사람에게 나타나되 刀刺狀과 같이 胸脇腹內가 매우 아파서 만질 수가 없거나 토혈·鼻血·하혈하여 일명 '鬼排'라 하는 것이다.

그런데, 本條의 이른바 卒忤, 飛尸, 鬼擊이란 것은 체내에 通變이 있어서 그런 것이 아니라, 오로지 어떤 원인에 의하여 갑자기 피부호흡이 단절되기 때문에 피부로 배설되어야 할 독물이 급격히 두뇌를 습격한 결과 인사불성에 빠짐을 말하는 것인만큼 峻發汗劑인 本方을 사용하여 鬱滯된 병독을 일소하면 의식은 저절로 회복되는 것이다.

1) 麻黃湯方

麻黃·杏仁 各 11.0

桂枝 7.0

甘草 3.5

---

1) 『金匱』에는 麻黃·杏仁·甘草의 3味로 되어 있어서 桂枝가 없지만, 『千金』에는 桂枝가 있으므로 이에 따라 '還魂湯'을 麻黃湯의 별명으로 본다.

2) '奄忽'은 '迅速 俄然'의 뜻.

이것을 細剉하여 물 세 合을 한 合으로 달여서 찌꺼기는 버리고 하루 세 번으로 나누어 溫服한다.

2) 麻黃加桔梗湯方

麻黃湯에 桔梗 6.0을 加한다.

煎法 · 용법은 前과 같음.

主治 麻黃湯證으로서 氣管枝 · 肺胞 內에 凝痰이 있어서 호흡이 곤란한 사람을 治한다.[3)]
(註) 本方은 나의 創方이다.

3) 선배의 論說 · 治驗

東洞 옹은 本方을 定義하여,
喘하면서 땀이 안 나고 두통 · 발열 · 오한 · 身體疼痛하는 證을 治한다고 하였다.

『方輿輗』 還魂湯條에는,

이 方은 기사회생하는 神劑로서 '還魂'이라는 명칭에 조금도 손색이 없다. 어린이가 搐症을 일으켜 가사상태에 빠져 가지고 2, 3일이나 깨어나지 못할 때 이를 깨어나게 한 일이 많다. 나의 通家 가운데 한 아이가 전에 이 증상을 일으킨 일이 있다. 의사가 여러 사람 와서 驚藥[4)] 數方을 투약하였고 鍼과 뜸도 하여 보았으나 아무런 효험도 없었다. 병세가 이미 극심하게 되었다. 모두 이르되 "불치입니다" 하였다.

내가 여러 의사의 뒤를 이어 진찰에 임하게 되었는데, 맥을 먼저 짚어 보니 沈絶이었는데, 暫對하니 때로 맥이 나타나기도 하여 생기가 髣髴하였다. 그래서 가족에게 말하기를, "이 아이의 병세가 이미 위독하다고는 하지만 내가 보기에는 이 병은 오직 熱邪의 鬱閉가 극심한 것이요, 만약 發洩를 한 번 얻기만 하면 아마도 소생할 것이오" 하였다. 還魂湯을 지어 주고 그 어머니로 하여금 안아서 감싸 주도록 하였다. 금새 땀이 나고 깨어났다. 무

---

3) 카타르성 폐렴(특히 小兒의)에 本方證이 많다. 주의를 요한다.

4) '驚藥'은 驚風藥.

릇 還魂湯이란 것에는 원래 發汗說이 없다. 이제 이 약을 쓰고 감싸주게 한 것은 나의 創意에 의한 것이다. 선각자들이 이에 관하여 무엇이라 할 것인가?[5]

나는 언제나 어린이의 發熱昏沈에 接하면 발한을 하도록 노력한다. 十中 一의 실수도 없었다. 이 증상에 당황하여 金石腦麝[6]를 쓴다면 단지 깨어나지 못할 뿐만 아니라 邪로 하여금 안으로 깊이 들어가게 하여 禍를 招來하기 쉽다. 『喩嘉言』에 이르기를, "어린이가 發熱昏沈을 앓으면 傷寒의 名家를 택하도록 힘쓰고, 經의 순행에 따라 救療하면 百中 一의 실수도 없다"고 한 것은 確論이다.

我說. 오늘날의 의사들이 이 증상에 대하면 캄퍼 주사 외에 다른 대책을 전혀 가지고 있지 못하다. 이것이 치료법이 아님은 말할 것도 없다. 猛省해야 한다.

『生生堂治驗』에는,

建仁寺街 近江屋 某의 딸이 나이 겨우 8세로서, 狂癎을 앓았다. 발작에 間歇이 있었다. 발작을 하면 심기가 황홀하여 헛소리를 그치지 않았다. 여러 가지로 치료하여 보았으나 효험이 없었다. 病이 계속되어 18세가 되던 해 봄에 이르러 점점 더 악화되었다. 심할 때는 매일 밤 서너 차례나 발작을 하였다. 의사가 모두 속수무책이었다. 부모가 매우 걱정이 되어 선생을 찾아뵙고 치료를 청하였다. 선생이 그 여아를 욕실로 데리고 들어가 냉수를 灌하기 한 식경[7]쯤, 그 다음 麻黃湯을 주고 이불을 덮어서 땀을 내게 하기 2, 3차만에 다시는 발작하지 않게 되었다.

我說. 이 治驗은 증상의 記載가 불충분한만큼 本方을 사용한 이유가 불분명하지만 아마도 中神 씨는 이 狂癎의 원인이 피부호흡의 장애에 있음을 확인하였기 때문에 냉수를 灌注하여 피부를 충동하고, 그렇게 해서 藥力이 철저히 미치게 하고자 하였던 것 같다.

『方妓雜誌』에는,

---

5) 선각자들은 아마도 本方에 발한의 효과가 있음을 알지 못한 듯하다. 그렇지만, 仲景은 능히 이 점을 알고 立方한 것이다.

6) '金石'은 辰砂 · 石膏 등이고, '腦'는 龍腦, '麝'는 麝香이다.

7) '食頃'은 식사하는 데 필요한 만큼의 짧은 시간.

내가 13세 되던 때 환자가 진찰을 청하러 왔다. 마침 큰형 蘿劑가 출타 중이었다. 할아버지 紫峯君이 "네가 가서 진찰을 하고 오너라" 하고 명령하셨다. 그래서 진찰을 하고 돌아왔다. 할아버지가 환자의 병증을 물으셨다. 그래서 "傷寒으로 머리가 깨질 듯 아프고 오한이 들고 발열하며 맥이 浮數하고 힘이 있었습니다"라고 말씀드리니 "너 같으면 무슨 方을 주겠느냐?"고 물으셨다. 내가 "麻黃湯을 주면 어떻겠습니까?" 하고 여쭈니, 할아버지께서 얼굴에 웃음을 띠면서 고개를 끄덕이셨다. 그래서 세 첩을 지어 가지고 심부름꾼을 불러 "溫服하고 땀을 많이 내도록 하시오" 하고 부탁하여 돌려보냈다. 다음날 진찰하여 보니 "땀이 많이 났고 괴롭던 병이 씻은 듯 나았습니다"고 말한다. 다만 아직 餘熱이 있는지라 小柴胡湯으로 轉用하였더니 不日中에 회복되었다. 이것이 나의 첫 진료경험이었다.

『類聚方廣義』 本方條에는,

卒中風으로 痰涎이 壅盛하고 인사불성이며 心下部가 堅하고 몸에 大熱이 나고 맥이 浮大한 사람에게는 白散[8] 또는 瓜蒂[9]를 써서 吐下하게 한 다음 本方을 사용해야 할 證이 있다. 잘 참조할 것.

初生兒가 때때로 발열하며 코가 막히고 젖을 먹을 수 없는 일이 있다. 이 方을 사용하면 즉시 낫는다. 痘瘡이 見點될 경우, 身熱이 타는 듯하고 表鬱이 發하기 어렵고, 大熱煩躁하며 喘하고, 起脹不能인 사람을 고친다. 哮喘[10]·痰潮·말소리가 안 나오는 것·擡肩[11]滾肚[12]하여 누울 수 없고 惡惡發熱하여 식은땀이 기름같이 나는 證을 治한다. 生薑半夏湯을 合用하면 바로 효험이 나타난다.

按컨대, 哮喘症은 대체로 1년에 한두 번 또는 대여섯 번, 또는 매월 한두 번 발병하는 것이다. 이 증상이 생기는 것은 반드시 外感 과식에 기인한다. 外感에 기인한 것은 麻黃湯·麻杏甘石湯·大靑龍湯 등이 좋다. 음식이나 大便不利에 기인하여 發하는 것은 먼저 陷胸丸·紫圓 등을 써서 吐下를 하게 하고 宿滯를 소탕한 다음 對症方을 쓰는 것이 좋다.

---

8) '白散'은 桔梗白散.

9) '瓜蒂'는 瓜蒂散.

10) '哮喘'은 喘息發作.

11) '擡肩'은 "어깨를 치켜올린다"는 뜻.

12) '滾'은 물건이 굴러가는 모양, '肚'는 배 '腹.' 따라서 (滾肚)는 숨을 쉼에 따라 배가 縮張하는 것이다. 전체로서는, '호흡곤란'의 뜻.

我說. 나의 경험에 의하면 음식이나 大便不利로 인하여 발생하는 것은 大柴胡湯・桃仁承氣湯・大黃牡丹皮湯의 하나 내지는 세 方을 써야 할 경우가 대부분이고, 大陷丸・紫圓을 要하는 일은 극히 드물다.

『橘窓書影』에는,

室街 美篤屋正八의 처가 분만에 임하여 破漿[13)]한 다음, 떨리고 춥고 요통이 부러질 듯하여서 분만할 수가 없었다. 먼저 치료하던 의사는 破血劑를 주었다. 나는 진찰한 다음 말했다. "맥이 浮數하고 肌熱이 있음은 아마 外感인 듯합니다" 하고, 麻黃湯加附子를 주고 따뜻하게 덮어주어 발한을 시켰다. 금새 요통이 약간 누그러지고 진통을 시작하였다. 나는 산기가 이미 당도하였다고 판단하여 힘을 주게 하고 곧 여아를 낳았다.

『舒氏女科要訣』에는

우연히 한 산부를 치료하였다. 산기가 발한 지 6일째였다. 아기가 이미 出胞하여 머리가 밑을 향하고 있는데도 출산할 수가 없었다. 의사가 催生하는 諸方을 쓰기도 하고, 催生하는 靈符를 쓰기도 하고, 靈神爐丹을 求하기도 하였으나 모두 효험이 없었다. 나를 부르기에 진찰하니 환자의 몸이 壯熱하고, 땀이 안 나며 頭項腰背에 强痛을 호소하고 있었다. 이것은 寒이 太陽의 營을 傷한 것이다. 麻黃湯으로 다스리는 것이 正法이다. 한 大劑를 지어 투약하고 溫覆시키니 조금 후에 땀을 내고 열이 풀렸으며 몸이 안정되었다. 곧 먹을 것을 찾았고, 식사를 마치자 豁然히 출산을 하였다. 이것은 환자의 병을 치료하면 저절로 순산한다는 上醫의 治法인 것이다.

我說. 내복약을 사용하여 催産시키는 묘리를 볼 수 있다.

4) 麻黃의 醫治効用

東洞 옹은, "麻黃을 喘咳・水氣를 主治하는 한편 惡風・오한・無汗・身疼・骨節疼痛・全身黃腫을 고친다"고 하였다. 이 說은 일리가 없는 것이 아니지만 本藥을 응용하는 데 있어서 定則으로 삼기는 어렵다. 왜냐하면, 喘該 水氣의 원인이 다양한 것인즉 원인이 다름

13) '破漿'은 羊膜이 파열하는 것.

에 따라 主治하는 藥物 역시 다르지 않을 수 없기 때문이다. 그러므로 本藥으로 喘咳, 水氣를 主治한다고 일반적으로 말할 수 없는 것이다. 그러면, 麻黃이 主治하는 喘咳水氣란 무엇인가? 答하노니, 『本草綱目』 麻黃 發明條에 李時珍 씨가,

-상략- 그러나, 風寒의 邪는 모두 皮毛를 통하여 침입한다. 皮毛는 폐의 合이다. 폐는 衛氣를 주관하고 온몸을 包羅하는 天의 象이다. 이 證은 太陽에 속한다고 하지만, 폐는 實로 邪氣를 받아들인다. 그 證이 때로 面赤·怫鬱·해수를 兼하고 痰喘이 있으며 胸滿하는 諸證은 폐병이 아니겠는가. 대개 皮毛가 外閉하면 곧 그 邪熱이 內攻하여 肺氣가 膹鬱한다. 그러므로 麻黃·甘草를 쓴다. -하략-

라고 하였고, 또 丹羽 씨가 그의 저서 『金匱要略述義』 肺痿 肺癰 咳嗽 上氣病篇에서,

按컨대, 本篇에는 麻黃을 쓰는 것이 네 方 있다. 2義로 나누어 보는 것이 좋겠다. 註解하는 사람들이 이르되 "그 證은 內飮이 外邪를 挾하는고로 麻黃을 써서 그 表를 發한다" 한다. 이것이 1義다. 이제 肺脹證을 徵驗해 보건대 이는 대체로 宿飮時令으로 인하여 觸動하는 것으로 반드시 表徵을 갖추는 것이 아니다. 즉 麻黃을 쓰는 것은 오로지 폐 속의 鬱飮을 發泄하고자 하는 것이다. 이것 역시 麻杏甘石湯의 方意와 같다. 이것이 1義이다. 모름지기 한 가지 意義에만 구애되지 않는 것이 좋다.

라고 말하였듯이, 本藥은 外因에 의하거나 內因에 의하고를 불문하고 한 가지로 表閉, 즉 피부 배설기능 장애에 기인된 喘咳水氣에 한하여 奏効하는 것이고 이밖의 원인에 기인된 것에는 전연 沒交涉하는 것이다. 이제 兩 씨의 所說을 보충하여 현대적으로 해석하면 다음과 같다.

무릇 피부와 肺臟은 한 가지로 가스毒과 水毒의 배설기관이니 질병의 어떠함을 따질 것 없이 만약 피부에 있어서 이 기능이 장애를 받든지 정지될 때는 肺臟은 이 기능을 代償하지 않으면 안 되는 필요상 가스毒과 水毒을 배설하여 왕성하게 하는 것이지만 이 代償作用에도 한계가 있는 것으로, 무한대할 수 없는 만큼 그 결과로 肺內에 이들 독물의 축적을 초래하고 그 징후로서 호흡곤란, 喘咳를 일으키게 된다. 그러므로, 이때에 本藥을 사용하면 이 약의 峻熱한 發表作用은 가스毒과 水毒을 汗腺으로부터 일소하여 이들 독물을 소

탕함과 동시에 피부기능을 복구하기 때문에 肺臟은 代償作用 遂行의 임무가 해제된 필연의 결과로서 喘咳 水氣는 치료를 받지 않아도 저절로 소실되는 것이다. 따라서, 麻黃은 表閉, 즉 피부배설의 장애 혹은 정지에 기인된 喘咳水氣를 주목적으로 하고 기타의 증상을 부목적으로 하여 사용해야 한다. 그렇지 않으면 유해무효하다.

그러면, 本藥을 喘咳 水氣의 징후가 없는 두통·身疼·요통·骨節疼痛 등에 사용함은 무슨 이유에서인가? 대답하자면 이들 諸證에 本藥을 사용하는 이치도 역시 喘咳 水氣에 있어서와 다를 바 없지만, 이때 가스毒과 水毒은 前述한 경우에서처럼 호흡기에 逼迫하지 않고, 頭部나 腰部, 혹은 관절을 침범하는 차이가 있는데 불과하다. 나의 경험에 의하면, 가령 喘咳 水氣의 음향을 듣지 못한다 하더라도 胸部를 청진하여 乾性 '랏세르 音'을 확인하면 本方證으로 보아도 좋다. 왜냐하면, 이것은 喘咳 水氣가 경미한 것이든지, 아니면 잠복한 것이기 때문이다.

『本草備要』에,

麻黃

辛苦, 溫 –중략– 肺患者의 專藥이다. 땀을 내고 肌를 解하며 營中의 寒邪와 衛中의 風熱을 제거하며 혈맥을 조화하여 九竅를 잘 통하게 하고 毛孔을 열어, 중풍·傷寒·두통·咳逆上氣를 治한다(風寒은 肺經을 鬱한다. 經에 이르기를 "諸氣의 膹鬱은 모두 폐에 속한다" 하였다). 痰哮, 氣喘, 皮肉不仁·痲木, 赤黑斑毒이 생긴 것, 毒風疹痺, 目赤腫痛, 水腫, 風腫 등을 治한다. 만약 과용하면 發汗過多가 되어 亡陽이 된다.

5) 杏仁의 醫治効用

『本草備要』에,

杏仁

辛苦, 甘溫하며 通利한다. 폐를 瀉하고 肌를 解한다(능히 발한작용을 할 수 있다). 풍을 제거하며 寒을 散하고, 氣를 降하며, 痰을 순행시키며, 燥를 潤하고, 積을 消하며 胸膈의 氣滯를 通利한다. 大腸의 氣秘를 통하게 한다. 時行頭痛·上焦의 風燥·咳逆上氣·煩熱喘息을 治한다. 小毒이 있어서 능히 살충·治瘡을 하며, 狗毒·錫毒을 제압한다. 폐가 虛하여 咳하는 사람은 사용을 禁한다.

『藥徵』에는,

杏仁

胸間의 停水를 主治한다. 그러므로 喘咳를 다스리는 한편, 短氣・結胸・心痛・形體浮腫도 다스린다. 杏仁은 麻黃과 한 가지로 喘을 다스리되 서로 구별되는 점이 있다. 胸滿에 麻黃을 쓰지 않고 身疼에 杏仁을 쓰지 않는다. 이 兩者를 相等하게 사용하는 것은 흉만・身疼의 兩證이 있을 때만이다.

『氣血水藥徵』에는,

－상략－ 이상의 諸證은 水滯로 因하여 氣가 不暢한 징후이다. 杏仁은 마침내 逐水하는 능력이 없다. 表에 水가 있는 것은 杏仁을 麻黃과 合하여 驅逐한다. 水가 裏에 있을 때는 杏仁을 茯苓이나 葶藶과 合하거나, 巴豆와 合하여 驅逐한다.

『觀證辨疑』에는,

喘 喘은 水가 咽中에 있어서 氣가 순행하지 못하는 증상이다.

麻黃湯・麻黃杏仁甘草石膏湯・桂枝加厚朴杏子湯

위의 것은 表水가 咽喉로 逆하여 일으키는 것으로, 杏仁이 이를 主治한다. 身疼, 惡風無汗, 발한 후, 太陽病을 下한 後 등은 모두 表水가 咽喉에 逆한 증상인 것이다.

小靑龍湯・小靑龍加石膏湯・越婢加半夏湯

이것은 裏水가 인후로 逼迫하여 일으키는 것으로, 半夏가 主治한다. 心下에 水氣가 있는 것, 乾嘔, 渴, 不渴, 目脫狀 등은 모두 裏水의 증상이다. 半夏가 다스리는 것은 咳하며 喘하는 것이고, 杏仁이 다스리는 것은 喘하되 咳하지 않는 것이다. 이것이 兩者의 다른 점이다.

『和漢藥物學』에는,

杏仁

성분 주성분은 지방유, 즉 杏仁油로서 50% 이상을 함유한다. －하략－

응용 진해거담약으로, 기관지 카타르 및 천식 등에 응용된다. －하략－

『藥物學』에는,

毒酸(찌안水素 Acidum hydrocyanicum, HCN)은 극히 유독한 가스이다. 식물계에는 대개 糖原質로서 널리 존재한다. 예컨대 高扁桃 속의 糖原質 아미그달린(Amygdalin, $C_6H_6CH(ON)O$, $C_{12}H_{21}O_{10}$)은 동시에 존재하는 에물진(Emulsin)에 의하여 가수분해되어 청산과 당 및 벤쯔알데히드를 발생한다.

$$C_{20}H_{27}O_{11} + 2H_2O = 2C_6H_{12}O_6 + C_6H_6CON$$

杏桃櫻實의 핵 속에도 역시 이와 동일하거나 유사한 糖原質과 에물진을 함유하기 때문에 물을 가하여 搗碎할 때는 청산을 발생한다.

청산은 原形質 독이다. 동식물의 모든 生活機를 빼앗는다. 고등동물에 있어서는 세포의 산화작용을 억제하기 때문에 內呼吸과 신진대사가 완만하게 되거나 혹은 제지를 받는다. 따라서 혈액이 조직의 모세관을 유통하기는 하지만 靜脈血化하지는 않고 선홍혈을 띠게 된다. 이것이 세포 내 엔찜[14]의 마비이다. 細胞 內 醱酵素뿐만 아니라 膠樣金屬 등이 가지는 촉매작용도 역시 청산에 의하여 마비된다. 즉 일반적으로 制腐制酵 作用을 가진다. -하략- 局所에는 知覺神經 末端을 마비하고, 피부에 있어서는 역시 그 鈍麻를 초래한다.

이상의 諸說이 가르치는 바에 의하면 杏仁은 獨力으로 水毒을 다스리는 능력이 있는 것이 아니라, 水毒이 表에 있을 때는 麻黃의 협력에 의하여, 水毒이 裏에 있을 때는 茯苓·葶藶·甘遂·巴豆 등의 힘을 빌어서, 비로소 治喘咳 또는 逐水作用을 나타낸다는 것이며, 그리고 그 治喘作用은 主이고 진해작용은 客이라는 것, 또 本藥에 완하작용이 있으니 實證에는 적합하지만 虛證에는 不適하고, 그 작용은 여기에 함유된 지방유 때문이라는 것, 또 이 약에 진통작용이 있음은 이에 지각신경 말단을 마비하는 성질이 있기 때문이라는 것, 또 이 약에 존재하는 制腐制酵 作用에 의하여 하등동물성 및 세균성 질환을 治하는 가능성이 있다는 것 등을 알 수 있을 것이다.

---

14) (譯註) Enzym, 醱酵素.

48. 麻黃加朮湯에 관한 師論 註釋

> 濕病으로 身이 煩疼하면 麻黃加朮湯을 주어야 한다. 汗을 發하는 것이 좋다. 삼가, 火로 攻하지 말 것이다.
>
> (濕家, 身煩疼, 加與麻黃加朮湯, 發其汗爲宜, 愼不可以火攻之－『金匱要略』)

(註) 『雜病辨要』에, "濕이란 곧 兩濕氣, 霧露氣, 卑濕氣 및 山嵐瘴氣가 鬱蒸하여 淫邪로 된 것이다. 대개 六淫의 氣는 모두 사람의 軀를 傷한다. 그리고 이 氣는 濡滯하게 된다. 그러므로 점차 관절을 침범하므로 통증을 일으키고 痺를 일으킨다. 여기에 風濕과 濕痺의 차이가 있다. 關節疼痛으로 煩하는 것은 濕痺라 하고, 그 병이 表에 있으며 발한하는 것이 좋다. 이것이 麻黃加朮湯을 써서 좋은 所以이다" 하였다. 이 說에 의하여 本條를 해석해야 할 것이다.

나의 경험에 의하면 本方證은 드물고, 葛根加朮薏苡仁湯證이 오히려 많다.

1) 麻黃加朮湯方

麻黃・杏仁 各 9.0
桂枝 6.0
甘草 3.0
朮 12.0

煎法・용법은 前과 같음.

2) 先輩의 論說

東洞 옹은 本方을 定義하여, "麻黃湯證으로서 小便不利한 者를 고친다" 하였고, 『類聚方廣義』 本方條에는, 麻黃湯證으로 全身浮腫·小便不利한 사람을 고친다. 症에 따라 附子를 加한다.

부인의 품성이 박약하여 임신마다 水腫墜胎하는 경우에 越婢加朮湯·木防己湯 등을 쓰면 곧 墜胎하는 일이 있다. 本方이 좋다. 또, 葵子茯苓散을 合用해도 역시 좋다.

山길을 걸을 때 瘴霧를 冒하고 혹은 窟 속에 들어가거나, 麴室이나, 목욕탕 등 습기·증기가 鬱閉한 곳에서 暈到氣絶하는 사람에게는 모두 大劑로 하여 連服시켜야 한다. 곧 나으니라.

我說. 本方이 탄산가스 중독에 산소흡입 이상의 妙効가 있음을 알아야 한다.

또, 『勿誤藥室方函口訣』 本方條에는,

이 方은 風濕 초기의 發表藥이다. 歷節의 초기에도 이 方으로 發하게 해야 한다. 이 증상의 맥은 浮緩하지만 身이 煩疼함을 목적으로 한다. 만약 한층 더 重한 사람이라면 越婢加朮湯이 좋다.

라고 하였다.

49. 甘草麻黃湯에 관한 師論 註釋

裏水는 越婢加朮湯으로 다스린다. 甘草麻黃湯도 역시 이를 다스린다.

(裏水, 越婢加朮湯主之. 甘草麻黃湯亦主之－『金匱要略』)

(註) 南涯 씨는,

麻黃湯은 表水를 다스리고 裏水를 다스리지는 않는다. 柴胡湯은 裏水를 다스리되 表水를 다스리지는 않는다라고 하였고,

『類聚方廣義』 本方條에는,

按컨대, '裏水'는 '皮水'의 誤植이 아닌가 싶다. 『外臺』에는 "皮水로 全身面目이 모두 붓는다"고 하였다.

라 하였는데, 이 兩說에 의거하여 고찰하건대, '裏水'는 '皮水'의 잘못임이 명백하다. 그리고, 仲景이 "越婢加朮湯으로 다스린다. 甘草麻黃湯도 역시 이를 다스린다"라 한 것은 "二方이 同證을 다스린다"는 뜻이 아니라 "皮水를 다스리는 點에 있어서는 兩方이 동일하다"는 뜻이다. 本方은 아래의 說에 따라서 운용해야 할 것이라 생각한다.

東洞 옹은,

甘草麻黃湯 喘息急迫하거나 自汗 혹은 無汗症을 治한다. 按컨대 水病으로 腫脹 혹은 喘하며, 自汗 無汗 등의 증상을 治한다고 하였다.

南涯 씨는 『金匱要略註』 防己茯苓湯條에서,

이 증은 -중략- 그러므로 사지가 먼저 붓고 몸이 붓지 않는다. 麻黃의 證과는 다르다. 麻黃證은 몸이 먼저 붓고 그 다음 사지가 붓는 것이다.

하였고, 同 防己黃耆湯條에서는,

-상략- 무릇, 防己의 所治는 虛腫하여 밑에서부터 일어나는 證이다. 麻黃證은 實腫으로 위에서부터 일어나는 것이라 하였고,

『類聚方廣義』 本方條에는,

『千金方』에 이르기를 "어떤 사람이 호흡이 促迫하며 積이 오래도록 낫지 않았고 마침내 水腫으로 되었다. 이런 증상은 많다. 諸皮 中의 浮水가 面目 신체를 攻하여 허리 이상이 붓는 症은 모두 마땅히 이 湯으로 땀을 내도록 해야 한다 하였다.

『金匱』 水氣病篇에는,

皮水로, 환자의 맥이 浮하고 外證으로는 浮腫하며 만지면 손가락이 들어가고 惡風이 없고 배가 북과 같으며 渴하지 않는다. 마땅히 땀을 내도록 해야 한다고 하였다. 이 證도 역시 甘草麻黃湯이 좋다고 생각된다.

我說. 麻黃은 본래 無汗을 목적으로 하는 것인데, 이제 諸家가 自汗을 운운함은 무슨 까닭인가? 답하건대, 이 '自汗'은 桂枝湯證의 '自汗'이 자연적으로 나오는 것과 다르다. 땀이 나지 않는고로 병독은 排洩될 수가 없고, 鬱積이 極하여 겨우 한 줄기 혈로를 열어 '自汗'으로 되어 나타나는 것인만큼 桂枝湯證에 있어서처럼 量이 많지 않다. 또 희박하지도 않은 것이다.

1) 甘草麻黃湯方

甘草 12.0
麻黃 24.0

이것을 細剉하여 물 두 合을 한 合으로 달여서 찌꺼기는 버리고 하루 세 번으로 나누어

溫服한다.

2) 선배의 論說 · 治驗

『方輿輗』에,

按컨대 『金匱』 水病篇에 甘草麻黃湯이라 하는 한 方이 있다. 이것도 裏水에 쓰고 있지만, 이것 역시 의심스런 점이 있다. 『金鑑』에 이르되, "'裏' 字는 마땅히 '皮' 字로 봐야 할 것이다. 어찌 裏水에 麻黃을 쓸 理가 있겠는가?" 하였다. －하략－

전에 한 남자가 60세에, 위에 언급한 증을 앓았다. 내가 한 번 진찰하고 甘草麻黃湯을 투약하였는데, 이것을 복용하고 하룻밤 내내 汗出하며 번민하다가 사망하였다. 그래서 『濟生方』을 들여다 보니 "어떤 사람이 氣促을 앓아 積이 오래도록 낫지 않고 마침내 水腫으로 된다면, 이 약을 복용하여 효험이 있다. 다만, 이 약은 表를 發한다. 노인 · 虛人에게 輕用해서는 안 된다"라 하였다. 내가 나이 20 전후로 方脈이 아직 통하지 않았던 것이다. 濟生方을 읽기에 이르러 前非를 크게 뉘우쳤다.

『橘窓書影』에는,

御廣式添番 森村金之丞이 오래도록 哮喘을 앓아 風寒에 感觸하면 반드시 發動하여 움직일 수가 없었다. 내가 일러 주기를 "몇 해를 두고 앓아 온 고질이 하루아침의 藥石으로 제거될 수 있는 것이 아닙니다. 다만 그 風寒만을 제거하도록 할 일입니다" 하였다. 桂枝加厚朴杏子湯 · 小青龍湯으로 表를 發하고 表證이 풀리자 麻黃甘草湯을 썼는데, 이것을 두세 첩 복용하니 喘息이 금방 和하고 움직임이 평상시와 같아져서 出仕할 수가 있었다. 환자가 매우 기뻐하며 이 法方을 매양 본받아 그 스스로 약을 지어 효험이 있었다. 해가 지나자 外感이 약간 있었고 喘氣가 크게 減했다고 한다. 나는 다년간 苦思하며 哮喘을 고치면서 二法을 얻었다. 風寒에 感觸한 사람은 발한을 主로 한다. 森村 씨의 法方과 같다. 寒冷癖飮에 의한 것은 外臺柴胡鼈甲湯 · 延年半夏湯 등을 주어 그 癖飮을 驅除하고 그 다음 苓桂朮甘湯加沒食子(華岡 經驗方)를 散服시키면 喘氣가 크게 줄어든다. 이것을 第二法으로 한다.

我說. 仲景의 治法은, 만병을 모두 證에 따라 처방하느니만큼 천식의 치료 방법 역시 일정한 것이 아니다. 그러므로 淺田 씨의 처방이 적합한 경우가 전연 없다고 할 수는 없겠지만, 나의 경험에 의하면, 感冒에 유발된 것은 葛根湯·大柴胡湯·桃核承氣湯 合方의 證이 가장 많고, 葛根湯·桂枝茯苓丸·合方 혹은 葛根湯·桂枝茯苓丸·大黃牡丹皮湯 合方의 證은 이에 버금가고, 麻黃湯·甘草麻黃湯·小靑龍湯證 등은 비교적 드물다. 또, 感冒와 관계없이 발작하는 사람의 과반은 大柴胡湯·桃核承氣湯 合方 또는 大柴胡湯·桃核承氣湯·大黃牡丹皮湯의 合方으로 거의 백발백중이니 柴胡鼈甲湯·延年半夏湯의 필요를 느끼지 않는다. 淺田 씨는 學識이 該博하고 經驗이 豊富한 名醫이니 나도 씨로부터 배울 바가 많다고는 하겠지만, 원래 古方後世 折衷家이므로 古方 活用上 왕왕 徹底를 결하는 단점이 있다. 이것이 씨가 柴胡鼈甲湯·延年半夏湯 같은 愚方을 사용한 所以인 듯하다.

50. 麻黃附子甘草湯에 관한 師論 註釋

少陰病은 이 병을 얻고 2, 3일에 麻黃附子甘草湯으로 약간 땀을 낸다. 2, 3일에 裏證이 없으므로 약간 땀을 내는 것이다.

(少陰病, 得之二三日, 以麻黃附子甘草湯微發汗, 以二三日無裏證, 故微發汗也－『傷寒論』)

(註) '少陰病'이란, 맥이 微細하며 欲寐하고 또한 오한·踡臥·小便淸利 등의 증상이 있는 것을 말하고, '裏證'이란 陽證의 裏證, 즉 陽明證과는 전혀 달라서 陰證의 裏證, 즉 吐利·淸穀 등의 징후가 있는 것을 말한다.

本條는 다음의 麻黃附子細辛湯條와 함께 陰證으로서 表證을 兼한 경우의 치료법을 논한 것이다. 즉 稟賦가 박약하든가 또는 후천적으로 缺陷이 있는 사람이 만약 중풍이나 傷寒에 걸릴 때라면 强壯한 사람에게서처럼 太陽·少陽·陽明證을 보이는 일이 없고, 바로 少陰의 症狀을 發하는 것이지만, 初期 2, 3일간은 陰證의 裏證, 즉 吐利·淸穀 等의 증상은 없고 陰證의 表證, 즉 微發熱·오한 등의 증상을 나타낸다.

그러므로 發表藥인 麻黃에 治陰證藥인 附子 또는 附子, 細辛을 가하여 本方 또는 麻黃附子細辛湯을 써서 약간 땀을 내고, 그렇게 해서 그 表證을 치료하는 것이다. 그리고 "약간 땀을 낸다" 함은, 원래 陰證은 汗吐下를 禁할 것이로되 이제 그 表證이 있으므로 어쩔 수 없이 發表하는 것이다. 그러므로 발한을 과다히 하지 말라는 뜻이다.

水病은 그 맥이 沈小하고 少陰에 屬한다. 浮한 것은 風이라 한다. 水가 없이 虛脹하는 것은 氣水라 한다. 발한하면 이내 낫는다. 맥이 沈한 것은 麻黃附子甘草湯이 좋고, 浮한 것은 杏子湯이 좋다.

(水之爲病, 其脈沈小, 屬小陰, 浮者爲風, 無水虛脹者爲氣水. 發其汗卽已. 脈沈者, 宜麻黃附子甘草湯. 浮子, 宜杏子湯－『金匱要略』)

(註)『類聚方廣義』本方條에 이르되, "『金鑑』에서 말하는 '氣水'의 '氣' 字는 응당 '風' 字로 되어야 한다. 만약 水가 없이 虛脹하는 것이라면 風水라 할 것이다. '風水'는 발한하면 이내 낫는다" 하였다. 按컨대, 風水脈沈하는 것은 마땅히 이 方으로 땀을 내야 한다. 防己黃耆湯條를 參照할 것. 또 按컨대『金匱』小註에 杏子湯은 나타나 있지 않으니 아마 이것은 麻黃杏仁甘草石膏湯일 것이라 함은 아직 온당하다고 볼 수 없다. 子炳은 麻黃杏仁薏苡甘草湯이라 보았다. 이것을 "실제에 있어서 시험해 본다면 子炳說이 낫다"고 하였다.

東洞 옹은 本方을 定義하여 "甘草麻黃湯證으로서 오한이나 身이 微痛한 사람을 고친다" 하였다.

이 兩說로써 本條의 뜻을 알 수 있다.

1) 麻黃附子甘草湯方

麻黃・甘草 各 14.5
附子 7.0

이것을 細剉하여 물 2合 5작을 1合으로 달여서 찌꺼기는 버리고 하루 세 번으로 나누어 溫服한다.

51. 麻黃附子細辛湯에 관한 師論 註釋

> 少陰病으로, 처음 이를 얻었으되, 오히려 발열하고 맥이 沈한 사람은 麻黃附子細辛湯으로 다스린다.
>
> (少陰病, 始得之, 反發熱脈沈者, 麻黃附子細辛湯主之－『傷寒論』)

(註) "少陰病으로, 처음 이를 얻었으되"란, 病初부터 맥이 微細하고 欲寐情狀, 즉 병이 陰證으로 시작하는 경우를 말한다. 少陰病은 발열하지 않는 것이 보통인데, 이제 반대로 발열하고, 그것도 陽證의 발열이라면 맥이 반드시 浮해야 할 것인데, 역시 반대로 발열하면서 맥이 沈하여 證과 맥이 공히 常規에 반하고로 '오히려'라 한 것이다.

1) 麻黃附子細辛湯方

麻黃 · 細辛 各 14.5
附子 7.0

이것을 細剉하여 물 3合을 1合으로 달여서 찌꺼기는 버리고 하루 세 번으로 나누어 溫服한다.

2) 선배의 論說·治驗

『醫貫』 本方條에,

두통이 뇌에 連하는 사람이 있다. 이것은 少陰의 傷寒에 관련된다. 本方이 좋다. 명심해야 한다 하였고,

『醫經會解』本方條에,

만약 少陰證으로 맥이 沈하고 졸리며, 처음 이를 얻어 發熱肢厥하고 땀이 없다면 表病裏和인 것이다. 응당 此方을 써서 완만하게 땀을 내도록 할 일이라 하였다.

『張氏醫通』에는,

暴啞하여 音聲이 나오지 않고, 咽痛이 平常과 달리 卒然히 일어나거나, 기침을 하고 싶되 기침을 할 수 없고, 또는 담이 있거나, 淸痰이 上溢하고 맥은 대개 弦緊 또는 數疾하기 유례 없음은 大寒이 腎을 침범한 것이다.[1] 麻黃附子細辛湯으로 이를 溫하게 한다.

東洞 옹은 本方을 定義하여,
麻黃附子甘草湯證으로 急迫하지 않고 痰飮의 變이 있는 사람을 고친다 하였고,

『方輿輗』에는,

내가 장년이었을 때, 四條街越後屋利兵衛의 사내아이가 나이 5세인데 痘를 앓았다. 初發時 葛根加大黃湯을 주었다. 사흘째에 放點하였고 그 후 나흘째에 이르러 痘가 모두 沒하고 다만 欲寐하고, 식음을 끊었으며 맥이 沈하고 열이 없어진 것과 같았고 宛然히 少陰의 病狀이었다.

그래서 다른 의사에게 치료를 받으라고 권했으나 가족이 듣지 않고 치료를 强請하였다. 이에 마음을 가라앉히고 細診을 하여 보니 沈脈之中에 아직 神氣가 있음을 깨달았다. 곧 麻黃附子細辛湯을 지어 복용시키니 다음날 痘가 다시 透發하고 맥이 회복되었으며 氣力이 약간 振起되었다. 그 후 起脹 貫膿이 공히 順候로 되고, 딱지가 앉고 나았다.

생각컨대, 이 아이는 그다지 熱毒도 없고 보통의 痘인데 葛根加大黃湯을 많이 써서 발한과다를 일으켰고 대변도 微溏한 것이다. 그래서 변고를 일으킨 것이다. 이것은 내가 初年에 미숙한 탓이었다. 그러나 다행히 아이로 하여금 夭折하게 하지 않았기 때문에 그 부모의 譴譏를 면한 것은 천만다행이었다 할 것이다.

『勿誤藥室方函口訣』本方條에는,

---

1) "腎을 침범한 것이다"를 빼고 해석할 것이다.

이 方은 少陰의 表熱을 解하는 것이다. 어떤 노인이 咳嗽 吐痰하고, 오후에는 등이 으스스 떨리며 오한이 들고 후에 微似汗을 發하여 그치지 않았다. 어떤 의사가 陽虛의 오한이라 하고 醫王湯[2])을 주었다. 효험이 없었다. 이 方을 복용하니 다섯 첩만에 나았다. －하략－

我說. 나도 역시 노인의 氣管枝炎에 本方을 써서 즉효를 얻었다.

2) '醫王湯'은 곧 補中益氣湯이며, 後世方이다.

52. 麻黃杏仁甘草石膏湯에 관한 師論 註釋

> 발한 후 다시금 桂枝湯을 주면 안 된다. 땀이 나고 喘하며 大熱이 없는 사람에게는 麻黃杏仁甘草石膏湯을 주어야 한다.
>
> (發汗後, 不可更行桂枝湯, 汗出而喘, 無大熱者, 可與麻黃杏仁甘草石膏湯-『傷寒論』)

(註) 麻黃은 본래 無汗을 목적으로 하는 것인데, 땀이 나고 喘하는 데 이를 쓰는 것은 무슨 까닭인가 하면,

『氣血水藥徵』에

麻黃은 杏仁과 合用하면 疼痛·喘을 治하고, 桂枝와 合用하면 오한·無汗을 治하고, 石膏와 合用하면 汗出을 治한다.

라고 말한 것으로 미루어, 本方에는 麻黃·杏仁·石膏가 있고, 桂枝가 없은즉, 이것이, 本方이 발한·천식을 治하는 까닭인 듯하다. 그렇지만 麻黃과 石膏가 공존하는 本方 및 越婢湯證 등에 있어서의 汗은 桂枝湯證의 自汗과는 趣意가 전연 달라, 伏熱 때문에 搾出된 것이니 粘稠性이 많고 臭氣가 강하다.

大熱이 없다는 것은 『觀證辨疑』에, "마땅히 大熱이 있어야 할 것이로되, 大熱이 없는 것이다" 하였고, 『傷寒雜病辨證』에, "또 大熱이 없다고 하는 사람이 있다. '大'는 '大表'의 '大'로서 '大小'의 '大'가 아니다. 따라서 大表에 顯熱이 없음을 말하는 것인지, 전혀 無熱한 것을 말하는 것이 아니다"고 하였다. 따라서 大熱을 發할 자격이 있음에도 불구하고 현재 體表에 大熱이 없음을 말하는 것이다.

1) 麻黃杏仁甘草石膏湯方

麻黃 9.5
杏仁・甘草 各 5.0
石膏 20.0~100.0

이것을 細剉하여 물 2合 반을 1合으로 달여서 찌꺼기는 버리고 하루 세 번으로 나누어 溫服한다.

2) 선배의 論說

東洞 옹은 本方을 定義하여,
甘草麻黃湯證으로서 咳, 煩渴하는 사람을 고친다고 하였고,

『方輿輗』 本方條에는,

小靑龍湯을 써서 表가 풀렸지만 喘이 아직 甚한 것은 水熱이 結한 것이다. 이에 이르러서는 麻杏甘石이 必効의 主方이라 하였고,

『類聚方廣義』 本方條에는,

喘咳가 멎지 않고 면목이 浮腫하고, 咽喉가 마르고 입이 渴하든지 흉통이 있는 사람을 治한다. 南呂丸・姑洗丸을 겸용한다. 哮喘・胸中이 불과 같고, 氣逆涎潮・大息呻吟하고, 목소리가 톱질하는 것 같고, 콧물을 흘리며, 心下部가 鞕塞하고, 巨里의 動奔하기가 말과 같은 것은 이 方이 좋다. 마땅히 痰을 풀고 음성이 나오게 한 다음 陷胸丸・紫圓 類로 이를 疏導해야 한다. 肺癰[1]・發熱喘咳・脈浮數・臭痰膿血・渴하여 물을 마시려 하는 사람에게 좋고, 桔梗을 加하고 때로 白散으로 이를 攻해야 한다고 하였다.

我說. 尾臺 씨는 東洞 옹의 간접적 門人이니, 역시 峻下劑를 남용하는 버릇이 있다. 그러므로 씨의 兼用方에 관한 所說을 모두 믿을 수는 없다.

---

1) "肺癰"은, 급성폐렴・肺壞疽・부패성 기관지염 등의 총칭이다.

『勿誤藥室方函口訣』本方條에는,

이 方은 麻黃湯의 裏面藥으로서 汗出하고 천식하는 것이 치료 목적이다. 熱이 肉 속에 沈倫하여 上肺部로 熏蒸하는 사람을 麻石의 힘으로 解하는 것이다. 그러므로 이 方과 越婢湯에는 "大熱이 없다"라는 말을 첨가한 것이다.

하였다.

53. 麻黃杏仁薏苡甘草湯에 관한 師論 註釋

病者가 전신이 疼痛하고, 발열하되 日晡時에 劇에 달하는 것을 風濕이라 이름한다. 이 병은 發汗出하고 風을 쐬어 傷하거나 오래 冷을 取하였기에 발생하는 것이다. 麻黃杏仁薏苡甘草湯을 써야 한다.

(病者一身盡疼, 發熱, 日晡所劇者, 此名風濕. 此病傷於汗出當風, 或久傷取冷所致也. 可與麻黃杏仁薏苡甘草湯 -『金匱要略』)

(註) "전신이 疼痛하고"란 전신의 관절이 모두 아픈 것이고, '日晡所'란 日暮時다. '발열하되'란 항상 발열하되 日暮時에 한층 심하게 된다는 뜻을 표현하기 위함이다. 그 이하는 병명과 병인을 설명한 것이다.

東洞 옹은 本方을 定義하여 "麻黃杏仁甘草石膏湯證으로서 煩渴하지 않고 水氣가 있는 사람을 治한다"고 하였지만, 막연한 말이니 준거로 삼기 어렵고, 또 "마땅히 喘滿의 證이 있어야 한다"고 하였지만 이것 역시 必在의 症이 아니므로 定則으로 삼기 어렵다. 나의 임상경험에 의하면 本條는 급성 다발성 관절염의 證治를 서술한 것임이 명백하다. 적어도 그 證이 존재한다면 他病에도 이를 활용할 수 있는 것임은 말할 것도 없다.

1) 麻黃杏仁薏苡甘草湯方

麻黃 9.5

甘草 5.0

薏苡仁 19.0

杏仁 5.0

煎法 · 용법은 前과 같음.

2) 선배의 論說 · 治驗

『方輿輗』 本方條에는,

이 탕의 證은 麻黃加朮湯에 비하면, 濕邪의 鬱滯가 좀 심하다. 그래서 薏苡 등의 약물을 쓰는 것이다. 무릇 薏苡는, 『本經』에서 "濕痺를 취한다" 하였고, 『別錄』에서는 "근골 속의 邪氣를 제거한다"고 하였다. 나도 일찍이 매독과 痛痺 등에 운용한 일이 있다.

『類聚方廣義』 本方條에는,

임부가 浮腫하고, 喘咳息迫하거나 신체가 마비하거나 동통하는 것을 治한다. 肺癰으로 초기에 惡寒息迫하며 해수가 멎지 않고, 면목이 浮腫하고, 濁唾臭痰하며 胸痛하는 사람을 治한다. 그 精氣가 아직 탈진하기 전에 白散을 겸용하고 邪穢를 蕩洗하면 곧 평상시와 같이 회복된다. 風濕 · 痛風 · 발열 · 劇痛하며 관절이 부어오르는 사람에게 朮附를 가하면 奇效가 있다. 朮附의 證이면 이를 加해야 하고, 그렇지 않으면 加해서는 안 된다.

我說. 朮附의 證이면 이를 加해야 하고, 그렇지 않으면 加해서는 안 된다.

『勿誤藥室方函口訣』 本方條에는,

이 方은 風濕이 流注하여 통증이 풀리지 않은 것을 治한다. 대개 風濕이 피부에 있고 아직 관절에 이르지 않은고로 발열하며 身이 동통하는 것만 이 方으로써 발한을 많이 하도록 해야 할 것이다. －중략－ 또, 어떤 남자가 온몸에 疣子가 수백 개나 생겨서 走痛하는 데 이 方을 주어 곧 나았다.

我說. 淺田 씨가, "本方을 써서 관절통을 고치지 못한다"고 한 것은 잘못이니 이를 따를 수 없다. 또, 이 方이 疣를 치료하는 것은 薏苡仁의 작용이니, 이것을 單用하더라도 역시 효과가 있다. 다만 陳久硬固한 것은 효험이 적다.

3) 薏苡仁의 醫治効用

『金匱要略』에,

腸癰이란 病은, 그 身이 甲錯하고, 腹皮가 急하고, 按한즉 濡하여 腫狀과 같으며, 배에는 積聚가 없고, 身에 熱이 없으며, 脈은 數하다. 이것은 腸內에 癰腫이 있는 것이다. 薏苡附子敗醬散으로 主治한다.

方後에는, "소변이 마땅히 下할 것이다"고 하였다.

我說. '甲錯'은 皮膚가 魚鱗 같은 것을 말하고, '癰膿'은 化膿이란 뜻이다. 薏苡附子敗醬散이 이들 증상을 고친다는 점을 고려하면, 이 方의 君藥인 薏苡仁이 甲錯 및 化膿을 치료함이 명백하다. 또, 이 方을 복용한 후 尿量이 증가하는 점을 고려하면 主藥인 薏苡仁에 이뇨작용이 있음이 명백하다.

『方機』同方主治에 의하면,

瘡患者로서 甲錯하는 사람.

我說. '瘡患者'란 癰腫, 瘍腫 등의 피부병이 있는 사람을 말한다.

이른바 鵝掌風인 사람을 고친다.

我說. "鵝掌風"이란 手掌 · 足蹠이 甲錯되는 症의 병명이다.

『方輿輗』同方條에,

白帶下가 그치지 않고, 脈이 沈緊한 사람을 고친다. 이것은 본래 腸癰藥이다. 나는 帶下에 사용하여 가끔 효험을 본다.

我說. 이 說에 의하면, 薏苡仁이 白帶下를 고치는 약임이 분명하다.

『金匱要略』에 의하면,

千金葦莖湯은 기침하고 미열이 있으며 煩滿, 胸中甲錯하는 것을 고친다. 이것을 肺癰이라 한다.

(註)『類聚方廣義』本方條에는 "膿血臭痰을 토하는 症을 치료 대상으로 한다" 하였다.

我說. 薏苡仁은 本方의 臣藥이니 그것이 膿血臭痰을 다스림은 명백하다.

『證治摘要』肺痿肺癰篇에는,

桔梗湯에 薏苡仁을 加하면 더욱 효과가 있다. 어떤 사내아이가, 여섯 살인데, 肺癰을 앓아 膿血을 토하였다. 桔梗湯加薏苡를 주고 犀角을 겸용하되 매일 薏苡粥과 잉어膾, 乾柿를 먹이기 10여일 만에 膿血이 減하고 月餘 만에 완전히 나았다.

肺癰에 薏苡根搗汁을 쓰되, 한꺼번에 이를 熱服하면 그 효험이 가장 빠르다. 이미 潰破된 것이나 아직 潰破되지 않은 것을 모두 만회하는데 다른 諸方이 미치지 못하는 것이다. 또, "薏苡는 肺癰의 專藥이다. 뿌리의 汁이 가장 효험이 크다"고 한다(『明韓丞醫通』) 하였고,

『松蔭醫誤』에는,

疣가 많이 發하는 等症에 薏苡子를 쓰면 효험이 있다. 肩臂의 통증과 모든 종기에 이것을 쓰면 효험이 있다"고 함은 臨牀에서 실증되는 바이다. －하략－

『本草綱目』에는,

薏苡仁

氣味 甘微寒, 無毒.

主治 筋急拘攣하여 굴신할 수 없는 것, 久風濕痺症을 고친다(本經). 근골 속의 邪氣不仁을 제거하고 腸胃를 通利하며 水腫을 없애고 사람으로 하여금 능히 식사를 하게 한다.

－중략－ 소갈을 멎게 하고 虫을 죽인다(藏器). 肺痿, 肺氣積의 膿血, 咳嗽涕唾 上氣 등을 治한다. 달여서 복용하면 毒腫을 破한다(甄權). 乾濕·각기를 없애는 데 큰 효험이 있다(孟詵). 脾를 튼튼히 하고 胃를 益하고 肺를 補하며, 淸熱·去風·勝濕의 작용을 한다.
－중략－ 小便熱淋을 通利한다(時珍).

위의 諸說을 규납하면, 本藥에 甲錯·膿汁·膿血·白帶下를 다스리고, 이뇨작용이 있고, 疣贅發疹을 고치고, 진통·진경·소염·解凝 등의 제 작용이 있음이 명백하다. 나는 이것을 葛根湯에 加用하여 項背筋의 痙攣(肩凝症)을 고쳤고, 또 이것을 朮과 함께 同方에 가용하여 急慢의 관절통을 고쳤으며, 또 이것을 桔梗과 함께 柴胡劑에 配用하여 腐敗性 氣管枝炎·肺壞疽를 고쳤으며, 大黃牧丹皮湯·大黃牧丹皮湯去芒硝·大黃牧丹皮湯去大黃芒硝 등에 이를 배합하여 魚鱗癬·맹장염·임질을 고쳤고, 豬苓湯·豬苓湯加甘草·豬苓湯加甘草大黃에 이를 배합하여 임질을 고쳤고, 桃核承氣湯·大黃牧丹皮湯 및 그 類方·桂枝茯苓丸·當歸芍藥散에 加하여 白帶下를 고쳤고, 또 이것을 單用하거나 諸方에 배합하여 疣贅를 고쳤는데, 모두 다 卓効를 거두었다.

그러나, 오직 여기에 주의를 요하는 것은 薏苡仁은 그 약성이 寒하여 이뇨약임과 동시에 緩下藥이니 石膏劑證과 같이 組織이 枯燥하는 證 및 下利 특히 陰虛證에 속하는 證에는 금기라는 것이다.

54. 牡蠣湯에 관한 師論 註釋

牡蠣湯, 牡瘧을 고친다.

(牡蠣湯, 治牡瘧－『金匱要略』)

(註) 尾臺 씨의 말. '牡'는 '牝'의 잘못이다. 外臺에는 '牝瘧'으로 되어 있다. '牝瘧'은 '瘧'의'寒'이 많은 것을 말한다.

1) 牡蠣湯方

牡蠣 · 麻黃 各 4.0
甘草 2.0
蜀漆 4.0

이를 細剉하여 물 2合을 반 合으로 달여서 찌꺼기는 버리고 頓服한다.

2) 선배의 論說

東洞 옹이 本方을 定義하여,
甘草麻黃湯證으로서 胸腹에 動悸가 있는 것을 治한다 하였다.

尾臺 씨는,
이 方도 역시 그 발작시에 앞서 사용하여 大汗을 내면 곧 낫는다. 다만, 蜀漆은 氣味에 臭氣가 있으니 간혹 吐하는 사람이 있다. 토한다 해도 효험은 있다.

라고 말하였다.

55. 桂枝二麻黃一湯에 관한 師論 註釋

桂枝湯을 복용하고나서 땀을 많이 내고 脈이 洪大한 사람에게는 桂枝湯을 前法과 같이 준다. 만약 형상이 瘧과 같고 1日에 재발하는 사람이라면, 땀이 나고 반드시 풀린다. 桂枝二麻黃一湯이 좋다.

(服桂枝湯, 大汗出, 脈洪大者, 與桂枝湯, 如前法. 若形如瘧, 日再發者, 汗出必解. 宜桂枝二麻黃一湯 —『傷寒論』)

(註) 尾臺 씨의 말. "'桂枝湯을 복용하고' 以下 '前法과 같이 준다'까지는 白虎加人蔘湯의 條文이 착란·混入한 것이다." 이 說은 옳다. 왜냐하면, 맥이 洪大한 사람에게 桂枝湯을 쓰는 法理가 일찍이 없었기 때문이다.

그리고, '만약' 以下는 本方證이지만 "桂枝二麻黃一湯이 좋다"라는 귀절은 "1일에 재발하는 사람이라면"이란 구절 바로 아래에 접속하는 것으로 간주하여 풀이해야 할 것이다. "땀이 나고 풀린" 다음 本方을 준다는 뜻이 아니다. 東洞 옹은 本方을 定義하여 "桂枝湯證이 많고 麻黃湯證이 적은 사람을 治한다"고 하였는데, 이를 따라야 할 것이다.

1) 桂枝二麻黃一湯方

桂枝 10.0
芍藥·生薑·大棗 各 7.0
麻黃·杏仁 各 4.0
甘草 6.5

이것을 細剉하여 물 2合 반을 1合으로 달여서 찌꺼기는 버리고 하루 세 번으로 나누어

溫服한다.

2) 선배의 論說

『類聚方廣義』本方條에,

中風傷寒을 여러 날 동안 방치하여서, 혹은 발한 후에 邪氣가 오히려 纏繞하고 없어지지 않으며 발열 오한하고 해수 또는 渴하는 사람에게는 以下의 3方을 選用해야 한다.

我說. "以下의 3方"이란, 桂枝二麻黃一湯・桂枝麻黃各半湯・桂枝二越婢一湯을 말한다.

瘧疾, 熱이 많고 寒이 적으며 肢體가 惰痛하는 사람은 五, 七發 後, 桂枝二麻黃一湯・桂枝麻黃各半湯을 選用하되, 그 發作時에 앞서 溫覆하고 크게 땀을 發하면 一汗만에 낫는다. 만약 渴하는 사람이라면 桂枝二越婢一湯이 좋다. 세 方은 모두 截瘧의 良劑이다.

56. 桂枝麻黃各半湯에 관한 師論 註釋

太陽病, 이를 얻어 8, 9日, 瘧狀과 같고, 발열오한하며, 열이 많고 寒이 적으며, 그 사람이 嘔하지 않고, 淸便이 계속[1] 自可하되 하루 두세 번 發하고, 맥이 微緩한 사람은 나으려 하는 것이다. 맥이 微하고 오한하는 사람은 陰陽이 모두 虛하다. 다시 발한해도 안 되고, 다시 下하거나 吐해도 안 된다. 면색에 오히려 熱色이 있는 사람은 아직 풀리려 하지 않은 것이다. 小汗이 날 수 없으므로 그 몸이 반드시 가렵다. 桂枝麻黃各半湯이 좋다.

(太陽病, 得之八九日, 如瘧狀, 發熱惡寒, 熱多寒少, 其人不嘔, 淸便欲自可, 一日二三度發, 脈微緩者, 爲欲愈也. 脈微而惡寒者, 此陰陽俱虛. 不可更發汗, 更下, 更吐也. 面色反有熱者, 未欲解也. 以下能得小汗出, 其身必痒, 宜桂枝麻黃各半湯－『傷寒論』)

(註) '太陽病'에서 "열이 많고 寒이 적으며"까지의 章句에, "面色에 오히려 熱色이 있는 사람"에서 "그 몸이 반드시 가렵다"까지의 章句를 접속시킨 것이 곧 本方證이다. 기타는 모두 類症鑑別을 제시하고 있는 것임을 알아야 한다.

즉, "그 사람이 嘔하지 않고"라 한 까닭은, 太陽病에 걸리고나서 8, 9일이 경과할 무렵은 嘔症과 寒熱往來를 發하는 小柴胡湯證(小陽證)이 나타나는 시기인데, 이제 "瘧狀과 같이"(이 症狀은 小柴胡湯證의 寒熱往來와 비슷하다) 外證이 있어서 小柴胡湯證과 유사하기 때문에, 특별히 "嘔하지 않고"라고 말하여 그것이 小柴胡湯證이 아닌 것임을 표시한 것이다.

"淸便이 계속 自可하되"란, 보통변이 순통한다"는 뜻이지만, 특별히 이것을 지적한 것은 裏證(陽明證)이 없다는 것을 분명히 하기 위해서이다.

---

1) 原文에는 '淸便欲自可'로 되어 있지만, 不可發汗篇 및 『脈經』에 '續自可'로 되어 있으므로, 이를 좇아 '續'으로 改作하였다. (譯註) '계속'으로 번역하였음.

또, "하루 두세 번 發하고 脈이 微緩한 사람은 나으려 하는 것이다"란, 瘧狀과도 같이 하루 두세 번 發하지만 맥이 微緩한 사람은 장차 나으려 하는 징후이니 本方을 쓰지 말라는 뜻이고, "맥이 微하고 惡寒하는 사람" 운운은, 瘧狀과도 같이 하루 두세 번 發하지만 맥이 微하고 오한하는 사람은, 체력이 虛衰하여 이미 陰證에 빠진 것이므로 汗·吐·下를 禁한다는 뜻이다. 나머지는 설명할 필요가 없겠지만, 다만, 面色에 오히려 熱色이 있는 사람"의 '熱色'이란 안면홍조의 뜻인 것을 알아야 한다.

1) 桂枝麻黃各半湯方

桂枝 8.0
芍藥·生薑·甘草·麻黃·大棗 各 5.0
杏仁 6.0

煎法·용법은 前과 같음.

2) 선배의 論說·治驗

東洞 옹은 本方을 定義하여,
桂枝湯·麻黃湯 2方의 證이 서로 반반인 것을 治한다 하였고,

『類聚方廣義』本方條에는,

痘瘡으로, 熱氣가 타는 듯하고 表鬱하여 見點하기 어렵거나, 見點이 稠密하여 風疹[2]이 交出하거나, 혹은 痘起不脹하고 喘咳咽痛하는 사람은 이 탕이 좋다 하였고,

『勿誤藥室方函口訣』本方條에는,

이 方은 外邪의 壞證이 된 사람에게 활용해야 한다. 類瘧인 사람은 물론, 기타 風疹을 發하여 痒痛하는 사람에게 좋다. 한 남자가 風邪 後 요통이 멎지 않았다. 의사가 치료하였으나 통증이 점점 심하였는데, 하룻저녁 이 方을 복용시켰더니 땀을 내고 脫然히 나았다.

---

2) '風疹'은 水痘.

57. 桂枝去芍藥加麻黃附子細辛湯에 관한 師論 註釋

氣分으로, 心下部가 堅하고 크기가 盤과 같고, 周邊이 旋杯와 같다. 水飮으로 因하여 일어난 것이다. 桂枝去芍藥加麻黃附子細辛湯으로 다스린다.

(氣分, 心下堅, 大如盤, 邊如旋盤. 水飮所作. 桂枝去芍藥加麻黃附子細辛湯主之－『金匱要略』)

(註) 本條에 관하여는 諸說이 紛紛하여 歸一된 것이 없고, 나 역시 定見이 없다. 그러므로, 아래에 諸說을 열거하여 註釋에 代한다.

東洞 옹은 本方을 定義하여,

桂枝去芍藥湯·麻黃附子細辛湯의 2方證이 相合된 것을 고친다 하였고,

또,

枳朮湯·桂薑棗草黃辛附湯의 2方은, 『金匱要略』에 적혀 있기를, "그 病因과 證이 동일하여 구별되지 않는다." 이제 그 方劑를 따져 보면, 桂薑棗草黃辛附湯은 桂枝去芍藥湯 및 麻黃附子細辛湯을 합한 것이고, 桂枝去芍湯은 頭痛·發熱·惡風·有汗 등의 證을 主治하고 腹中結實이 없는 것이다. 麻黃附子細辛湯證에는 "少陰病은 發熱한다" 하였다.

按컨대, 이른바 少陰病이란 것은 오한이 심한 것이다. 그러므로 附子를 쓴다. 附子는 오한을 다스리는 것이다. 2湯의 證에 의하여 추측하건대, 心下部가 堅大하고, 오한·발열·上逆하는 사람은 桂薑棗草黃辛附湯으로 主治한다. 朮은 利水를 주관한다. 그러므로 心下部가 堅大하고 小便不利하는 사람은 枳朮湯으로 主治한다.

『方機』 本方의 主治에,

오한이나 身體不仁, 또는 수족이 逆冷하고 心下가 堅한 사람 및 痰飮의 變이 있는 사람을 고친다.

사지가 惰痛하고 오한이 심한 사람을 고친다. 세속에서 말하는 勞咳(脊骨의 灸), 骨蒸·惡熱·오한하고 心中鬱鬱하고(이곳 文字 不明), 心下痞堅하는 사람(南呂), 痞堅이 없는 사람(解毒散과 紫圓을 써서 이를 攻하는 일이 더러 있다)을 고친다.

『類聚方廣義』 本方條에,

'氣分으로'에서 '일어난 것이다'까지는 枳朮湯證이다. 『醫宗金鑑』에는 衍文으로 간주하고 있다. 또, '기분'이란 두 글자는 仲景의 말투가 아니다. 이제 傍例에 의하여 이를 고찰하면, 上衝頭痛·發熱喘咳·身體疼痛하고 오한이 심한 사람을 主治한다. -중략- 노인으로서 가을철과 겨울철의 환절기마다 痰飮咳嗽하고 胸背脇腹이 攣痛하며 오한하는 사람이 있다. 이 方이 좋다. 南呂丸을 겸용한다.

이밖에도 諸說이 있지만 장황하니 이를 略하기로 한다.

1) 桂枝去芍藥加麻黃附子細辛湯方

桂枝·生薑·大棗 各 7.0
甘草·麻黃·細辛 各 5.0
附子 2.5

이것을 細剉하여 물 2合 반을 1合으로 달여서 찌꺼기는 버리고 하루 세 번으로 나누어 溫服한다. 마땅히 땀을 내야 한다. 벌레가 피부 속을 기어가는 것 같으면 곧 낫는다.

58. 桂枝芍藥知母湯에 관한 師論 註釋

諸 肢節이 疼痛하고, 신체가 尫羸하며, 脚이 腫하여 脫하는 듯하고, 短氣 溫溫[1]하여 토하려 하는 사람은 桂枝芍藥知母湯으로 다스린다.

(諸肢節疼痛, 身體尫羸, 脚腫如脫, 短氣, 溫溫欲吐, 桂枝芍藥知母湯主之－『金匱要略』).

(註) 『類聚方廣義』 本方條에,

'尫'은 '尪'으로 쓰고, 또 '尩'으로 쓴다.[2] 按컨대, 檀弓의 註에 "'尫'은 瘠病이 든 사람이라"하였다.

『金匱要略述義』에,

"諸 肢節이 疼痛하고 신체가 尫羸"(『脈經』에는 '魁瘰'로 써서 『類聚』와 같다. 『輯義』에는 '魁'[3]를 '瘣'[4]로 訛傳하고, 『趙原刻』에는 '魁'로 쓰고 있다). 按컨대, '尫羸'는 아마도 '魁瘰'를 이렇게 기록한 듯하다. －중략－ 이에 의하면, '魁瘰'는 대체로 爾雅의 '魁瘰'로서, 疼痛이 있는 곳이 盤結磈磊[5]한 것을 말하는 것이다.

『勿誤藥室寶函口訣』 本方條에는,

이 方은 신체가 瘣礨[6]한 것을 목적으로 하며 歷節 數日을 거쳐 骨節이 나무 옹이처럼

1) (譯註) '溫溫'은 메시꺼운 것. '오심'과 같다.
2) '尫'·'尪'·'尩'은 모두 '여위다'는 뜻이다.
3) '魁'는 크게 빼어난 것.
4) '瘣'는 나무의 옹이.
5) '磈磊'는 작은 돌.
6) '礨'는 큰 돌

腫起하고 兩脚에 微腫이 있어서 아프고, 이어서 逆上하여 頭眩·乾嘔 등의 證을 일으킨 것을 다스린다. 또, 요통·鶴膝風[7]에도 사용한다. 또 속칭 각기라 하는 것도 이 方이 좋다. 또 "脚이 腫하여 脫하는 듯하다" 함은 발목이 부어 올라서 빠지는 것 같고, 보행할 수 없는 것을 말한다.

나의 경험에 의하면 前說은 옳지 못하고 後 2說이 옳다. 즉, 本條는 만성 관절염, 특히 畸型性 관절염의 證에 대한 치료를 說한 것이다.

1) 桂枝芍藥知母湯方

桂枝·知母·防風 各 5.0
芍藥 3.5
甘草·麻黃·附子 各 2.5
生薑·朮 各 5.0

煎法·용법은 전과 같음.

2) 선배의 論說

『類聚方廣義』 本方條에,

風毒腫痛·憎寒壯熱하며, 渴하고 脈이 數하며, 化膿하려 하는 것을 治한다. 痘瘡으로, 貫膿이 불충분하거나 病期가 지났는데도 딱지가 앉지 않고, 憎寒身熱·一所疼痛하며 맥이 數한 것은 여독이 癰을 이루려 하는 것이다. 이 方이 좋다. 이미 화농이 된 것은 빨리 鈹針으로 割開해야 한다. 伯州散을 겸용한다고 하였다.

3) 防風의 醫治効用

『本草綱目』에,

---

7) '鶴膝風'이란, 膝關節의 腫脹狀態가 마치 鶴의 무릎과 같으므로 이름을 그렇게 붙인 것이다. 대개 結核性 膝關節炎이다.

防風

集解 '『別錄』' 防風은 沙苑의 川澤 및 邯鄲의 琅琊·上蔡에서 난다. 2月과 10月에 뿌리를 채취하여 暴乾한다.

氣味 甘溫, 無毒.

主治 大風·頭眩痛·惡風·風邪·目盲하여 볼 수가 없고, 風이 전신에 순행하며 골절이 동통하는 것 －하략－(『本經』). 煩滿, 脇痛風 －중략－ 四肢攣急 －하략－(『別錄』). 上焦의 風邪를 治하고 肺實을 瀉하며, 頭目 中의 滯氣, 經絡 中의 留濕을 散하며 上部에 見血함을 治한다(元素).

發明 '元素說' 防風은 －중략－ 風을 治하고 濕을 제거하는 仙藥이다. '杲說' 防風은 온몸에 痛症이 있는 것을 治한다. 곧 卒伍卑賤之職으로서 끄는 대로 따라가는 것이다. －중략－ 무릇 背脊에 동통을 느끼고, 목이 뻣뻣하여, 고개를 돌릴 수 없고, 허리가 부러질 듯하고, 목이 빠지는 듯한 것은 －중략－ 응당 防風을 써야 한다. 대체로 瘡이 胸膈 이상에 있으면 手足太陽證이 없다 하더라도 마땅히 이를 써야 한다. 능히 結을 散하고 上部風病을 제거한다. 사람의 인체가 拘倦함은 風이다. 劑瘡에 이 證을 나타내면 역시 이를 써야 한다.

이상의 諸說에 의하면 本藥은 葛根의 작용과 비슷한데 그보다 緩弱한 것 같다.

59. 續命湯에 관한 師論 註釋

古今錄驗續命湯은, 中風痱로, 신체를 마음대로 거둘 수 없고, 말을 할 수 없으며 冒昧하여 아픈 곳을 모르며 혹은 拘急하여 轉側할 수 없는 것을 고친다〔姚說. 大續命과 마찬가지로 부인이 산후에 去血하는 것 및 노인·소아를 治한다〕.

(古今錄驗續命湯, 治中風痱, 身體不能自收持, 口不能言, 冒昧不知痛處, 或拘急不得轉側〔姚云, 與大續命同, 治婦人, 產後去血者, 及老人小兒〕)—『金匱要略』)

(註) '중풍'은 뇌일혈이고, '痱'[1]는 중풍과 같은 뜻이지만 신체의 일부가 부자유하다는 뜻을 내포하고 있다. '冒'는 망연자실의 뜻이고, '昧'는 '愚'라는 뜻이다. 그리고, 本方은 麻黃劑인데, 그 속에는 治陰虛藥인 人蔘·乾薑과 治 貧血性 瘀血藥인 當歸 芎窮을 함유하기 때문에 麻黃湯이나 大靑龍湯이나 越婢湯證으로 虛候가 있고 빈혈을 띤 것에 이를 써야 한다.

1) 續命陽方

麻黃·桂枝·當歸·人蔘·石膏·乾薑·甘草·杏仁 各 4.0
芎窮 3.0

이것을 細剉하여 물 2合 반을 1合으로 달여서 찌꺼기는 버리고 하루 세 번으로 나누어 溫服한다. 마땅히 땀을 약간 내야 한다. 背를 얇게 덮고[2] 几에 기대 앉는다. 땀이 나면 곧 낫는다. 땀이 안 나면 다시 복용한다. 금하는 것은 없다. 當風하지 말 것. 아울러, 다만 엎드릴 수 있을 뿐 누울 수 없고 咳逆上氣하며 面目浮腫하는 症을 고친다.

---

1) (譯註) 後世方에도 '風痱'라는 말이 있다.

2) "背를 얇게 덮고"라는 말은 이해가 안 간다. 아마 착오가 아닌가 싶다.

2) 先輩의 論說·治驗

『方輿輗』本方條에 의하면,

—상략— 이 病[3]은 風이 아니라 하지만 열이 盛하고 맥이 浮한 症은 먼저 이를 表에 取하는 것도 또한 可하다. 이럴 때는 續命湯도 無用의 方이 아니다. 이제 맥이 浮하지 않고 열이 盛하지 않은데도 오히려 이 方을 씀은 과연 어떤 뜻인가?

『金匱要略述義』本方條에는,

按컨대, 이 方은 곧 大靑龍湯의 變方으로, 尤씨가 말하는 '攻補兼施'[4]하는 것일 따름이다. 중풍의 邪氣는 본래 가벼우나, 다만 혈기가 몹시 쇠약한고로 侵襲을 받는다. 대저, 表候는 內證 때문에 은폐되고 往往 辨別하기 어렵게 된다. 대체로 續命湯은 表를 發하고 虛를 補하는 對待의 方이다. 실로 중풍의 正治之劑인 것이다. 그리고, 그 方을 세우는 뜻을 살펴보면 중풍이 發病되는 이치를 밝히는 데 충분할 것이다. 修學者가 어찌 깊이 음미하지 않을소냐!

我說. 本方은 뇌출혈로, 빈혈허약하고 表證을 띤 것을 치료하는 데 불과하니, 중풍의 正治之劑라 하기 어렵다. 丹羽 씨의 말은 다 믿을 수 없다.

『類聚方廣義』本方條에는,

부인이 草蓐[5]에 있고 風을 얻어 두통·발열·오한·신체가 痺痛하고 腹이 拘急하며, 心下가 痞硬하고, 乾嘔微利·咽乾口燥하며, 해수가 심한 것은 速治하지 않으면 반드시 蓐勞[6]가 된다. 이 方이 좋다.

『勿誤藥室方函口訣』本方條에는,

---

3) '이 병'이란 중풍을 말한다.

4) '功補兼施'란 말은 語弊가 있지만, 이 말을 좇아 풀이한다면, 麻黃·石膏·杏仁은 '功'에, 人蔘·乾薑·甘草·當歸·芎藭은 '補'에 해당한다.

5) '草褥'은 産褥이다.

6) '蓐勞'는 산후의 폐결핵이다.

이 方을 偏枯의 效期에 사용하면 효험이 있다. 그밖에, 산후 중풍 身體疼痛하는 사람, 또는 풍습이 血分으로 건너가서 동통이 멎지 않는 사람, 또는 後世五積散을 쓰는 證으로 熱勢가 劇한 사람에게 써야 한다.

『橘窓書影』에는,

廣尾 幕臣 辻씨의 부인이 外感을 얻고 表證이 풀린 다음, 오른쪽 다리가 拘急腫痛하여 일어나 걸어다닐 수가 없고 맥이 浮數하였다. 내가 진찰하고 말하기를, "熱이 풀렸지만 脈이 浮數합니다. 이것은 邪氣가 下注하여 筋脈이 流通할 수 없는 것입니다" 하였다. 金匱續命湯을 주고 4, 5일 만에 나았다.

我說. 나는 매양 續命湯으로 前證 및 歷節風, 越婢湯證으로 血虛를 띤 것을 고친다. 또, 後世五積散이 主治하는 것에 사용하여 速効가 있다. 古方의 妙를 輕侮할 수 없다.

郡山 候臣 北條彌一右衛門이 나이 70여세인데 평상시 肩背部가 强急하고 때로 臂痛을 느꼈다. 하루는 右肩의 强急이 심하여 안마사로 하여금 이를 치료하게 하였다. 때로 언어가 불편하고 右身이 不遂하였다, 깜짝 놀라서 의사를 맞이하여 약을 4, 5일 복용하였으나 그대로였다.

내가 진찰해 보니, 腹候는 快和하고 飮食은 본래와 같으며 다른 아픈 데는 없었다. 다만 右脈이 洪盛할 뿐. 金匱續命湯을 주고 4, 5일 만에 언어가 流暢하고 偏枯가 약간 낫고 맥의 扁勝이 없었다. 지팡이를 짚고 일어나 걸어다닐 수가 있게 되었다. －下略－

60. 麻黃連軺赤小豆湯에 관한 師論 註釋

傷寒으로 瘀熱이 裏에 있으면, 身이 반드시 黃을 發한다. 麻黃蓮軺赤小豆湯으로 다스린다.

(傷寒, 瘀熱在裏, 身必發黃. 麻黃連軺赤小豆湯主之 －『傷寒論』)

(註) 錢씨의 말.

'瘀'란 留蓄壅滯함을 말한다. 傷寒의 鬱熱이 胃 속의 濕氣와 互結濕蒸하여 淖淖[1] 中의 瘀泥·水土가 粘寧[2]하여 나뉘지 않는 것 같음을 말하고 있는 것이다. 經에 이르기를 "濕熱이 相交하면 백성이 癉[3]을 많이 앓는다" 하였다. 대개 濕熱이 膠着하여 胃에 壅積하기 때문이다. 그러므로 "瘀熱이 裏에 있으면 반드시 黃을 發한다" 한 것이다. 麻黃連軺赤小豆湯은 表를 다스리고 小便을 通利하며 鬱熱을 푼다. 그러므로 이 方으로 이 증상을 主治하는 것이다.

瀾씨는,

"이 證은 裏에 있다 하지만 반드시 邪氣가 表에 있을 때, 해산을 失한 일이 있음에 기인한다. 이제 黃을 發한다 하지만 아직 汗解를 兼하여 이를 다스림이 좋다."

我說. 瀾씨의 말이 옳은 것 같다.

---

1) '淖'는 '흙탕물' 또는 '수렁'의 뜻.

2) '粘寧'은 차진 흙.

3) '癉'은 黃疸.

1) 麻黃連軺[4]赤小豆湯方

麻黃·連翹·生薑·杏仁 各 2.5
赤小豆 24.0
甘草 1.2
生梓白皮(요즘은 桑白皮를 대신 쓴다) 6.0

이것을 細剉하여 물 2合을 1合으로 달여서 찌꺼기는 버리고 하루 세 번으로 나누어 溫服한다.

2) 선배의 論說

『類聚方廣義』 本方條에,

疥癬이 內陷하며 전신이 瘙痒하고 發熱喘咳하며 腫滿하는 사람에게는 反鼻를 加하면 奇効가 있다. 生梓白皮는 求하기가 쉽지 않다. 요즘은 乾梓葉이나 桑白皮로 대용한다.

我說. 나는 本方에 伯州散을 兼用하여 濕疹內攻性 腎炎을 治하였다.

3) 連軺의 醫治効用

『本草綱目』에,

連軺(蓮翹)
氣味 －상략－ 元素는 "藥性이 凉하고 苦味이다 －하략－" 하였다.
主治 寒熱·鼠瘻·瘰癧·癰腫·惡瘡·癭瘤·結熱 －하략－(『本經』).
五淋의 小便不通을 通利하고 心家의 客熱을 除去한다(甄權).
－상략－ 膿을 배제하고 瘡癤을 治하며 통증을 멎게 하고 월경을 통하게 한다(『大明』).
諸經의 血結氣聚를 散하고 腫을 제거한다(李杲).
心火를 瀉하고 脾胃의 濕熱을 제거한다 －하략－(震亨).

---

4) '連軺'는 '連翹'의 古名으로서 옛날에는 줄기·꽃·열매를 모두 썼지만, 지금은 열매만 쓴다.

發明 '元素說' 連翹의 용도에는 세 가지가 있다. 心經의 客熱을 瀉함이 하나이고, 上焦의 諸熱을 제거함이 둘째이고, 瘡家의 聖藥으로 함이 셋째이다. '好古說' 手足少陽의 약으로, 瘡瘍 瘤癭 결핵을 고치는 데 신효가 있다. 柴胡와 효용이 같지만 기혈을 分하는 차이가 있다.

『牛山治套』에는,

대인·소아 모두 구토가 멎기 어려울 때의 약으로 蓮翹를 어떤 약방에도 넣는 것이 家傳의 대비밀이다. 口授心傳하되 適人이 아니면 전하지 말아라.

『生生堂治驗』에는,

某씨의 아이가, 나이는 2세, 驚風을 앓았는데 그것이 나은 후 여전히 吐乳가 계속되어 그치지 않았다. 여러 醫者가 이 병을 고치지 못하자, 선생이 병을 보기에 이르렀다. 선생이 진찰하니, 열이 없고, 배도 역시 和하였다. 곧 連翹湯을 지어 복용시켰다. 一服으로 奇效가 있었다.

4) 連翹湯方

連翹 3錢
위의 1味를 물 1合을 半 合으로 달여서 溫服한다.

以上의 諸說에 의하면, 本藥은, 解凝 소염성 이뇨약이고, 때로는 鎭嘔藥이기도 한 所以는 역시 그 소염 이뇨작용의 귀결이라 할 것이다.

5) 赤小豆의 醫治効用

『本草綱目』에,

赤小豆

氣味 甘酸平, 無毒.
主治 水腫을 下하고 癰腫膿血을 배제한다(『本經』).
—상략— 잉어와 함께 끓여 먹으면 각기를 잘 고친다(孟詵).

－상략－ 잉어, 鱻魚,[5] 붕어, 黃雌鷄와 함께 끓여 먹으면, 모두 능히 水를 利하고 腫을 消한다(時珍).

發明 '弘景說' 赤小豆는 진액을 逐出하고 소변을 通利한다. '好古說' 赤小豆는 水를 없애고 氣를 通하게 하여 脾胃를 튼튼히 한다. '臟器說' 赤小豆를 桑白皮와 함께 끓여 먹으면 濕氣·痺腫을 제거한다.

이들 論說 및 나의 경험에 비추어, 本藥에는 그 자양성 外에 소염 이뇨 완하작용이 있는 것이 확실하다.

6) 桑白皮의 醫治効用

『本草備要』에,

桑白皮

甘辛, 寒. 肺火를 瀉하고, 대소변을 通利하며 瘀血을 散하고 氣를 下하며 水를 순행하게 하고, 담을 제거하며 嗽를 멎게 한다. 肺熱喘滿, 唾血熱渴, 水腫臚脹을 다스린다. 그렇지만, 약성은 純良하지 않다. 肺氣가 虛하고, 風寒嗽를 일으키는 사람에게는 신중을 기하여 써야 한다. 실을 만들어 가지고 金瘡을 縫合한다. 얇은 껍질을 벗겨 버리고 白皮를 取用한다.

이 說에 의하면, 本藥은 소염성 이뇨 겸 완하약이고, 때로 진해약일 수 있는 까닭은 그 소염 이뇨작용의 귀결이라 할 것이다.

---

5) '鱻魚'는 不明

61. 射干麻黃湯에 관한 師論 註釋

> 咳하며 上氣하고 喉中에 水鷄聲이 있는 것은 射干麻黃湯으로 다스린다.
>
> (咳而上氣, 喉中水鷄聲, 射干麻黃湯主之－『金匱要略』)

(註) 『類聚方廣義』 本方條에, "'水鷄聲'은 痰과 氣[1]가 서로 닿는 소리가 인후 속에 계속 있는 것이다." 하였고, 蘇頌은, "'蛙'는 곧 '水鷄'다" 하였고, 陶弘景은 "'蛙'는 '蝦蟆'와 同類인데, 소형으로서 잘 우는 놈을 '蛙'라 한다.

我說. '水鷄'는 오늘날의 水鷄(흰눈썹뜸부기)가 아니다. '蛙'는 곧 오늘날의 河鹿(개구리의 一種)으로 "喉中에 水鷄聲이 있다" 함은 호흡을 할 때 인후 속에 河鹿의 울음소리와 비슷한 소리가 나는 것을 말한다.

1) 射干麻黃湯方

射干 3.5
麻黃・生薑 各 5.0
細辛・紫菀・款冬花 各 3.5
五味子 6.0
大棗 3.0
半夏 7.0

이것을 細剉하여 물 3合을 1合으로 달여서 찌꺼기는 버리고 하루 세 번으로 나누어 溫

---

1) '氣'란 호흡하는 공기를 뜻한다.

服한다.

2) 선배의 論說

『類聚方廣義』 本方條에,

오래도록 기침이 멎지 않거나, 산후 喘咳하고, 頸項에 痰瀝이 생겨 累累하여 貫珠 같은 것을 治한다. 細辛, 五味子를 去하고 射干을 倍增하고 皁角子를 加하면 효험이 있다. 南呂丸을 兼服한다.

『勿誤藥室方函口訣』 本方條에는,

이 方은 후세의 哮喘에 쓰인다. '水鷄聲'은 哮喘의 呼吸狀을 형용하는 것이다. 射干·紫菀·款冬은 肺氣를 通利하고, 麻黃·細辛·生薑의 발산과 半夏의 降逆, 五味子의 수렴, 大棗의 安中을 合하여 一方의 妙用을 이룸은 서양의 合錬製藥보다 훨씬 우수하다.

돌아가신 나의 은사 和田 先生은,

本方은 급성폐렴의 大勢가 풀린 후에 妙効가 있다 하였다.

我說. 先師는 급성 폐렴을 고치는 데는 먼저 桔梗白散[2])으로 吐下하게 한 다음 本方을 사용하였다. 그러나 本方에는 細辛·紫菀·款冬花 등의 溫藥을 포함하기 때문에 발열시에는 이를 輕用하면 안 된다.

3) 射干의 醫治効用

『本草備要』에,

射干

苦寒, 有毒. 능히 實火를 瀉한다. 火가 降하면 곧 血이 散하고 腫이 없어지며 痰結이 저절로 풀린다. 능히 老血을 없애고 太陰厥陰의 積痰을 없앤다. 喉痺咽痛을 고치는 要藥이다. 결핵·癥瘕·瘧母[3])를 없애고, 經閉를 통하게 하고, 大腸을 通利하며, 肝을 鎭定시키고,

---

2) (譯註) 桔梗白散方은 桔梗·貝母 各 3.0과 巴豆炒黑 1.0을 粉末로 하여, 大人이 한 번에 0.5씩 呑下한다 (大塚敬節, 『漢方診療の實際』).

눈을 밝게 한다.

이 說에 의하면 本藥은 유력한 消炎解凝藥으로서 驅瘀血 및 완하작용을 겸하는 것 같다.

4) 紫菀의 醫治効用

『本草備要』에,

紫菀

辛溫은 폐를 潤하게 하고, 苦溫은 氣를 下하고 虛를 補하며 中을 調하고 痰을 없애고 渴을 멎게 한다. 寒熱結氣・咳逆上氣・喘嗽膿血(오로지 血痰을 고친다. 血勞의 聖藥이다), 肺經의 虛熱, 小兒의 驚癎을 고친다. 능히 喉痺를 열고 惡涎을 取한다. 그렇지만 辛散하고 약성이 滑하니 多用하거나 獨用하면 좋지 않다.

이 說에 의하면, 本藥은 溫性의 진해거담약으로 和血作用을 겸하는 것 같다.

5) 款冬化의 醫治効用

『本草備要』에,

款冬花

辛溫純陽. 열을 瀉하고 肺를 潤하게 하며 痰을 없애고 煩을 없애며 驚을 진정시키고 눈을 밝게 한다.

咳逆上氣・氣喘喉痺・肺痿・肺癰・咳하며 膿血을 吐하는 것을 고친다. 嗽를 다스리는 要藥이다. －하략－

이 說에 의하면 本藥은 溫性의 진해거담약인 듯하다.

---

3) '瘧母'는 脾臟腫大.

62. 厚朴麻黄湯에 관한 師論 註釋

> 咳하고 맥이 浮한 사람은 厚朴麻黄湯으로 다스린다.
>
> (咳而脈浮者, 厚朴麻黄湯主之－『金匱要略』)

(註) 淺田 씨의 말.

이 方은 小青龍加石膏湯과 비슷한 약이지만 降氣의 効가 우월하다.[1] 그러므로, 喘息上氣에 사용하여 효험이 있다. 溢飮을 主로 하는 症은 小青龍加石膏가 좋다.[2] 또, 射干麻黄湯과 互用한다. 그러나 이 方은 열이 세고 맥이 浮한 사람에게 좋고, 그것은 열이 없는 사람에게 좋다는 점이 다르다.

또, 부귀안일한 사람이 고량진미를 과식하여 腹滿咳[3]를 일으킨 증에는 이 方에 大黄을 加하면 효험이 있다. 麻黄에, 大黄을 배합하는 것이 表裏와 같은 것이지만 千金黑散 등과 같은 뜻으로 특이한 효험이 있다.

이 說은 매우 훌륭한 것이니 이로써 本條를 이해함과 동시에 類方과 변별해야 할 것이다.

1) 厚朴麻黄湯方

厚朴 5.0

麻黄 4.0

石膏 20.0～100.0

杏仁・半夏・五味子 各 7.0

---

1) "降氣의 힘이 우월하다"란 小麥의 완화작용으로 인하여 힘이 있는 것이다.

2) 溢飮에 부적합한 것은 小麥의 緩和包攝作用이 逐水機轉을 방해하기 때문이다.

3) 腹滿을 다스리는 것은 厚朴의 힘이다.

乾薑・細辛 各 2.5
小麥 30.0

이것을 細剉하여 물 3合을 1合으로 달여서 찌꺼기는 버리고 하루 세 번으로 나누어 溫服한다.

63. 小青龍湯에 관한 師論 註釋

傷寒으로 表證이 解하지 않고, 心下에 水氣가 있으며, 乾嘔發熱하여 咳하거나, 渴하거나, 利하거나 噎하거나, 小便不利, 小腹滿 혹은 喘하는 증상은 小青龍湯으로 다스린다.

(傷寒, 表不解, 心下有水氣, 乾嘔發熱而咳, 或渴, 或利, 或噎, 小便不利, 小腹滿, 或喘者, 小青龍湯主之-『傷寒論』)

(註) 평소에 胃內停水가 있는 사람이 만약 感冒나 장티푸스에 걸린다면 表證과 胃內停水가 상호 錯綜關聯하여 제반의 증상을 야기한다. 즉, '乾嘔'하는 것은 胃內停水가 表熱 때문에 충동되어 上逆함에 기인된 것이고, '발열'하는 것은 表證이 있음에 기인된 것이고, '咳'하는 것은 表熱과 停水가 호흡기에 逼迫하는 데 기인된 것이다. '渴'함과 '利', 즉 설사는 停水가 下行함에 기인하는 것이고, '噎'함은 嚥下한 음식물과 上迫하는 停水가 충돌함에 기인한 것이고, '小便不利'함은 停水가 上行하여 하강하지 않음에 기인한 것이고, '少腹滿'함은 停水가 하복부에 集積함에 기인한 것이다. '喘'함은 表熱과 停水가 호흡기에 內迫함에 기인한 것이다.

그러므로 麻黃·桂枝로써 表證을 풀고, 桂枝를 써서 水毒의 上迫을 억제하며, 細辛·乾薑·半夏를 사용하여 胃內停水를 제거하고, 芍藥·五味子를 사용하여 해수, 기타를 收固하며, 甘草를 가지고 諸藥을 調和함과 동시에 조직의 긴축을 완화할 때는 久病인 胃內停水도 新病인 表證도 함께 脫然히 消散하는 이치이니, 仲景은 "小青龍湯으로 이를 다스린다"고 단정한 것이다.

'小青龍湯'·'大青龍湯'의 명칭은 이 兩方 속에 존재하는 麻黃의 빛깔이 青色인고로 옛적의 四神, 즉 青龍·白虎·玄武·朱雀의 하나인 青龍神에 의하여 명명한 것이고, '白虎湯'의 칭호는 그 君藥인 石膏의 빛깔이 흰 것에 기인하며 白虎神에 의한 것이고, 玄武湯(眞武湯

이라고도 한다)이란 이름은 여기에 배합하는 附子의 빛깔이 검은 것에 기인하며, 玄武神에 의한 것이고, 朱雀湯(十棗湯[1])이라고도 한다)이란 이름은 그 君藥인 大棗의 빛깔이 붉은 것에 기인하며 朱雀神을 상징하여 명명한 것이다.

> 傷寒으로 表가 解하지 않고 心下에 水氣가 있고, 咳하며 微喘하고, 발열, 渴하지 않는다. 湯을 복용하고나서 渴하는 것은 寒이 去하고 풀리려 하는 것이다. 小青龍湯으로 主治한다.
>
> (傷寒, 表不解, 心下有水氣, 咳而微喘, 發熱不渴, 服湯已, 渴者, 此寒去欲解也. 小青龍湯主之－『傷寒論』)

(註) "小青龍湯으로 主治한다"라는 구절은 "발열, 渴하지 않는다"라는 귀절에 접속하는 것이라 가정하여 이해해야 하며, 또 "탕을 복용하고나서" 이하는 湯, 즉 本方을 복용한 다음에 일어나는 治癒機轉을 서술한 것으로 알아야 한다. 그리고, 처음에 "渴하지 않는" 것은 胃內停水가 있기 때문이고, 복약 후에 "渴하는 것"은 약력이 능히 停水를 구축하고 胃內를 건조(비교적)하게 하기 때문이다. 그러므로 "寒[2])이 去하고 풀리려 하는 것이다"라 한 것이다.

> 咳逆寄息하여 누울 수 없는 것은 小青龍湯으로 主治한다. －하략－
>
> (咳逆倚息不得臥, 小青龍湯主之－하략－『金匱要略』)

(註) '倚息'은 "물체에 기대어서 호흡한다"라는 뜻으로, 즉 호흡곤란이다.

---

1) (譯註) 十棗湯方은, 芫花·大戟·甘遂 각 等量을 粗末로 하여 五分重마다 大棗 열 개를 가하고 水煎하는 것이다. 一服. 體質에 따라 노인과 허약한 사람에게는 사용을 금기한다(大塚敬節, 『漢方診療の實際』).

2) 水의 性은 寒하므로 仲景은 '屢水'를 '寒'이라 한다.

부인이 涎沫을 토하는 데, 의사가 오히려 이를 下하게 하면 心下가 곧 痞한다. 마땅히 먼저 그 涎沫을 吐하는 것을 고쳐야 할 것이다. 小青龍湯으로 主治한다. 涎沫이 멎으면 이내 痞를 고치되 瀉心湯으로 主治한다.

(婦人吐涎沫, 醫反下之, 心下卽痞. 當先治其吐涎沫. 小青龍湯主之. 涎沫止, 乃治痞. 瀉心湯主之－『金匱要略』)

(註) 本條는 先表後裏, 즉 먼저 表證을 풀고 그 다음 裏를 攻해야 한다는 법칙을 제시한 것이다. '涎沫'이란 『類聚方廣義』에,

程林은, "聯綿하여 끊어지지 않는 것을 '涎'이라 하고, 輕浮하며 흰 것을 '沫'이라 한다. '涎'은 津液이 변하여 된 것이고 '沫'은 水飮이 변한 것이다" 하였고,

『百方口訣外傳』에,

"무릇, 咳痰을 다스리는 데 있어서 '小青龍湯은 痰沫咳嗽를 다스린다'라고 알아두면 좋다. 淡茶와 같이 엷은 痰을 吐하게 된다. 이것을 '痰沫'이라 한다. 이 涎沫이 있고 喘이 急한 것은 小青龍湯證의 咳嗽이다."라 한 것과 같다.

1) 小青龍湯方

麻黃 · 芍藥 · 乾薑 · 甘草 · 桂枝 · 細辛 各 3.5
五味子 6.0
半夏 7.0

煎法 · 용법은 전과 같음.

2) 선배의 論說 · 治驗

『千金方』에 의하면,

小青龍湯은 부인이 곽란, 구토하는 것을 治한다.

御藥院方, 細辛五味子湯(즉 本方)은, 肺氣가 不利하고 咳嗽喘滿·胸膈煩悶하며, 痰沫이 많고 인후 속에 소리가 나고 鼻塞淸涕하며, 頭痛目眩하고 사지가 권태하며 咽嗌不利·惡逆惡心하는 것을 治한다.

『醫學六要』에는,

脚氣 上氣 喘息하고 初起에 表邪가 있는 것은 小靑龍湯加檳榔으로 고친다.

『醫宗金鑑』에는,

小靑龍湯은 잡병의 膚脹水腫證에 사용하여 땀을 내며 水를 利하게 한다.

『建珠錄』에는,

京師 河原街의 상인 升屋傳兵衛의 딸이 앓았다. 여러 의사가 "勞瘵인 것으로 생각한다" 하였다. 그리고 그에 대한 처방을 내렸다. 그러나, 역시 모두 효험이 없었다. 羸瘦가 날로 심하여 목숨이 위태롭게 되었다. 상인이 원래 古方을 두려워하였지만 어쩔 수 없이 찾아와 診治를 求하였다. 선생이 찾아가 진찰하였으되 그 사람의 뜻을 믿을 수 없음을 알고는 사양하고 돌아왔다. 다음달에 그 딸이 죽었다. 그 후 2년 만에 그 여동생이 앓았다.

상인이 찾아뵙고 이르되, "저에게 처음에는 자식이 다섯이 있었사옵니다. 그 중 넷은 이미 죽었는데 그 병은 모두 勞瘵이었사옵니다. 대체로 나이 열일곱이 되면, 그 해 춘정월에 勞瘵가 반드시 발병하고 추팔월이면 반드시 모두 죽었사옵니다. 전에 선생께서 진찰하신 아이도 그 중 하나였습니다. 역시 이미 죽었사옵니다. 그런데, 이제 막내아들이 나이 열일곱이온데 역시 이 병을 앓고 있사옵니다. 제가 원래 古方에 奇効가 있음을 모르는 바는 아니었사오나 古方이 대체로 峻藥을 쓰는 점이 두려웠던 것입니다. 그렇지만 생각하니 緩補의 劑로써 이를 구하려 했던 것은 하나도 효험 있음을 보지 못하였습니다. 원컨대 선생께서 이 아이를 치료하시되 가령 죽는다 하더라도 후회될 바 없사옵니다" 하였다.

선생이 이 아이를 진찰하였다. 기력이 沈弱하고 사지가 懈惰하며, 寒熱이 왕래하고 해수가 특히 심하였다. 小靑龍湯 및 滾痰丸[3]을 지어 섞어서 복용시켰다. 그 해 아직 8월이 되기 전에 완전히 평상상태를 회복하였다.

---

3) (譯註) 滾痰丸方은, 大黃·黃芩 각 8.0, 靑礞石 1.0, 沈香 0.5, 이상을 粉末米糊丸으로 하여 한 번에 3.0씩 복용한다(大塚敬節, 전게서).

我說. 이 증상을 勞瘵라 칭하지만 그실 비슷하면서도 아닌 듯하다. 왜냐하면, 내가 다수의 폐결핵을 진찰하였지만 아직 일찍이 麻黃湯證이 있는 것을 보지 못하였기 때문이다. 독자는 이를 함부로 믿으면 안 된다.

『方輿輗』 本方條에는,

初學者는 小靑龍湯을 治咳의 主方으로 삼지만, 小靑龍湯의 專効는 水를 쫓고 邪를 발산하는 데 있다. 대개 이 '咳'는 水와 邪가 相激하여 發한다. 그러므로, 이 탕을 사용하여 邪를 발산하면 咳가 저절로 멎는다.

『金鑑』에 沈明宗이 "이것이 곧 寒風으로 飮을 挾하고 해수하는 것의 主方이다"라고 주석한 것은 方意를 잘 이해한 것이다. 나는 또, 吉益 씨가 『建珠錄』이라는 책에서, "長門의 瀧鶴臺가 吉益東洞에게 書를 贈하여 이르되, '무릇 中風寒邪[4]는 水가 있어서 이를 맞이한다. 그러므로 그 징후는 두통・오한・汗出・痰湧・目淚・鼻涕하고 전신이 走痛하는 등의 類가 있다. 水를 쫓아내면 곧 邪가 제거된다. 그러므로 땀이 나고 낫는다. 그래서 桂枝・麻黃・細辛・半夏・乾生薑 등의 효능을 알 것이다' 하였다. 무릇 醫者는 小伎라 하더라도 事親[5]하고 養身하는 것인데 瀧씨도 의업에 종사한 것이지만, 원래가 유력한 大儒 先生이니 그 안목이 凡庸한 의사와 같지 않다"라 한 것을 읽은 일이 있다.

『勿誤藥室方函口訣』 本方條에,

이 方은 表證이 풀리지 않고 心下部에 水氣가 있으며 咳喘하는 사람을 治한다. 또, 溢飮의 咳嗽에도 사용한다. 환자의 咳嗽・喘急이 寒暑에 이르면 반드시 發하여 涎沫을 토하고 누울 수가 없다. 喉中이 結한 것 같고 心下에 水飮이 있으면 이 方이 좋다. 만약 上氣・煩躁가 있으면 石膏를 가해야 한다.

또, 胸痛・두통・오한・汗出에 발한제를 쓰는 것은 禁法이지만 咳하고 땀이 있는 증상에도 역시 小靑龍湯을 쓰는 증이 있다. 麻杏・甘石을 땀나는 데 쓰는 것도 이런 뜻이다. 한 老醫가 전하기를 이런 경우의 땀은 반드시 臭氣가 심한 것이 1徵이 된다고 하였다. 이 方을 諸病에 사용하는 목적은 痰沫・咳嗽 裏熱이 없는 證을 主治한다.

我說. 以上 兩說은 매우 훌륭하다. 玩味해야 한다.

---

4) '中風寒邪'란 感冒를 말한다.

5) 古人은 부모를 섬기고 몸을 양생하기 위하여 의술을 배웠다.

64. 小靑龍湯加石膏에 관한 師論 註釋

폐가 脹하고, 咳하며 上氣하고, 煩躁하며, 喘하고 맥이 浮한 사람은 心下에 水가 있다. 小靑龍湯加石膏로 다스린다.

(肺脹, 咳而上氣, 煩躁而喘, 脈浮者, 心下有水. 小靑龍湯加石膏主之 - 『金匱要略』)

(註) "폐가 脹한다" 함은 『雜病辨要』에 "風寒이 폐에 침입하여, 上氣하고 喘하며 躁하는 것을 이름하여 肺脹이라 한다"고 하였으니, '肺脹'의 字義에 의하여 생각하건대, '肺脹'이란 급성기관지염 또는 급성기관지폐렴에 급성폐기종을 겸한 것인 듯하다. '上氣'란 '上逆'과 대략 같은 뜻으로 咳嗽劇烈을 일으키는 것이니 "咳하며 上氣한다" 한 것이다. '煩躁'란 "번민하고, 조급함"이란 뜻으로 上氣와 공히 石膏의 證이니,[1] 새로이 이를 가한 것이다.

1) 小靑龍湯加石膏方

小靑龍湯 속에 石膏 20.0~100.0을 加한다.

煎法 · 용법은 전과 같음.

2) 선배의 論說

『方輿輗』 本方條에, 大靑龍 · 小靑龍加石膏의 兩湯證에 모두 煩躁가 있지만 大靑龍에 있어서는 땀이 나지 않는 데 관련하고, 小靑龍湯加石膏에 있어서는 오직 心下水氣에 관련된다. 이것이 兩方이 구분되는 所以이다. - 하략 -

또 按컨대, 小靑龍 本條[2]는 그 증상이 緩하며, 『金匱』의 "咳逆倚息하여 누워 있을 수 없

1) 石膏가 있으므로 때로 口舌乾燥 및 煩渴症도 있어야 한다.

다" 함은 매우 급한 것이다. 이 條의 "煩躁하고 喘하며"에 이르러서는 이것이 더욱 급하다. 그러므로 그 증상에 '肺脹'이란 이름을 붙이고 그 方에 石膏를 가하는 것이다.

발열하며, 해수가 많고 白沫을 토하는 사람에게 平劑로써 緩하도록 도모할 때는 不日中에 '癆'로 된다. 내가 그것이 처음 발병했을 때 小靑龍湯加石膏를 사용하여 생명을 보존하게 한 사람이 수십 명이나 된다.

2) '本條'는 『傷寒論』의 小靑龍湯條를 말한다.

65. 大靑龍湯에 관한 師論 註釋

太陽中風으로 맥이 浮緊하고 발열오한하여 身이 疼痛하며 땀이 나지 않고 煩躁한 사람은 大靑龍湯으로 主治한다. 만약 맥이 미약하고 땀이 나며 惡風하는 사람이라면 복용하면 안 된다. 이것을 복용하면 곧 厥逆, 筋惕肉瞤한다. 이것은 逆이 된 것이다.

(太陽中風, 脈浮緊, 發熱惡寒, 身疼痛, 不汗出而煩躁者, 大靑龍湯主之. 若脈微弱, 汗出惡風者, 不可服. 服之則厥逆, 筋惕肉瞤, 此爲逆也－『傷寒論』)

(註) 和久田 씨의 말.

이 章 전체는 "땀이 나지 않고(不汗出)"란 말을 主眼的 골자로 해석해야 한다. 案컨대 論中에 不汗出을 말하는 것은, 文章에 異同이 있지마는 그 趣意는 각기 다른 것이다. 어느 곳에서는 "땀이 나지 않는다(汗不出)" 하고, 어느 곳에서는 "땀이 나지 않는다(不汗出)" 하고, 어느 곳에서는 "땀이 없다(無汗)" 하고, 어느 곳에서는 "땀을 發하지 않는다(不發汗)" 한 것이 바로 이것이다.

"땀이 나지 않는다(汗不出)"는 "發汗하여도 나지 않는다"는 것으로, 땀을 내는 방법을 써도 땀이 나지 않는 것이다. 不汗出은 表의 水氣가 汗으로 배출되어야 함에도 成汗排出이 안 된다는 뜻이다. 그러므로 '煩躁한다'란 말을 여기에 接續시킨다. 不汗出하므로 '煩躁'하다고 한 것이다. '無'는 '有'의 반대이다. 땀이 있어야 할 곳에 그 땀이 없는 것이다. 이것은 表에 瘀水의 隔이 있음을 표현하고자 하여 "땀이 없다(無汗)"라고 한 것이다. 葛根湯·麻黃湯이 이것이다. "땀을 發하지 않는다(不發汗)"는 것은 발한제로도 땀을 내지 않는다는 것을 말한다.

각설하고, 이 大靑龍湯의 證의 첫머리에 冠한 '太陽中風'으로 말하자면 원래 중병이 아니다. 肌表의 水가 汗으로 배출되면 낫는 것이지만, 이제 그 水가 땀으로 되어 배출되지 않는고로 腠理를 閉塞하고 脈 中에도 세력이 있으며 浮緊함을 나타내고, 발열·오한·身疼痛하여 煩躁하는 것이다.

『活人書』에는,

大靑龍湯의 병을 고치는 것은 麻黃湯과 서로 비슷하다. 다만 병이 더욱 重하고 煩躁가 첨가된 사람은 이 탕의 적응으로 보아 異議가 없는 것이다.

柯씨는,

대개, 仲景은 맥에 의하여 辨證하였고, 단지 그 허실을 따졌을 뿐이다. 그러므로 중풍·傷寒은 맥의 緊緩을 논하지 않고, 오직 指下에 힘이 있는 것은 實이라 하고, 맥이 약하고 힘이 없는 것을 虛라 하였으며, 땀이 나지 않고 煩躁한 것을 實이라 하고, 땀이 많이 나고 煩躁한 것을 虛라 하였다. 證이 太陽에 있고 煩躁한 것을 實이라 하고, 證이 少陰에 있고 煩躁한 것을 虛라 하였다. 實한 사람은 大靑龍湯을 복용해야 하고, 虛한 사람은 복용하면 안 된다. 이것은 가장 알기 쉬운 것이다.

이상 3說에 의하면 本方의 용도가 자명한 것이다. 그러나, 이것을 "복용하면 厥逆" 운운함은 本方을 오용한 데서 비롯된 것이다. 變證의 治方에 있어서는 古來로 諸說이 분분하여 귀일되는 바가 없지만, 『尙論編』·『後條編』·『纘論』에는 모두 "眞武湯을 사용해야 한다"고 說하였고, 東洞 옹 역시 이에 찬성하여 거의 定論인 것 같은 느낌이 있는데, 오직 吉益南涯 씨만이 반대하여,

만약 잘못하여 이것을 복용하면 逆을 일으키고, 筋惕肉瞤을 한다. 그러므로 "逆이 된 것이다" 한 것이다. 『尙論編』·『後條辨』·『纘論』에 "逆이 된 것이다" 아래에 "眞武湯으로 이를 救한다(以眞武湯救之)"란 6字가 있음은 잘못이다. 이 條는 逆證을 들어 그 誤治를 경계한 것으로 治方을 處하기 위한 것이 아니다. 諸家의 처방을 싣는 것은 作者의 뜻이 아니다. 만약 처방을 논한다면, 茯苓四逆湯[1]證이지 眞武湯證이 아니다. 誤治로 인한 厥逆에, 아직 眞武湯證을 보지 못한 것이다. 甘草의 유무를 가지고 생각할 일이다.

---

1) (譯註) 茯苓四逆湯方은, 茯苓 4.0, 甘草·乾薑·人蔘 各 3.0, 附子 0.6(大塚, 前揭書).

라고 說하였다. 그 옳고 그름은 얼른 판정하기 어렵지만, 나는 왕년에 우연히 이 증상을 만나, 茯苓四逆湯을 사용하여 겨우 一服만에 고친 일이 있다. 이 경험에 비추어 보면 南涯 씨의 說이 우월한 것이 아닌가 싶다.

> 傷寒으로 맥이 浮緩하고, 身이 疼하지 않으며, 단지 무거우나 갑자기 가벼울 때가 있다. 少陰證이 없는 사람은 大靑龍湯이 이를 발산한다.
>
> (傷寒, 脈浮緩, 身不疼但重, 乍有輕時, 無少陰證者, 大靑龍湯發之 -『傷寒論』)

(註) 和久田 씨의 말.

이 證은 少陰眞武湯證이 아닌가 의심스런 傷寒으로서, 앞의 중풍보다도 劇하지 않고 오히려 深한 것이다. 我說, 이것은 단지 "身이 무겁다"는 1證이 의심스러운 것으로 '傷寒'이라 이름하고도 大靑龍湯을 쓰기 때문이다. 少陰眞武湯證은 사지가 沈重·疼痛하지만, 이 證은 "身이 疼하지 않고 단지 무거울 뿐"이나 때로 "갑자기 가벼울" 때도 있으니 裏水의 소치로 "무거운 것"이 아닌 것을 알 수 있다. 이것은 邪氣가 肌表間에 隱伏하여 아직 發하지 않은 것이다.

大靑龍湯은 肌表의 水邪·邪氣를 發散하기 위한 主方임은 앞서 說한 바와 같으므로 이제 확실히 少陰眞武湯證이 아님을 확인하면, 大靑龍湯으로 隱伏한 邪氣를 발산하여 땀으로 제거해야 한다는 말이 된다. "이를 다스린다(主之)" 하지 않고 "이를 發한다(發之)" 하였으므로 이 方이 발한의 主劑인 것을 알 것이다. 나는 일찍이 이와 같은 증상이 있는 한 病婦를 치료한 일이 있는데, 수일이 지나도 낫지 않기에, 大靑龍湯 한 첩을 복용시키니 1炊頃만에 땀이 흐르는 것처럼 나고 병이 깨끗이 씻은 듯하였고 不日中에 평상상태를 회복할 수 있었다. 古方이 묘한 것임을 경험으로 알아야 할 것이다.

我說. 本方은 桂枝去芍藥湯의 加味方이니 그 腹證도 역시 桂枝去芍藥湯과 유사하다. 또, 本方 中에 石膏가 있으니 그 證으로서 혀에 백태(혹은 帶微黃白色)가 끼든지, 그렇지 않으면 혀와 구순이 함께 건조한 것이 상례이다. 주의할 것이다.

溢飮을 앓는 사람은 마땅히 발한을 해야 한다. 大靑龍湯으로 主治한다. 小靑龍湯으로도 主治한다.

(病溢飮者, 當發其汗, 大靑龍湯主之, 小靑龍湯亦主之－『金匱要略』)

(註) '溢飮'이란, 『金匱』에 "飮水가 순행하여 사지로 돌아가면 마땅히 땀이 나야 할 것인데, 땀이 나지 않고 신체가 疼重하면 이를 '溢飮'이라 한다" 한 것으로 보아, 일종의 水腫 또는 水氣性 疼痛症임이 분명하지만, 이 一證에 대하여 상이한 대소의 兩 靑龍湯을 사용함은 무슨 까닭인가?

이 문제에 관하여는 古來로 여러 가지 논란이 있었던 바이다. 尾臺 씨 같은 이는, 이 증은 마땅히 大靑龍湯으로써 발한을 해야 하고 小靑龍湯은 관계없다고 단정하지만, 이것은 그 하나는 알고 그 둘을 모르는 僻說이다. 왜냐하면, 大靑龍湯은 外表의 水氣를 다스리고 心下의 水氣를 다스릴 수 없으며, 小靑龍湯은 心下의 水氣를 治하고 外表의 水氣를 主治하지 않으니, 大靑龍湯을 溢飮에 사용해야 할 것임은 당연하여 더 말할 나위가 없으나, 小靑龍湯證에 있어서도 만약 이를 오래 방치한다면 心下의 水氣가 샐 리 없고 마침내 外表로 범람하여 溢飮을 초래하기 때문이다. 이것이 仲景이 "大靑龍湯으로 다스린다. 小靑龍湯으로도 다스린다"라고 말한 所以이며 단연 잘못이 없다.

1) 大靑龍湯方

麻黃 11.0
桂枝 · 甘草 · 杏仁 各 3.5
生薑 · 大棗 各 5.5
石膏 20.0～100.0

煎法 · 용법은 전과 같음.

2) 선배의 論說 · 治驗

東洞 옹은 本方을 定義하여,

喘及咳嗽하고, 渴하여 물을 마시려 하고, 上衝 또는 身痛, 惡風寒하는 사람을 고친다 하였고,

『醫事惑問』에는,

南部侯 京屋舖의 고용인 某가 腫滿을 앓아 나에게 진찰을 청하였다. 진찰한즉 喘鳴息迫하여 煩渴하고, 소변이 통하지 않았다. 그래서 大靑龍湯을 주었다. 이 약을 쓴 지 40일이 되어도 약효가 없었다. 그 때 南部侯의 門人이 좌우에 있었는데 그들이 藥方의 당부를 의심하였다. 나는 "약효의 빠르고 느림을 예측할 수 없습니다. 이 方은 능히 적중할 것이오." 하고 일러 주었지만 오히려 의심하는 기색이 있었다. 그렇지만 그 약을 쓰는 것 외에 病證에 적중하는 方이 없는고로 오히려 大劑를 썼다.

그 후 20일이 지나자 "금방 급변이 있었다"고 알려 왔다. 가 본즉 前證이 더 심하고 오한전율하며 땀이 줄줄 흘러서 금방이라도 절명할 것처럼 집안이 야단법석이었다. 나는, "원래 생사는 알 수 없는 일입니다. 그렇지만 약은 이처럼 瞑眩하는 것이 아니면 고치지 못합니다."라고 말하고 다시 前劑를 쓰니 밤새도록 땀을 내어 옷을 6, 7차나 갈아 입었다. 다음날 아침이 되자 腫滿이 반감하고 喘鳴이 나았고 소변이 快利하였다. 그 후 10일 만에 평상상태를 회복하였다.

我說. 나도 本方으로써 급성 腎臟炎을 速治한 일이 있다.

『生生堂治驗』에는,

한 부인이 산후에 浮腫하고 腹滿하며, 대소변이 不利하고 식사를 할 수가 없었다. 그 남편은 의사였다. 몸소 부인을 치료하였으나 효험이 없었다. 1년 만에 병이 점점 심해지고 短氣微喘하였다. 그때 桃花加芒硝湯을 주었으나 효험이 없었다. 이렇게 되자 선생에게 救患을 請하였다.

선생이 가서 진찰해 보니, 맥이 浮滑하고, 배를 만지니 水聲이 쿨렁쿨렁하였다. 남편에게 말하기를 "당신의 術은 타당하지만 병을 오히려 알지 못할 때는 즉시, 또 마땅히 다시 方을 구해야 할 것이오. 그것을 마땅히 下해야 할 것인데 下하지 않았으면, 곧 다시 이를 토해야 할 것이오. 이것을 和하여 부당하면 곧 이를 發해야 하오. 이른바 '南窓을 열면 北窓이 저절로 통한다'는 것이오. 또, 張機가 말한 '大承氣湯을 주어서 낫지 않는 사람은 瓜

蔕散으로 다스린다'는 類이다." 하였다.

남편이 "좋다" 하여 大靑龍湯을 주고 환자를 溫覆하였다. 그날밤 크게 발열하고 땀이 물 흐르듯 하였다. 이튿날 다시 먹이니 처음과 같았다. 3, 4일 만에 소변이 通利하여 하루 여러 차례씩 5, 6일간 소변을 보았다. 腹滿이 잊혀진 것 같았다. 前方을 주기 百餘 貼 만에 회복되었다.

『方輿輗』 本方條에,

'溢飮'은 四飮의 하나이다. 이것은 水氣가 表에 넘치는 것으로, 그 變은 혹은 부어올라 風水와 같은 것이 있고 혹은 통증이 있어 통풍과 유사한 것도 있다. 이와 같은 것들은 大靑龍湯으로 微似汗을 取하면 즉시 낫는다.

按컨대 大小靑龍湯은 方意가 서로 비슷하되, 大靑龍湯은 大發의 劑로서 石膏가 들어 있고 小靑龍湯은 石膏도 없고 品味가 여덟 가지여서 그 완급을 이것으로 알 수 있다. 『喩嘉言』에 이르되, "大靑龍은 하늘로 올라가 雲雨를 일으키고, 小靑龍은 물결을 일으켜서 滄海를 疾走케 한다. 飮症을 다스리는 데는 小靑龍을 第一義로 한다.

또, 吉益 씨도 의사들 가운데 傑士의 하나이니, 이 論을 크게 歎美하여 "千載의 탁견이 능히 仲景의 方을 알았다 할 것이다"고 답하였다. 모두 一代의 인걸이다.

『類聚方廣義』 本方條에는,

痲疹・脈浮緊・寒熱頭眩・身體疼痛・喘咳咽痛・不汗出煩躁를 고친다. 眼目疼痛・流淚不止・赤脈怒張・雲翳四圍 혹은 眉稜骨疼痛, 혹은 頭疼耳痛을 고친다. 또, 爛瞼風[2]・涕淚稠粘・痒痛이 심한 사람을 고친다.[3] 모두 薏苡를 加하면 좋다. 겸하여 黃連解毒湯加枯礬으로 자주 洗蒸하고 매일밤 자리에 들 때 應鐘散을 복용하고 5일, 10일마다 紫圓 5分 내지 1錢을 주어 이를 下해야 한다.

雷頭風・발열오한・두뇌가 劇痛하여 찢어질 듯하고 매일밤 잠을 잘 수 없는 사람을 고친다. 心下痞・胸膈煩熱하는 사람은 瀉心湯・黃連解毒湯을 兼服한다. 만약 胸膈에 飮이 있고 心中이 滿하고 肩背가 强急한 사람이라면 마땅히 瓜蔕散으로써 이를 吐해야 한다. 風眼[4]症이 暴發劇痛하는 사람은 빨리 救治하지 않으면 안구가 파열, 迸出한다. 가장 極險 至

2) '爛瞼風'은 트라코마.

3) 나는 本方을 사용하여 트라코마・판누스・角膜潰瘍을 速治한 일이 있다.

急한 症이다. 급히 紫圓 1錢 내지 1錢 5分을 사용하여 峻瀉 몇 차례를 보게 한다. 大勢가 이미 풀린 다음 이 方을 써야 한다. 그 腹證에 따라 大承氣湯·大黃硝石湯·瀉心湯·桃核承氣湯 등을 겸용한다. 어린이가 赤遊丹毒·大熱煩渴·驚惕 또는 痰喘壅盛하는 것을 고치며, 紫圓 또는 龍葵丸[5]을 겸용한다. 急驚風·痰涎沸湧·直視口噤하는 것은 마땅히 먼저 熊膽·紫圓·走馬湯 등을 選用하여 吐下한 다음, 大熱煩躁·喘鳴搐搦이 멎지 않은 사람은 이 方으로써 발한시켜야 한다.

『勿誤藥室方函口訣』 本方條에는,

이 方이 발한의 峻發劑임은 물론이다. 그밖에 溢飮이나 肺脹으로, 맥이 緊大하여 表證이 盛한 사람에게 사용하여 효험이 있다. 또는 流行赤眼이나 風眼의 초기에, 이 方에 車前子를 加하여 발한을 크게 시키면 奇効가 있다. 대개 風眼은 눈의 疫熱이다. 그러므로 峻發이 아니면 효험이 없다. 方位는 麻黃湯의 한층 重한 것이 이 方이다.

4) '風眼'은 淋毒性 結膜角膜炎이다.

5) 龍葵丸은 龍葵·巴豆·輕粉의 合劑이다.

66. 文蛤湯에 관한 師論 註釋

> 吐後에 渴하여 水를 得하려 하되 貪飮하는 사람은 文蛤湯으로 다스린다. 겸하여 微風으로 脈緊 두통하는 것도 다스린다.
>
> (吐後, 渴欲得水, 而貪飮者, 文蛤湯主之. 兼主微風 脈緊頭痛－『金匱要略』)

(註) 尾臺 씨의 말.

'文蛤湯'은 그 證이 착오임이 명백하다. 이것을 사실에 徵驗하여 보면 자명하리라. 이 方은 大靑龍湯과 견주어 그 차가 겨우 一味이고 분량이 약간 다를 뿐이다. 이 方은 원래 발산제이다. 方後에 "땀이 나면 곧 낫는다"라는 말을 보면 알 수 있다.

'겸하여' 이하는 註語인 듯하지만 역시 이로써 方意를 짐작하기에 足하다. 이제 擧示하는 것은 渴飮의 一症뿐이다. 이것은 "渴하여 물을 마시려 하며, 그치지 않는다"와 같은 말로 文蛤散證이다.

이것으로 미루어 보건대 '吐後에' 이하 '貪飮하는'까지는 錯簡임이 단호하고 명명백백하다. 생각하건대, 五苓散條에 열거한 證이 바로 文蛤湯證인 것이다. 本論을 文蛤散證으로 함은 잘못이다.

그러면 本方은 東洞 옹의 定義에 따라 煩躁하며 渴하고, 오한, 喘咳, 急迫한 사람을 목적으로 사용해야 할 듯하다.

1) 文蛤湯方

文蛤 9.0

石膏 20.0～100.0

麻黃・甘草・生薑・大棗 各 5.5
杏仁 4.0

煎法・용법은 前과 같음. 땀이 나면 곧 낫는다.

67. 文蛤散에 관한 師論 註釋

> 渴하여 물을 마시려 하며 그치지 않는 사람은 文蛤散으로 다스린다.
>
> (渴欲飮水不止者, 文蛤散主之－『金匱要略』)

1) 文蛤散方

文蛤

이를 細末로 하여 한 번에 4.0을 열탕에 넣어 攪拌하여 頓服한다.

2) 文蛤의 醫治効用

文蛤이란 班紋이 있는 蛤殼으로,『本草備要』에는 "'소갈'을 멎게 하고 주독을 풀고 牡蠣와 효험이 같다"고 하였다. 이것으로 그 작용을 알 수 있을 것이다.

68. 越婢湯에 관한 師論 註釋

風水, 惡風으로 전신이 모두 腫하고, 맥이 浮하고 渴하지 않으며, 이어서 땀이 저절로 나고 大熱이 없는 사람은 越婢湯으로 다스린다.

(風水 惡風, 一身悉腫, 脈浮不渴, 續自汗出, 無大熱者, 越婢湯主之 -『金匱要略』)

(註)『類聚方』本方條에, "大靑龍湯證으로서 咳嗽衝逆이 없고 다리가 攣急하는 證이 있는 사람을 다스린다. '渴하지 않는' 사람은 마땅히 渴하게 해야 할 것이다. '땀이 저절로 나고' 밑에 마땅히 '혹은 땀이 없고'란 말이 있어야 할 것이다" 하였고, 또 "越婢湯은 전신이 모두 腫하고 喘하며 渴하고 땀이 저절로 나고 惡風하는 사람을 고친다" 하였다. 모두 따를 만하다.

1) 越婢湯方

麻黃 11.0
石膏 20.0~100.0
生薑 5.0
大棗 7.0
甘草 3.5

이것을 細剉하여 물 2合을 1合으로 달여 찌꺼기를 버리고 하루 세 번으로 나누어 溫服한다. 惡風하는 사람에게는 附子 1枚를 加하고, 風水에는 朮 4兩을 加한다.

2) 先輩의 論說

『方輿輗』 本方條에는,

上體, 下體 또는 전신이 모두 붓고 脈이 浮하고 渴하며 땀이 저절로 나고 惡風, 小便不利 또는 喘咳하는 사람은 越婢湯으로 다스린다. 각기 · 통풍 · 瘡毒內攻 등에 이 證이 많다. 또, 風邪 · 久咳 등을 범하여 목욕하고 이 症으로 변한 사람을 가끔 본다.

『青州醫談』에는,

傷寒으로 多汗 · 憎寒하고, 衣被를 걸치면 땀이 흘러나와 그치지 않고, 衣被를 제거하면 憎寒을 견딜 수 없고, 이렇게 數日을 계속하는 사람이 있다. 世醫는 이에 柴胡湯 · 柴胡桂枝湯 또는 桂枝加黃耆湯 등을 써서 고치지 못하여, 譫語하며 음식을 섭취하지 못하고 마침내 위험하게 되는 일이 있다. 이 症에 걸려 內熱이 甚하고 이와 같은 사람은 越婢湯이 좋다.

我說. 나도 역시 이 症과 같은 類의 感冒에 오한 · 발열 · 自汗 · 口舌乾燥 · 舌白苔를 목적으로 하고 本方을 주어 속효를 얻은 일이 있다.

『勿誤藥室方函口訣』 本方條에는,

이 方은 "脾氣를 發越한다"고 하는 것이 本義로서, 같은 麻黃劑이지만 麻黃湯 · 大青龍湯과는 그 趣意를 달리하여, 大熱이 없고 땀이 저절로 나는 것이 목적이다. 그러므로, 肺脹 · 皮水 등에 사용하고, 傷寒溢飮에는 사용하지 않는다. 또, 論 中의 麻黃甘石湯도 이 方과 同類의 것이다.

我說. 越婢湯이란 명칭은 이 方에 脾氣發越의 작용이 있기 때문에 붙인 것이라고 말하는 사람이 있다. 또, 仲景이 越나라의 婢에게서 이것을 얻었다 하여 이런 이름이 있는 것이라고 말하는 사람도 있지만 그 어느 쪽도 모두 想像說에 불과하다.

69. 越婢加朮湯에 관한 師論 註釋

裏水인 사람은 전신과 면목이 黃腫하고 그 맥이 沈하고 소변이 不利한다. 그러므로, 水를 앓는다. 가령 소변이 自利하면 진액을 亡失한다. 그러므로 渴하게 되는 것이다. 越婢加朮湯으로 다스린다.

(裏水者, 一身面目黃腫, 其脈沈, 小便不利, 故令病水. 假令小便自利, 此亡津液, 故令渴. 越婢加朮湯主之－『金匱要略』)

(註) '裏水'가 '風水'의 잘못임은 이미 서술한 바와 같다. '黃腫'의 '黃'은 黃疸色의 뜻이 아니고 약간 黃色을 띤 것을 말한다. "脈이 沈하고"란 水腫病의 脈證이다. "그러므로 水를 앓는다"란 "맥이 沈하고 소변이 불리"하기 때문에 水腫病을 發한 것이라는 뜻이다. '가령' 운운은 "가령 소변이 頻多하다 하면 체액의 망실을 초래하기 때문에 渴한다"라는 뜻이지만, 이것은 行文의 필요상 이렇게 기록한 것이고, 소변이 不利할 때에는 渴이 없고, 自利할 때에만 渴이 있다는 뜻이 아니므로, 그 어떤 경우이든 갈증이 있다고 알아야 한다.

裏水는 越婢加朮湯으로 主治한다. 甘草麻黃湯으로도 主治한다.

(裏水, 越婢加朮湯主之. 甘草麻黃湯亦主之－『金匱要略』)

(註) 甘草麻黃湯條를 보라.[1]

---

1) 溫性인 朮을 發表消炎利尿劑인 本方에 배합하는 것은 旣述한 나의 견해와 모순된 것 같지만, 方 中의 石膏는 그 약성이 大寒이므로 朮의 溫性을 감쇄하고도 남음이 있다.

肉熱極하면 곧 신체의 津이 脫하고, 腠理가 열리고 땀이 크게 나며, 厲風氣, 下焦脚弱한다. 越婢加朮湯으로 다스린다.

(肉熱極, 則身體津脫, 腠理開, 汗大泄, 厲風氣, 下焦脚弱 越婢加朮湯主之－『金匱要略』)

(註) 尾臺 씨의 말.

생각건대, 『外臺』에 『刪繁肉極論』을 인용하여 말하는 "肉極인 사람" 운운에서 肉은 色을 變하고, 多汗・體重・怠惰하며 四肢를 들기 싫고, 음식의 욕구가 없고, 食하면 곧 咳하고, 咳하면 곧 右脇下에 통증을 느끼고 隱隱히 肩背가 당기어 이동할 수가 없다. 이름하여 '厲風'이라 한다.

我說. 本條의 뜻을 거의 유감없이 說하고 있지만, 本方을 각기에 쓰는 것은 '下焦脚弱'의 넉 字에 胚胎하는 것임을 덧붙이지 않을 수 없다.

1) 越婢加朮湯方

麻黃 7.0
石膏 20.0～100.0
大棗 5.0
甘草 2.5
生薑 3.5
朮 5.0

煎法・용법은 前과 같음.

2) 越婢加苓朮湯方

越婢加朮湯 中에 茯苓 7.0을 加한다.
煎法・용법은 前과 같음.

主治 越婢加朮湯證으로서 茯苓의 證이 있는 것을 治한다.

3) 越婢加朮附湯方

越婢加朮湯 中에 附子 0.5 以上을 加한다.

煎法 · 用法은 前과 같음.

主治 越婢加朮湯證으로서 附子의 證이 있는 것을 治한다.

4) 越婢加苓朮附湯方

越婢加朮附湯 中에 茯苓 7.0을 加한다.

煎法 · 용법은 전과 같음.

主治 越婢加朮附湯證으로서 茯苓의 證이 있는 것을 治한다.

5) 선배의 論說 · 治驗

東洞 옹이 越婢加朮湯을 定義하여,
越婢湯症으로서 소변이 不利한 것을 고친다 하였고,

『生生堂治驗』에는,

九條 堀川의 서쪽 淺田 某의 아들이, 나이 20대에 신체가 滿腫하고 이어서 陰囊에까지 이르렀고 그 크기가 공 만하여서 음경은 그 속에 거의 파묻혔다. 선생이 이 사람을 진찰하고 이르되, "너의 복부의 腫色은 일찍이 疥癬癮疹을 앓은 일이 있었던 것 같구나." 하니 "그렇습니다. 전에 어떤 의사에게 청하여 약을 받아 먹고 금방 나은 일이 있습니다." 하였다. 선생이 "이것은 內攻일 따름이다"라고 말했다. 越婢加朮湯을 주고 龍門丸[2)]을 겸용하되 한 번에 30丸씩 3일을 1次로 수십 일 복용시켜서 全治하였다.

---

2) '龍門丸'은 梅肉丸과 대동소이하다.

我說. 이것은 피부병을 誤治하여 腎炎으로 변하게 한 것을 速治한 것이다.

『類聚方廣義』 本方條에는,

眼珠膨脹 熱痛·瞼胞腫起 혹은 爛瞼風·痒痛羞明·眵淚多有한 것을 고친다. 應鐘散을 겸용하고 때로 梅肉散이나 紫圓으로 이를 攻한다.

『勿誤藥室方函口訣』 本方條에는,

이 方은 裏水인 사람을 고친다고 하였지만, 越婢湯의 方後에 '風水加朮四兩'이라고 기록되어 있으니, 風水의 誤로 알아야 한다. 朮을 加하는 것은 濕邪에 麻黃加朮湯을 주는 것과 같은 수단이다. 『千金』에 浮子를 加하여 脚弱을 고치는 것도 風濕의 邪 때문에 脚弱한 것으로, 곧 오늘날의 脚氣痿弱인 것이다.

『導水瑣言』에 의하면,

脚氣의 乾濕 2症에 불구하고 小水短澁하여 氣가 急하고 수족의 마비가 심하거나 膝骨이 弛緩하는 사람은 越婢加苓朮湯을 써야 한다.

我說. 나의 경험에 의하면 각기에는 이 方의 證보다도 大柴胡湯證이 오히려 많다. 주의를 요한다.

尼僧 眞錐라는 사람이, 나이는 28세인데 小瘡이 內陷하여 마침내 腫脹을 이루었다. 의사가 2, 3차 이를 下하니 腫이 더 심하여, 發表劑를 쓰니 또 효험이 없었다. 이렇게 되자 그 고통이란 이루 말할 수 없었다. 나를 불러 진찰하게 하였다. 온몸이 洪腫하여 그 배가 북과 같았다. 咳逆, 短氣하고 喘鳴이 톱질하는 것 같았다. 내가 곧 越婢加苓朮湯을 투약하였다. 各味의 무게를 10錢씩, 겸하여 三聖丸을 복용시켰다. 初昏[3]에서 平旦에 이르기까지 탕약을 무릇 5劑, 환약을 무릇 4錢이나 썼다. 평단 후에는 腹中이 鳴動하고 소변이 利하여 한 되 가량이나 나왔다. 그리고 喘鳴이 반감되었다. 그후 소변이 날로 더욱 快利하였고 열흘이 못되어 滿身에 水가 전혀 없었다. 그런 다음 앞서 內陷하였던 瘡이 다시 勃然히 發하였다. 이

3) '初昏'은 日暮時.

내 약을 써서 그 독을 盡하였고 약탕을 만들어 浴하게 하였다. 30일 만에 완전히 나았다.

我說. 이것은 誤治에 의한 皮膚病 內攻性 腎炎을 正治[4]함과 아울러 原病도 치료한 것으로, 和田東郭 씨의 수완은 찬양할 만한 것이지만, 紫圓이나 南呂丸 등을 겸용하면, 특히 三聖丸[5]의 필요가 없고, 또 피부병이 재발했을 때에는 伯州散을 겸용하는 것이 올바르다.

『建珠錄』에는,

京師 丸田街 刀屋平八이란 사람이 임오년 가을에 왼쪽 발에 疔이 생겼다. 瘍醫가 이를 치료한 후에 다시 六莖이 생겼다. 그 모양은 거머리 같았다. 칼로 잘라버려도 아픈 줄을 몰랐다. 자르면 또 자라나곤 하였다. 다음해 다시 疔이 發했다. 치료하면 곧 처음과 같았다. 그후로 매년 그런 일이 있었다. 六莖이 생긴 것이 무릇 五條, 上下參差(참차)하여 정강이 위에까지 올라갔다. 여러 의사가 그 이유를 알지 못하였다. 약을 써도 효험이 없었다. 선생이 말하기를 "나도 역시 그 이유를 모르겠다. 그렇지만 이것을 고치는 데 이르러서는 어찌 불능이라 하겠느냐?" 하였다. 그리고나서 환자를 진찰해 보니 心胸이 微煩하고 때로 물을 마시려 하고, 다리가 특히 濡弱하였다. 越婢加朮附湯 및 伯州散을 지어 복용케 하고 때로 梅肉散으로 이를 攻하였다. 수일 만에 莖이 모두 빠지고 나았다.[6]

越中의 僧 玉潭이란 사람이 병후에 왼쪽 발이 屈縮하여 행보를 할 수 없었다. 곧 越婢加朮附湯을 지어 복용시키고 때로 紫圓으로 이를 攻하였다. 攻할 때마다 발을 펴는 것이 조금씩 나아져서 출입 3개월 만에 보행이 정상을 회복하였다. 그러나, 아직 발가락 끝에 힘이 없어서 발돋움할 수가 없었다. 僧은 더욱 이를 下하여 마지 않았다. 하루는 갑자기 일어나 시렁 위의 물건을 집으려 하였다. 시도해 본 다음 생각하였다. 시렁이 좀 높으니 발돋움을 하지 않으면 집을 수 없겠다고. 그래서 다시 이를 시도해 본즉 如意하였다.

『青州醫談』에는,

和州 五條의 某人의 어머니가 乳癌을 앓았다. 보기에 核의 크기가 梅核 만하였다. 그리고

---

4) 피부병을 다스리는 데 있어서, 외용약만 쓸 줄 알고 內治할 줄 몰라서 內攻性 腎炎을 유발하는 일이 의사들에게 드물지 않다. 통탄할 일이다.

5) (譯註) 三聖丸方은 蛇黃 禹餘糧 各 3.0, 鐵砂 5.0, 이상 三味를 분말로 만들어 米醋 두 되에 焰해서 마르면 糊丸으로 한다(大塚, 前掲書)

6) 이 治驗을 보고도 한방은 모두 외가에 적합하지 않다고 할 것인가?

腋下에도 덩어리가 있었다. 魔藥[7]을 복용하고 2시간쯤 해서 도려냈다. 核의 무게가 6錢 5分이었다. 그런데, 8일째 되는 날 발열하고 瘡口가 大腫痛을 이루었다. 그래서 越朮部가 벌겋게 되었다. 왼손에도 腫色이 생겼다. 이것은 流注證으로 越朮部의 證이다. 金瘡과 또한 여러 창상에도 이와 같은 證이 있다. 이것은 전적으로 外襲에 의한 것이다. 모두 越朮部로 다스린다. 무릇 破傷濕[8]에 越朮部[9]를 씀은 古人未發의 수단이다. 잘 궁리해 봐야 한다.

我說. 이른바 破傷濕, 流注에 越婢加朮附湯을 쓴다 함은 華岡 씨의 偉効이지만 이 方은 여하한 종류의 破傷濕, 流注[10]에도 효험이 있는 것이 아니고, 이 方의 證을 고치는 데 불과하다. 왜냐하면, 仲景의 方劑는 萬病 공히 그 證에 따라서 처방해야만 하는 것이고, 병명에 따라서 처방해서는 안 되는 것이기 때문이다.

나는 근래에 여덟 살 먹은 어린이의 오른쪽 팔꿈치 임파선염을 고친 일이 있다. 그 證은 寒熱往來(體溫 39度)・煩渴・口舌乾燥・舌白苔・입이 쓰고 식욕부진・오심・右肘腺部는 發赤腫痛하여 조금도 굴신할 수가 없었다. 그래서 小柴胡湯 2分의 1에 石膏 30.0을 加하여 주고 이를 복용시켰는데 사흘 만에 脫然히 나았다. 이로써 미리 方劑를 정함이 잘못인 것을 알아야 한다.

어떤 사람이 腋下가 漫腫하여 손으로 만지면 조금 아팠다. 문하생이 이를 진찰하고 痃癖이 아닌가 하여 大牡[11]을 투약하였다. 후에 선생이 이르되, "이것은 流注이다" 하였다. 환자의 왼편 손을 보니 과연 疵가 있었다. 그래서 越朮附를 주고 紫圓을 겸용하였다. 단지 水血이 凝滯하고 腫痛하며 동요하지 않는 데는 越葛根加朮附는 血을 閉하고 순환하지 못하게 하므로 血이 점점 응결되는 것을 治한다. 血凝滯를 流通하게 하는 데 유효하다. 그러므로 통증이 심하고 攣急하는 等症에 좋다.

桂朮附는 毒이 閉하여 순환하지 못하는 것을 治한다. 氣가 순행하지 않는 곳을 순행하도록 하는 효력이 있다. 그러므로 痺・癱・結毒에 좋다.

越朮附는 水腫의 留滯를 풀고 순행시킨다. 그러므로 風濕・통풍・熱痛에 좋다.

---

7) 青州 씨가 사용한 魔藥은 附子・연꽃・當歸 등을 배합한 것이다.

8) '破傷濕'은 蜂窩織炎으로서, 消毒이 불완전하였기 때문에 세균이 瘡口를 통하여 침입한 것인 듯하다.

9) '越朮部'는 越婢加朮附湯의 약칭

10) '流注'는 淋巴管・腺炎이다.

11) '大牡'는 大黃牡丹皮湯의 약칭.

『類聚方廣義』越婢加朮湯條에는,

이 方에 附子를 加하여 越婢加朮附湯이라 이름하고, 水腫·身熱·오한 骨節疼重 또는 攣痺하며 渴하고 小便不利한 者를 고친다. 瘇賓丸·仲呂丸 등을 겸용한다. 心下硬滿 또는 腹滿, 또는 덩어리가 있고 대변이 不通한 사람에게는 陷胸丸·大承氣湯 등을 겸용한다. 또, 諸瘍이 오래되어 流注狀을 이룬 것 및 破傷濕이라 하는 것을 고친다. 또 疥癬內攻·全身浮腫·短氣喘鳴·咽乾口渴·大小便 不通·巨里가 動하여 노도와 같은 것을 고친다. 다시 反鼻를 加하면 효력이 더욱 좋다. 마땅히 仲呂丸·紫圓·走馬湯 등으로 이를 下해야 한다. 또 風濕·통풍·신열·오한·走注腫起 또는 熱痛 또는 冷痛, 小便不利하고 渴하는 사람을 고친다. 攣賓丸을 겸용한다. 痿躄症, 腰脚이 痲痺되고 水氣가 있든지 열통 또는 냉통하는 사람을 治한다.

『方伎雜誌』에는,

高知直次郎이란 사람을 내가 18, 19세 때부터 친구로 사귀었다. 성정이 脆弱하고 자주 회충을 앓았다. 평소에 胸膈이 高張하고 心下部가 단단하고, 腹中이 實滿하고 변비가 있었다. 先人이 이를 치료하되 蛔痛이 있을 때는 鷓胡菜湯으로 蛔를 逐除하고, 胸腹이 煩滿하고 대변이 燥結하면 調胃承氣湯·大承氣湯 등을 사용하였다. 古方을 믿는 사람이어서 약은 잘 복용하였다. 마침내 소년시절 이래의 痼毒을 벗어버리고 건강하게 되었다.

40세가 되었을 때 치질과 임질을 앓아 고생하였다. 그 때는 내가 大黃牧丹皮湯에 七寶丸·伯州散을 써서 회복시켰다.

나이 50을 넘어서자, 여러 가지 마음 쓰이는 일이 일어나 술을 마심으로써 근심을 풀었다. 그리하여 주량이 점점 늘어나 종일 술잔을 놓지 않았다. 하는 일은 자연히 게을러지고 機轉은 점차 박약해졌고, 가족은 그 痱痛[12]의 釀成을 걱정했으나 아무 일도 없었다.

나이 60에 이르러 예상한 대로 卒中風을 發하여 昏倒하고 인사불성이 되었다. 冷汗이 油와 같았고, 반신불수되고 雙眼이 合하여 죽은 사람과 같았다. 근처의 의사에게 상의하니 이러쿵저러쿵하였으나 神氣가 회복되지 않았다.

이때는 下谷에 거주하고 있었기에 나의 집과는 멀었다. 그래서 저녁때 심부름꾼이 와서 왕진을 청하였다. 내가 마침 부재중이었기에 아들 右膳이 재빨리 찾아가 진찰하니 初發時

12) '痛'은 반신불수.

와 조금도 변함이 없었다. 그래서 瀉心湯을 주고 尺澤·委中에서 瀉血을 하였으나 정신은 조금도 돌아오지 않았다. 그래서 사양하고 돌아왔다. 다음날 아침, 내가 찾아가 진찰하니 아직 전날과 같아서 손을 댈 수 없었다. 身熱이 있고 煩悶·手足不遂·喘鳴·脈浮大한고로 越婢加朮附湯에 瀉心湯을 겸용하기로 하였다.

가족이 각오한 바이라 난치임을 알리고 돌아왔다. 이튿날 아침 심부름꾼 한 사람이 달려와서 "오늘 아침까지 대소변을 서너 차례 보았고, 煩悶과 喘鳴이 약간 나아졌습니다" 하고 알렸다. 내가 다시 왕진하여, 한 시간쯤 환자의 베개맡에 앉아서 그 병세를 熟覽하여 본즉, 옆에서 눈을 벌려 주면 약간 물건을 식별하는 모양이었다. 반신은 움직일 수 없었지만 굴신의 機가 약간 있는 것 같았다. 그래서 또 前述한 2方을 주고 돌아왔다.

이로부터 점점 諸症이 없어지고 한 달쯤 지나자 다른 사람의 부축을 받아 변소에도 갈 수 있게 되었다. 家人이 매우 기뻐하였다. 1년쯤 복약한 다음 중지하고 정양을 하였다. 이듬해 내가 중매를 하여 그 셋째딸을 나의 문인 會藩의 川村謙益에게 출가시켰다. 그때 가족과 함께 下谷에서 柴井町까지 왔다가 혼례를 마치고 돌아왔다. 병후의 일인고로 사람들이 모두 경탄하였다. 그후 本所 原庭으로 이주하였다. 생업에 종사함이 장년시와 다름없었다.

安政 丁卯年 春三月에 巢鴨에 있는 나의 隱居를 찾아왔다. 나는 깜짝 놀라서 맞이하고 談笑하였다. 病 前보다 神氣가 淸爽하게 되어 있었다. 하룻밤을 묵고 다음날 園中의 竹筍을 캐들고 本所의 住居로 돌아갔다. 금년 戊辰 3월에 다시 찾아왔다. 내가 마침 부재중이어서 家人이 술을 권하였다. 獨酌하되 잔뜩 취해 가지고 그날로 돌아갔다. 原庭에서 巢鴨까지는 왕복 50리쯤 된다. 술기운에 어려움 없이 돌아갔다 한다. 금년은 이미 69세다. 나보다 한 살 적다. 다행한 사람이라 하겠다.

『橘窓書影』에는,

飯田街 琉珠藩邸 大見宣 씨가 나이 40쯤, 東京에 客居하기 수개월, 허리 이하가 크게 부어오르고 근골이 疼痛하여 기거할 수가 없었고, 맥이 浮大하고 소변이 不利하였다. 내가 말하기를 "환자가 水土에 習服하지 않고 濕邪가 下部를 침범하여 일어난 것이오" 하였다. 越婢加苓朮附湯을 주니, 소변이 快利하고 水氣가 크게 減하였다. 다만 腰脚이 攣急하여 행보를 할 수가 없었다. 芍甘黃辛附湯[13]을 주어 全愈시켰다.

13) 芍甘黃辛附湯은 大黃附子湯과 芍藥甘草湯의 合方이다.

70. 越婢加半夏湯에 관한 師論 註釋

咳하고 上氣하면 이를 肺脹이라 한다. 그 사람이 喘하고, 눈이 脫狀과 같고 脈이 大한 것은 越婢加半夏湯으로 主治한다.

(咳而上氣, 此爲肺脹. 其人喘, 目如脫狀, 脈大者, 越婢加半夏湯主之－『傷寒論』)

(註)『尤怡心典』에는,

外邪와 內飮이 肺中을 塡塞하여 脹과 喘과 咳를 일으켜서 上氣하는 것이다. 越婢湯은 邪를 散하는 힘이 많고 飮을 제거하는 힘이 적다. 그러므로, 半夏를 加하여 아직 不及한 것을 輔하는 것이다. 小靑龍湯을 쓰지 않는 것은, 맥이 浮大하여 陽熱에 속하므로 辛寒에 利하고 신열에 利하지 않기 때문이다.

尾臺 씨는,

"눈이 脫狀과 같고"란 衝逆하여 안목의 통증이 심한 것이다.『素問』至眞要大論에 "病이 머리를 衝하여 통증이 있고 눈이 빠지는 것 같고, 목이 빠지는 것 같다"고 하였다.『靈樞』經脈篇에 역시 같은 說이 있다.

이 兩說에 의하여 本條의 뜻을 알 수 있다.

1) 越婢加半夏湯方

麻黃 6.0
石膏 20.0～100.0
生薑 3.5

甘草 2.5
大棗 5.0
半夏 7.0

煎法・용법은 전과 같음.

2) 선배의 論說・治驗

『醫宗必讀』에,

社友 孫芳其의 영애가 오래도록 嗽하며 喘하였다. 무릇 氣를 순하게 하고 痰을 化하고 金[1]을 淸하게 하며 火를 降하는 劑는 써보지 않은 것이 거의 없지만 전혀 効를 보하지 못했다. 하루는 喘이 심하고 煩躁하였다. 내가 환자의 눈을 관찰하니 脹出하였고 코는 鼓扇하였고[2] 맥은 浮하고 大하였다. 肺脹임을 의심할 바 없었다. 마침내 이 증상에 이 方을 투약하였다. 1劑로 病狀이 減하였고, 다시 한 劑로 병이 나았다.

東洞 옹은 本方을 定義하여,
越婢湯證으로서 嘔逆하는 사람을 고친다. 마땅히 煩渴과 嘔逆의 證이 있을 것이다.

我說. 半夏만이 嘔逆을 다스리는 것이 아니므로 이 定義는 부당하다.

『方輿輗』 本方條에는,

哮喘이 여러 날이 되어도 낫지 않고 痰氣가 더욱 盛할 때는 눈이 脹出하거나 코가 鼓扇하여 보기 싫게 된다. 그렇지만 맥이 浮大하니, 이것은 陽熱인 징후로서 이른바 肺脹의 증상이다. 越婢加半夏湯 2, 3劑로 효력을 볼 것이다.

『勿誤藥室方函口訣』 本方條에는,

---

1) 後世派는 陰陽五行說에 의하여 肺를 '金'이라 한다.
2) "코는 鼓扇하였고"란, 鼻翼呼吸이 심한 것을 말한다.

이 方은 肺脹을 主治한다. 그 증상은 咳하고 上氣하며, 喘하여, 심히 氣가 급하고 支飮과 비슷하다. 그렇지만 支飮의 喘은 처음에 胸痛하거나 수족이 厥冷하며 氣가 급하고 옆으로 누울 수가 없다. 그리고, 肺脹의 上氣는 熱勢가 세고 갑자기 發하며 눈이 빠질 듯한 狀이 있다. 그러나, 옆으로 눕기가 어려운 것은 아니다. 半夏를 石膏와 함께 쓸 때에는 破飮鎭墜의 효력이 있다. 小靑龍加石·厚朴麻黃湯도 마찬가지다.

또, 心下에 水氣가 있거나 脇下에 통증이 있어 缺盆[3]으로 당기는 사람은 小靑龍加石膏가 좋다.

3) '缺盆'이란 鎖骨下窩를 말한다.

71. 桂枝二越婢一湯에 관한 師論 註釋

> 太陽病으로 발열오한하고 열이 많고 寒이 적으며 맥이 미약한 것은 陽이 없는 것이다. 발한을 하면 안 된다. 桂枝二越婢二湯이 좋다.
>
> (太陽病, 發熱惡寒, 熱多寒少, 脈微弱者, 此無陽也. 不可發汗, 宜桂枝二越婢一湯-『傷寒論』)

(註) 本條는 "桂枝二越婢一湯이 좋다"는 구절이 "열이 많고 寒이 적으며"라는 구절에 접속하는 것으로 간주하고 풀어야 한다. 그리고 "맥이 미약한 것" 운운은 가령 발열·오한·熱多·寒少 등의 증상은 있다 하더라도 맥이 미약하니 本方으로 발한을 하면 안 된다는 뜻이고, 本方의 脈證은 반드시 浮하고 힘이 있는 것이 아닐 수 없음을 암시하는 것이다.

1) 桂枝二越婢一湯方

桂枝·芍藥·甘草 각 5.5
生薑 8.5
大棗 7.0
麻黃 5.5
石膏 20.0~100.0

煎法·용법은 前과 같음.

2) 선배의 論說

『類聚方廣義』本方條에,

風濕·통풍의 초기에 寒熱이 일어났다 그쳤다 하고 지체가 疼重하며 혹은 攣痛하고 혹은 走注腫起하는 사람은 이 方으로써 발한한 다음 加朮附湯을 써야 한다. 應鐘散·桊賓丸 등을 겸용한다.

我說. 本方으로써 발한한 다음 반드시 加朮附湯을 써야 하는 것은 아니다. 朮附證이 틀림없이 있음을 확인하고나서야 비로소 이를 처방해야 한다.

72. 葛根湯에 관한 師論 註釋

> 太陽病으로 項背가 강하고 几几[1]하며 땀이 없고 惡風하는 것은 葛根湯으로 主治한다.
>
> (太陽病, 項背强几几, 無汗惡風者, 葛根湯主之－『傷寒論』)

(註) 和久田 씨의 말.

'几几'는 項背가 강하여서 고개를 돌리기도 펴기도 어려운 것을 형용한 말이다. 그 강한 것이 한층 심한 것을 말하기 위하여 이런 형용의 문자를 사용한 것이다.

尾臺 씨의 말.

成無己는 "'几'의 音은 별도로 하고, 뜻은 목을 빼는 모양이다. '几'는 '短羽의 새'이다. '短羽의 새'는 날아갈 수가 없고, 움직이려 할 때는 먼저 모가지를 잡아늘일 뿐이다. 項背가 강한 것도 움직이려 할 때면 역시 이와 같다" 하였고, 程應旄은, "'几几'는 고개를 숙이고 쳐다보는 것이 뜻대로 안 되는 모양이다" 하였다. 생각건대 『素問』 刺腰痛論에, "요통으로 背를 俠하여 통증이 있고, 이 통증이 頭部에까지 이르러 几几然하다"한 '几几'의 뜻으로 보아야 한다.

淺田 씨의 말.

－상략－ 대개 邪氣가 太陽에 머무르면 곧 "項背가 几几然"하여, '강함'이 특히 項背뿐만 아니라 腰背도 또한 그렇다. 『素問』에 이르되, "傷寒 一日은 巨陽이 이를 받는다. 그러므로 頸項에 통증이 있고, 腰背가 강해진다"라고 한 것이 바로 이를 뜻한다.

"項背가 强하고 几几하여"의 뜻은 이상 3說에 의하여 해득할 수 있는 것이지만, 아직 시

1) "項背가 강하고 几几"함의 輕度인 것은 項肩만이 강할 뿐이고 背部에까지 미치지는 않는 것이 있다.

원치 않은 느낌을 면할 수 없다. 내가 다년간 연구한 바에 의하면 "項背가 강하고 几几"한 것은 腰部에서 脊柱의 양측을 따라 後頭結節을 향하여 上走하는 근육군의 강직성 경련이라는 뜻인 듯하다. 그러므로, 환자가 肩凝症이나 腰背의 攣痛을 호소하면 이 愚說에 비추어 확실하게 문진을 하고, 아직도 의심스러우면 上述한 근육군을 손가락 끝으로 횡경을 따라 세게 눌러서 凝結攣急을 觸知함과 동시에 환자가 동통을 호소하면 "項背가 강하고 几几"함이 있다고 단정하여 百에 一失도 없다. 그렇지만, 이 證이 존재함에도 불구하고 자각하지 못하는 사람이 있다. 또, 이것을 자각하기는 하지만 촉진상 이를 확인하기 어려울 경우도 적지 않으니 문진과 촉진의 周密을 기함과 동시에 外證 및 脈證을 참조하여 결정하지 않으면 안 된다. 그리고, "땀이 없고, 惡風하는" 까닭은 一般 麻黃劑에 있어서와 다름없지만, 이 惡風·오한은 大靑龍湯證을 제외하면 다른 麻黃劑證에 비하여 가장 劇한 것임을 알아야 한다.

> 太陽과 陽明의 合病인 것은 반드시 自下利한다. 葛根湯으로 다스린다.
>
> (太陽與陽明合病者, 必自下利, 葛根湯主之 -『傷寒論』)

(註) '太陽'은 表證이고 '陽明'은 裏證이다. 表證은 裏證을 수반하지 않는 것이 상례인데, 이제 脈浮, 頭項强痛하고 오한이 든다는 表證이 있고도 自下利한다는 裏證이 있으므로 二陽合病이란 명목을 세운 것이다. 그런데, 그 眞意는 이 自下利가 진짜 裏證이 아니고, 無汗으로 인하여 表에서 배설되어야 할 水毒이 裏로 逼迫하여 일으킨 것임을 말하기 위한 것이다. 환언하면, 이 自下利의 원인은 腸에 있는 것이 아니라 表에 있는 것이므로 自下利에도 불구하고 本方을 사용하여 表證을 풀면, 원인이 아니라 결과에 불과한 自下利는 저절로 낫는다는 뜻을 암시한 것이다.

本方의 지사작용은 원래 諸藥의 협력에 의하여 水毒을 피부에서 배제한 결과이지만 그 주동자인 것은 葛根·芍藥일 것으로 생각된다. 왜냐하면, 葛根은 桂枝·麻黃과 함께 發汗解熱藥에 속하지만 이 두 약과는 달리 다량의 전분을 함유하고 있으므로 그 완화 포섭작용에 의하여, 表에 있어서는 근육경련을 緩解하고, 裏에 있어서는 腸의 蠕動亢盛을 억제함과 아울러 腸粘膜을 완화포섭한다. 그러므로 지사작용을 발휘하는 것이고, 芍藥의 治攣急

지사작용은 이미 명백한 사실이다.

本條에 "項背가 几几함"을 說하지 않은 까닭은, 나의 견해에 의하면 다음과 같다. 本條의 病症은 처음부터 自下利하는 까닭에 項背에 水毒이 축적됨이 심하지 않으니 마치 安全瓣이 개방된 蒸氣汽罐이 파열되지 않음과 같다. 이런 관계로 해서 "項背가 强하고 几几"한 현상을 나타내기에 이르지 않은 것 같다. 또, 痲疹, 기타의 發疹病에서 "項背가 强하고 几几"하지 않은 것도 이와 같은 이치로서, 독물을 이미 體表에서 발출하기 때문에 內毒이 감소한 결과로, 이 證을 나타내지 않은 것인 듯하다. 또, 기타 병증에도 "項背가 强하고 几几"하지 않는 것이 있음은 水毒의 축적이 아직 심하지 않아서 아직 이 證을 나타낼 정도가 되지 않았음에 기인한 것인 듯하다.

그러면, "項背가 강하고 几几"하지 않은 경우에 있어서는 어떠한 증상을 목적으로 하여 처방해야 할 것인가? 이 문제는 다년간 경험에 의한 自得에 맡길 수밖에 없는 것으로 필설로 표현할 수 없는 것이지만 이제 초학자를 위하여 그 一端을 말하자면, 먼저 첫째로, 간접적 진단법을 채용해야 한다. 즉 表證이 있는 환자를 진찰하여 桂枝湯證이 아니다, 麻黃湯證도 아니다, 大小靑龍湯證도 아니다 하고, 表證治方의 諸證을 모두 부정하여 버린 다음, 本方證이라고 단정해야 한다. 이것이 第1法이다. 또, 本方은 오한을 다스리는 작용이 유력한만큼 오한의 증이 있으면 마땅히 먼저 그것이 陰證이 아님을 결정하고 다시 大靑龍湯證을 부정하고 그 다음 本方證을 긍정해야 한다. 이것이 第2法이다. 또, 下記와 같이 本方의 君藥인 葛根은 發疹과 小瘡을 치료하는 특별한 작용이 있으므로 이런 병증이 있을 때는 만약 발열오한 또는 惡寒瘙痒 등과 같은 表證의 片鱗이라도 인정된다면 그것 역시 本方證이라고 결정해야 한다. 이것이 第3法이다. 기타는 이들의 이치에 의하여 推知해야 한다.

太陽病으로 땀이 없는데 소변이 오히려 적고, 氣가 胸에 上衝하며, 口噤하여 말을 할 수가 없고, 剛痓을 일으키려 하는 것은 葛根湯으로 主治한다.

(太陽病, 無汗, 小便反少, 氣上衝胸, 口噤不得語, 欲作剛痓葛根湯主之－『金匱要略』)

(註) '口噤'이란 牙關이 緊急한 것이고, '剛痓'이란, 『金匱』에,

太陽病으로, 發熱無汗하되 오히려 오한하는 것을 이름하여 剛痓이라 하고, 太陽病으로 發熱汗出하되 오한하지 않는 것을 이름하여 柔痓이라 한다.

하였고, 또 同書에,

병자가, 身熱足寒, 頸項强急,[2] 오한하고, 때로 頭熱하며, 面赤目赤하고, 머리가 저절로 동요되고, 갑자기 口噤背反張하는 것은 痓病이다.

라고 하였다. '剛痓'이란 오늘날의 파상풍으로서 本條는 곧 證治를 說한 것이다. 이와 같이 本條는 파상풍을 제목으로 하여 立論한 것이지만 仲景의 진의는 단지 파상풍의 證治만을 서술하고자 한 것이 아니라, 그실은 "項背가 강하고 궤궤"함이 고도에 달하면 마침내는 파상풍과 유사한 상태를 나타내기에 이르는 것임을 제시함과 동시에 이 상태를 나타내는 것은 어떠한 병증임을 불문하고 모두 다 本方이 主治하는 것임을 가르치고자 함인 듯하다. 왜냐하면 이 상태를 나타내는 諸病, 즉 각종의 뇌막염·뇨독증·子癎 등에 本方을 사용하면 기적적 위효를 나타내는 것으로 이를 가히 證할 수 있는 것이다.

1) 葛根湯方

葛根 8.5
麻黃·生薑·大棗 각 6.5
桂枝·芍藥·甘草 각 4.5

이것을 細剉하여 물 3合을 1合으로 달여서 찌꺼기는 버리고 하루 세 번으로 나누어 溫服한다.

---

2) 下利·發疹이 있을 때 언제나 項背가 强急하지 않은 것은 아니다.

73. 葛根加半夏湯에 관한 師論 註釋

太陽과 陽明의 合病으로 下利하지 않고 다만 嘔하는 사람은 葛根加半夏湯으로 主治한다.

(太陽與陽明合病, 不下利, 但嘔者, 葛根加半夏湯主之－『傷寒論』)

(註) "下利하지 않고, 다만 嘔하는" 症에 本方을 써야 함은 師論과 같지만 下利하여 구토하는 것에도 역시 本方을 써야 한다.

『勿誤藥室方函口訣』 本方條에,

이 方은 合病의 嘔를 다스릴 뿐만 아니라, 평소에 停飮(我說. '停飮'이란 胃內停水다)이 있어서 本方(我說. 葛根湯을 가리킨다)을 복용하기 어렵거나 또는 酒客外感(我說. 酒客의 感冒로서, 酒客에게는 왕왕 오심구토가 있으므로 이와 같이 말하는 것이다) 등에도 도리어(我說. "葛根湯과 반대로"라는 뜻이다) 효험을 얻는다.

라고 한 바와 같이, 葛根湯은 자칫하면 胃를 害하고, 왕왕 식욕부진 오심구토를 초래하기 때문에, 만약 胃가 건전하지 않고 오심구토의 경향이 있든지, 아니면 胃內停水가 있음을 확인하였다면 葛根湯을 쓰지 않고 葛根湯과 小半夏湯의 合方인 本方을 써서 미리 葛根湯 복용에 수반되는 폐를 방지해야 한다.

1) 葛根加半夏湯方

葛根湯 속에 半夏 11.0을 加한다.

煎法・용법은 전과 같음.

2) 葛根加桔梗湯方

葛根湯 속에 桔梗 6.0 내지 9.0을 加한다.

煎法・용법은 전과 같음.

主治 本方은 葛根湯・桔梗湯・排膿湯의 합방이란 뜻이니, 葛根湯證으로서 인후에 통증을 느끼는 것, 또는 粘痰을 喀出하기 어려운 것, 또는 化膿機轉이 있는 諸病을 治한다.

3) 葛根加枳實桔梗湯方

前方 속에 枳實 5.0을 加한다.

煎法・용법은 전과 같음.

主治 本方은 葛根湯・排膿散 또는 排膿湯・桔梗湯의 合方이란 뜻이니 前方과 유사한 諸病을 治한다.

4) 葛根加石膏湯方

葛根湯 속에 石膏 20.0 乃至 100.0을 加한다.

煎法・용법은 전과 같음.

主治 本方은 葛根湯・白虎湯의 合方으로 간주해야 할 것이므로, 葛根湯證으로서 身熱・두통・인후통・煩渴 등의 증상이 있는 것을 治한다.

5) 葛根加桔梗石膏湯方

葛根加桔梗湯과 葛根加石膏湯을 合方한다.

煎法·용법은 전과 같음.

主治 葛根加桔梗湯, 葛根加石膏湯의 2方證이 相合하는 것을 治한다.

6) 葛根加朮湯方

葛根湯 속에 朮 7.0을 加한다.

煎法·용법은 전과 같음.

主治 葛根湯證으로서 朮의 證이 있는 것을 治한다. 그리고 이 방을 콜레라 병에도 쓴다는 것은 기술한 바와 같다.

7) 葛根加意苡仁湯方

葛根湯 속에 薏苡仁 10.0 乃至 19.0을 加한다.

煎法·용법은 전과 같음.

主治 葛根湯證으로서 項背가 强急 劇甚한 것, 혹은 關節腫痛하는 것, 혹은 배농되는 것, 또는 疣贅가 있는 길은 治한다.

8) 葛根加朮薏苡仁湯方

위의 2方을 合方한다.

主治 위의 2方證이 相合하는 것을 治한다. 以上의 2方은 내가 創製한 것이다.

9) 葛根加大黃湯方

葛根湯 속에 大黃 2.5 以上을 加한다.

煎法 · 용법은 전과 같음.

主治 葛根湯證으로서 下해야 할 症을 治한다.

10) 葛根加桔梗大黃湯方

葛根加桔梗湯과 葛根加大黃湯의 2方을 合方한다.

煎法 · 용법은 전과 같음.

主治 葛根加桔梗湯과 葛根加大黃湯의 2方證이 相合된 症을 治한다.

11) 葛根加桔梗薏苡仁湯方

葛根加桔梗湯과 葛根加薏苡仁湯의 2方을 合方한다.

煎法 · 용법은 전과 같음.

主治 葛根加桔梗湯과 葛根加薏苡仁湯의 2方證이 相合된 것을 治한다.

12) 葛根加苓朮湯方

葛根加朮湯 속에 茯苓 7.0을 加한다.

煎法 · 용법은 煎과 같음.

主治 葛根加朮湯證으로서 茯苓의 證이 있는 것을 治한다.

13) 葛根加朮附湯方

葛根加朮湯 속에 浮子 0.5 이상을 加한다.

煎法・용법은 전과 같음.

主治 葛根加朮湯證으로서 附子의 證이 있는 것을 治한다.

14) 葛根加苓朮附湯方

葛根加苓朮湯 속에 附子 0.5 이상을 加한다.

煎法・용법은 前과 같음.

主治 葛根加苓朮湯證으로서 附子의 證이 있는 것을 治한다. 나는 本方을 脊髓炎, 脊髓癆에 사용하여 효험을 보았다.

15) 선배의 論說・治驗

東洞 옹은 葛根湯을 定義하여,

項背가 强急하고, 發熱惡風하며 혹은 喘하든지 身이 疼痛하는 症을 治한다 하였고,

『方機』葛根湯條에는,

痘瘡은, 初發에서 見點에 이르기까지(本方을 투약하고 紫圓을 겸용하여 한 번 下한다), 起脹에서 貫膿에 이르기까지는 葛根加桔梗湯으로 主治하되, 本方 속에 桔梗 5分을 가한다. 落痂에서부터 이후는 葛根加大黃湯으로 다스리되, 本方 속에 大黃 5分을 가한다. 만약 오한이 劇하고 起腫이 심하여 전신이 종창 또는 疼痛하는 사람이라면 葛根加朮附湯으로 다스리되, 本方 속에 朮・附子 各 4分을 가한다. 만약 종창이 심한 사람(桃花散을 쓴다), 寒戰交牙하며 下利하는 사람이라면 모두 加朮附湯을 쓴다(紫圓을 兼用한다).

頭瘡은 加大黃湯으로 다스린다.

小瘡은 葛根加梓葉湯(桃花散・蓖麻子로 문지른다. 독이 劇한 사람은 梅肉散으로 攻한다)으로 다스리되, 本方 속에 梓葉 5分을 가한다.

諸 頑腫惡腫은 加朮附湯으로 다스린다.

瘰癧(七寶·梅肉은 매일 써도 가함), 便毒 瘍疔類(梅肉으로 攻함. 伯州散을 아침에 5分, 저녁에 5分씩 술에 타서 送下한다), 疳瘡(七寶 또는 梅肉類를 골라 씀), 무릇 諸種의 농이 있을 때는 곧 桔梗을 加하고, 만약 疼이 劇할 때는 곧 朮附를 加한다.

世俗에서 이르는 赤遊丹毒類는 모두 加朮附湯으로 다스린다.

『漫遊雜記』에 의하면,

5, 6세된 어린이가 流行[1]痢를 앓았다. 이틀만에 驚癇을 發하였고, 直視·攣急·身冷·脈絶 등의 증상이 있었다. 의사가 곧 三黃湯[2]을 쓰려 하였다. 나는 이를 말리면서, "癎은 痢의 초기증상으로 發합니다. 환자의 腹氣가 堅實하면 위험하다 하지만 죽음에 이르지는 않습니다. 이제 外證이 아직 散하지 않았습니다. 그런데도 三黃湯을 쓴다면 즉시 痢毒이 鬱結하여 수십 일이나 연장될 것입니다. 수십 일 후에 腹氣가 虛竭하고 癎이 재발하면 구할 수 없습니다. 오늘날의 治法은 모름지기 발산하는 데 있는 것입니다"고 말하였다.

즉시 葛根湯으로 이를 發하고 겸하여 약간의 熊膽[3]을 썼다. 5일이 지나자 痢가 나았고 癎이 재발하지 않았다.

痙病으로 太陽證이 있고, 수족이 拘攣癱瘓하는 類의 사람은 葛根湯으로써 발한하고, 表證이 이미 없어져서 拘攣癱瘓이 멎은 사람은 大柴胡湯을 4, 50일 쓰면 낫는다.

어떤 승려가 있었다. 나이는 30여세. 浪速의 寓居에 와서 묵고 있었다. 갑자기 外邪를 感하여 寒熱往來[4]하고 두통이 쪼개질 듯하였으며, 腰背疼痛·四肢困倦·脈洪數·食飲不振 등의 증세가 있어서 傷寒과 아주 上類이었다. 급히 葛根湯 大劑를 지어 1주야에 다섯 첩을 복용시켰고 이불을 덮어서 땀을 내었다. 이와 같이 사흘을 계속하니 오한이 약간 減하였고 餘症은 전과 같았다. 나는 熟生을 불러 이르기를 "이 疫症은 후에 大患이 될 것이다. 삼가 경시하지 말 일이다" 하였다.

그 날 밤 오경에 일어나 진찰하니 맥이 轉索과 같고 來去가 부자유하였다. 내 생각에, 邪氣가 깊이 침입하여 不起한 것이 명백하였다. 葛根湯을 쓰되 용량을 증가시켰다. 5일이

---

1) '天行'은 '流行'이란 뜻.

2) '三黃湯'은 瀉心湯이다.

3) 熊膽은 鎭痙作用이 있다.

4) "寒熱이 왕래"하는 것이 아니라 '오한발열'할 것이다. 왜냐하면, 表證은 오한발열은 하지만, 寒熱이 왕래하는 일은 없기 때문이다.

지나자 熟生이 와서 알리되, "紅痘가 滿面에 點生하였습니다" 하였다. 나는 손바닥을 치고 말하기를 "되었구나! 他故가 없다면 내일은 열이 사라지고 식사를 할 수 있게 되고 맥이 평상시와 같이 된다. 20일이 지나면 원상과 같이 회복된다" 하였다. 해가 감에 따라 痘病을 앓는 사람이 透達하기 어렵게 되었으나 葛根과 桂枝는 그 誤死를 구함을 알아야 한다.

『吉益[5] 先生 險症百問』[6]에는,

—상략— 세속에서 '淋'이라 칭하는 것은 매독이 뇨도에 발하는 것이 많고, 실제로 임질인 사람은 매우 드물다. 농이나 피가 나고 疼痛하며, 소변이 통하기 어렵고, 만약 통하게 되면 곧 快利하는 사람은 매독이다. 葛根加大黃湯이 매우 효험이 있다. 고치기 어려우면 梅肉散이나 七寶丸을 주는 것도 가하다.

我說 그 證이 아니면 葛根加大黃湯을 함부로 쓰지 말아야 한다.

"매독환자[7]로서 신체가 松皮와 같은 사람은 어찌 하리요?"

"梅毒家 운운함에는 葛根加大黃湯을 쓰는 일이 있다. 그리고, 이 증상이 있으면서 喘하는 사람은 麻黃杏仁薏苡甘草湯을 주고 때로 梅肉散으로 攻하면 治効가 있다.

我說. 葛根加大黃湯보다는 葛根加薏苡仁大黃湯을 쓰는 것이 좋다.

"臍가 腐爛하여 膿汁이 나고 그치지 않는 사람은, 有臭와 無臭가 있고, 有痛과 無痛이 있는데, 擧皆가 數年 동안 病이 계속되어 寒熱羸瘦하고 勞症과 同類인 것이 있습니다. 이들은 어떻게 하리오?"

"臍가 腐爛하여 膿汁이 나는 사람은 葛根加桔梗湯과 梅肉散으로 다스린다. 또, 腐爛하지 않고 黃汁이 나는 사람이 있다. 이는 葛根加大黃湯을 쓰면 곧 낫는다"

我說. 兩方 공히 薏苡仁을 가해야 한다.

---

5) 이 책은 吉益南涯 씨가 그 門人의 질문에 답변한 내용을 수록한 것이다.

6) 古人은 淋疾·軟性下疳·硬性下疳의 구별을 하지 못했다. 모두 다 같이 毒이라고 믿었다.

7) 묻는 것은 門人이고 답하는 것은 南涯 씨다. 이하 같음.

"부인의 음부가 갑자기 起瘡하여 말할 수 없이 가렵고, 온몸이 瞤動하며 발열하는 사람이 있습니다. 이 병증은 발작이 간헐적이고, 혹은 때로 발진하고 혹은 때로 口舌 인후가 아프고, 배를 만지면 心下에서 少腹에 이르기까지 오른쪽이 拘急하여 매우 단단하여 수십 년을 거쳐도 풀리지 않습니다. 鍼灸諸藥으로 고치지 못합니다. 어찌하리요?"

"부인의 음부가 갑자기 起脹 운운의 '가려움'증이 있는 사람은 蛇床子湯으로 씻어내면 된다. 葛根加朮附湯·應鐘散도 可하다."

我說. "心下에서 少腹에 이르기까지 오른쪽이 拘急하여 매우 단단함"이란, 즉 右腹直筋의 攣急이다. 이 腹證에다 陰部起脹·瘙痒·寒熱·발진 등의 外證이 있으면 葛根湯[8]을 처방함이 가하다고 하지만, 加朮附湯을 씀에 이르러서는 수긍하기 어렵다. 왜냐하면, 이것을 쓸 때는 반드시 朮附證이 존재함을 확인하지 않으면 안 되는데, 지금 이 사례에서는 이를 인정할 수 없기 때문이다. 또, 應鐘散은 이런 증상에 효력이 있는 것이 아니다. 만약 나로 하여금 치료하게 한다면 그 대신 起廢丸[9]을 쓰리라. 그리고 "蛇床子湯으로 씻어내는" 것은 대증요법으로 좋은 것에 불과하다.

"梅毒으로 腐爛欣痛이 甚한 사람은 어찌하리요?"

"매독으로 腐爛欣痛이 심한 운운에는 葛根加朮附湯과 梅肉散이 가하다."

我說. 南涯 씨는 東洞 옹의 長子이다. 아버지에 비하면 治術이 약간 緩하지만 아직 그 習癖을 벗어버리지 못했다. 그러므로 씨의 兼用方說도 모두 믿을 수 있는 것은 아니다.

『古方便覽』 葛根湯條에는,

어떤 남자가 面部에 腫毒을 發하여 점점 兩眼을 가리게 되고, 터져서 膿汁이 방울져 흘러서 外形이 癩瘡과 같고, 냄새가 나고 더러워서 가까이 갈 수 없었다. 내가 이 方에 梅肉散을 겸용시켜 곧 나았다.

---

8) 金匱에 "脈이 浮하되, 洪浮하면 곧 風이고, 洪하면 곧 氣證이다. 風氣가 相搏하여, 風이 세면 隱疹이 되고 身體가 가렵게 된다. 가려움(痒)은 世風이다. 오래되면 痂癩가 된다. －下略－ 고 하였다. 이것으로 陰部瘙痒·起脹·發疹·寒熱 等의 證에 葛根湯을 處方하는 까닭을 알 수 있다.

9) (譯註) 起廢丸方은 乾漆·桃仁·伯州散 각 1.0과 大黃 2.0을 분말로 만들어 梧子 크기 만하게 糊丸으로 한다. 하루 세 번으로 分服한다. 伯州散方은 反鼻·鹿角·津蟹 각 等量을 燒黑作末한다(大塚, 前揭書).

我說. 이 증상에는 葛根加桔梗薏苡湯에 黃解丸을 겸용함이 좋을 듯하다. 六角 씨는 東洞옹의 門人이니 옹의 習氣가 있음을 免할 수 없다. 그 說을 取捨하지 않을 수 없다.

『生生堂治驗』에는, 河原街 平野屋淸右衛門의 처가 나이 60여세인데 어느날 아침 까닭없이 項背部에 强痛을 느꼈고 이것이 전신에 파급하여 사지가 攣捲하고 轉側할 수가 없었다. 저녁에 선생을 모셔갔다. 선생이 진찰하니 맥이 緊急하다. 즉시 환자의 손가락 끝을 모두 結紮하고 찔러서 검은 피를 내니 곧 효험이 있었다. 또, 一條의 靑筋이 結하여 喉傍에 있었다. 즉시 이를 찔렀다. 피가 많이 솟아 나왔다. 이렇게 하여 사지를 굴신할 수 있게 되었다. 그 다음 葛根加大黃湯을 쓰기 3일 만에 회복되었다.

我說. 刺絡에 관하여는 발언할 자격이 없지만 처방은 葛根加大黃湯에 桂枝茯苓丸이나 桃核承氣湯을 合方해야 할 것 같다.

『叢桂亭醫事小言』에는,

어떤 商婦가 秋節에 이르면 크게 천식하며 괴로워하는 것이 상례이었다. 동작이 부자유하니 폐인이었다. 나에게 치료를 구하기에 응락하고 진찰하니 화로받침대에 팔을 받치고 앉았다. 수십 일 동안이나 움직일 수가 없었고, 잠을 잘 때도 자세가 조금만 기울어져도 금방 喘悸가 심하였고, 식사는 한 공기 정도밖에 못한다 하였다. 천식이 발할 때의 증상을 물어 보니 脊部에서 頸까지가 판자처럼 굳어져서 고개를 돌리기만 하여도 아프다 하였다. 어떤 의사가 권하여 八味丸 수백 개를 썼더니 喘이 약간 덜하다 운운. 葛根湯을 주어 5첩만에 起步할 수가 있게 됐다. 數를 거듭하여 완치.

我說. 내가 喘息에 葛根湯을 쓰는 것은 이 치험에 의한다.

瞖는 星이다. 星은 眼中에 腫物이 생긴 것이다. 그러므로 곪는다. '眼中'이라 해서 별다른 뜻이 있는 것은 아니다. 그러므로 葛根湯으로 다스리는 일이 많고, 다만 上逆하는고로 三黃湯과 桂枝湯이 좋음을 참작할 것이다.

我說. 이 說은 탁견이지만 桂枝湯을 운위함은 잘못이다. 왜냐하면, 桂枝湯은 上衝을 다스리지만 안질을 다스리는 능력은 없기 때문이다. 그러므로 마땅히 "上逆하므로 三黃湯·苓桂朮甘湯·桂枝茯苓丸·桃核承氣湯 등이 좋음을 참작해야 한다"고 정정해야 할 것이다.

'腦漏'라 하는 것은 鼻病이 아니고 두뇌 속에서 농이 생겨서 鼻에서 漏下하는 것이다. 이런 사람은 두통이 隱隱하고 눈물에 고름이 섞여서 나온다. '鼻淵'이라 하는 것도 이와 똑같은 원인에서 생긴다. 鼻淵인 사람이 他病을 앓을 때는 愈하는 것이다. 鼻淵과 腦漏는 경증과 중증인 차이가 있다. 원래 風寒을 冒하여 앓는 사람이 많고 주객에게 많다. 경증은 악취뿐이고 膿氣가 없다. 감기가 들었을 때는 發하고 風邪가 사라지면 그 證도 없어진다. 집필이나 계산 등 심신을 쓰는 사람에게는 큰 장애가 된다. 方은 葛根湯·五物解毒湯 등에 辛夷를 加하면 효력이 있다.

我說. 이 說은 雜駁하지만 上顎竇 蓄膿症에 葛根湯을 씀은 탁견이다. 原씨는 '加辛夷'라 칭했지만, 나는 '加桔梗石膏' 또는 '加桔梗薏苡仁'으로 함이 좋다고 본다.

무릇 人身에 瘡疥痤疿를 發하면 모두 발열한다. 이 때에 의사가 약을 쓴다면 發散敗毒劑를 써서 表를 發함이 좋다. 그래서 內外를 穿鑿하지 않고 一面으로 表를 發하여 독을 쫓는다. 疏通劑를 쓴다. 이것이 古今의 治法이다. 이 法은 역시 痘瘡 初起의 치료법으로도 할 수 있다. 별로 다른 점이 없음을 생각하면 알 것이다. 催膿의 功効가 第一이다. 독을 밖으로 쫓아내면 죽는 일이 없다. —하략—

—상략— "무릇 表에 達하여 독을 戴하고 溫散함에는 桂枝를 으뜸으로 한다. 桂枝가 아니면 四枝에 달하여 肌를 解할 수 없다. 桂枝는 溫補의 약에 배합하여 四肢厥冷 등을 主治한다" 함은 古書를 읽지 않는 과오이다. 일단 肌表에 도달시키고자 하면 葛根湯이 좋다. 桂枝의 味를 不辨하면 實實의 해가 있는 것 같아서 함부로 사용하기 어렵다. 요즈음은 發驚하는 데도 葛根湯을 單服한다. 또 下利하는 데 가장 좋다. 毒을 빨리 쫓는 것이 第一이고, 解毒하는 것이 第二이다. —중략— 毒痘인 것으로 보이면 定法을 사용하면 안 된다. 毒이 內壅하면 表氣로 達하기 어렵고 장차 焦枯黑陷하게 된다. 黃連解毒湯, 三黃湯 또는 一角·紫圓類를 써야 한다. 內壅이 빨리 通暢되면 痘勢가 역시 속히 快活한다. 잘 치료하는 사람은 역시 葛根湯을 頻服시킨다. 多味를 合方한 것은 효력이 둔하고 무가치하다. 마땅히 單用하여 약효를 銳利하게 하는 것이 좋다.

我說. 이 說은 痘瘡·痲疹 기타의 發疹病에 葛根湯을 사용하지 않을 수 없는 까닭을 가장 잘 설명하였다. 熟讀玩味할 것.

『類聚方廣義』本方條에는,

이 方은 項背의 强急을 主治하는 것이다. 그러므로 능히 驚癎·파상풍·産後感冒卒痙·痘瘡初起 등의 角弓反張·上竄搐搦·身體强直 등을 治한다. 증상에 따라서 熊膽·紫圓·蔘連湯·瀉心湯 등을 겸용하는 것이 좋다.

痲疹初起·惡寒發熱·頭項强痛·無汗 脈浮數하거나 乾嘔下利하는 사람을 治한다. 만약 熱熾·咽喉刺戟·心胸煩悶하는 사람에게는 黃連解毒湯을 겸용한다.

痘瘡序熱, 驚搐腹痛, 또는 嘔吐下利하는 證은 먼저 紫圓을 써서 두세 번 快利를 시킨 다음 이 方을 써야 한다. 만약 구토가 멎지 않고 直視驚搐이 낫지 않는 사람에게는 다시 紫圓이나 熊膽을 쓰고, 蛔가 있는 사람에게는 鷓胡菜湯을 써야 한다. 만약 見點이 不齊하거나 起腫灌膿하지 않는 사람이라면 桔梗·黃耆 등을 選用 첨가해서 쓰고, 겸하여 伯州散을 煉蜜에 화합하여 고약으로 만들어 쓰거나, 本方에 反鼻·鹿角을 가하는 것도 역시 좋다. 만약 痘疔을 發하는 사람이라면, 속히 鈹針으로 挑破하고 惡血을 제거해야 한다. 그렇지 않으면 이내 위험이 競起하여 마침내는 구하기 어렵게 된다. 만약 收靨 以後에 餘熱이 없어지지 않고 맥이 數하고 오한하며 一所가 疼痛하는 사람이라면 痘癰을 일으키려 하는 것이다. 大黃을 加하여 殘毒을 없애야 한다.

小兒의 遺毒爛斑 및 赤遊風에는 紫圓·龍葵丸·梅肉丸 등을 겸용한다.

疫痢 初起에 발열, 오한, 脈數한 사람은 응당 먼저 本方을 써서 溫覆 발한해야 한다. 만약 구토하는 사람에게는 加半夏湯으로 땀을 낸 다음, 大柴胡湯·厚朴三七物湯·大小承氣湯·調胃承氣湯·桃核承氣湯·大黃牡丹皮湯·大黃附子湯 등을 各 症에 따라서 처방하여, 裏熱宿毒을 疏蕩한다.

咽喉腫痛·時毒痄腮·疫眼焮熱腫痛·項背强急·발열오한·脈浮數[10]한 사람에게는 桔梗·大黃·石膏를 選用하여 가하거나 應鍾散·再造散·瀉心湯·黃連解毒湯 등을 겸용한다.

本方에 朮附를 加하여 葛根加朮附湯이라 칭하고, 發斑症이 발할 때마다 오한·발열·복통하는 사람 및 風疹·血疹·瘙痒이 심한 사람을 治한다. 再造散을 겸용한다.

---

10) 金匱에, 諸浮數脈은 바로 發熱의 反應이다. 그런데, 오히려 洒淅惡寒하고 아픈 곳이 있다든지 한다면 틀림없이 癰을 발한다. 만약 收靨 以後 云云한 章句와 對照하여 그 뜻을 了解할 것.

我說. 東洞·南涯·尾臺 3인의 당시에는 朮附證이 많았기 때문인지 그들은 加朮附湯을 운위하는 일이 많았다. 그러나 오늘날은 이 證이 매우 드문고로 이들의 說을 함부로 추종해서는 안 된다. 그리고, 尾臺 씨는 再造散을 賞用했지만 伯州散을 활용하면 족하다.

頭瘡·疥癬·下疳·楊梅瘡, 일체의 瘡瘍은, 未膿·旣膿을 막론하고 凝靭腫痛하는 사람은 모두 응당 加朮附湯으로 排毒해야 한다. 應鍾散·伯州散·梅肉丸·七寶丸 등을 겸용하거나 本方 속에 芎藭·大黃·反鼻 등을 選用하여 加한다.

便毒[11]은 속히 膿을 釀成함이 좋은데 加朮附湯이 좋다. 膿이 이루어진 징후가 있으면 鈹針으로 割開해야 한다. 그 다음 排膿散[12] 및 排膿湯,[13] 大黃牡丹皮湯을 撰用하고 伯州散을 겸용한다. 독의 輕重에 따라 5일, 10일간 梅肉散으로 이를 攻한다.

鼻淵·腦漏·鼻癰·鼻中息肉 등의 臭膿滴瀝이나 탁한 콧물이 그치지 않고 향취를 맡지 못하는 것은 모두 頭中鬱毒淤液이 일으키는 것이다. 腦漏가 더욱이 惡症이면, 빨리 이를 제압하지 않으면 或然 불치가 된다. 加朮附湯이 좋다. 모두 再造散을 겸용한다. 息肉과 같은 것은 硇砂散을 傅하거나 瓜帶 1字를 콧속에 불어넣으면 맑은 콧물이 흐르고 息肉이 旋消한다.

我說. '息肉'이란, 鼻茸이다. 硇砂散과 瓜帶末은 조직의 水分을 탈취하는 성능이 강한고로 이것들을 비강 내에 불어넣으면 鼻茸을 축소시킬 수 있다. 그렇지만 비점막 및 鼻淚管을 자극하는 弊가 있다.

癰疽初發에 壯熱·憎惡·脈數한 사람은 葛根湯으로써 발한한 다음 加朮附湯으로 轉用하여 釀膿을 축진한다. 농이 이루어지면 속히 침을 施鍼해야 한다. 만약 心胸이 煩悶하고 鬱熱, 변비하는 사람이라면 瀉心湯·大柴胡湯을 겸용해야 한다.

무릇 諸 瘍腫·流注·附骨疽·痘癰·臀癰 등으로 漫腫하고 피부 빛깔이 변하지 않고 독이 深潛하여 肌肉을 隔하는 사람은 농이 이루어지면 곪은 데가 반드시 약간 皮毛枯槁를 일으킨다.[14] 割開해야 할 것이면 이를 확인하고 침을 찌르면 百에 一失도 없다. 다만 그

11) 便毒은 膿을 釀할 필요가 없다.

12) (譯註) 排膿散方은 枳黃·芍藥 各 3.0과 桔梗 1.5를 細末로 하여 一回 3.0을 난황 한 개에 加하여 白湯에 타서 하루 두 번 복용한다(大冢, 前揭書).

13) (譯註) 排膿湯方은 甘草·桔梗·生薑 각 3.0과 大棗 여섯 개를 水煎하여 복용한다(大冢, 同書).

候法이 至微하므로 面前指授하지 않는다면 그 蘊奧를 知悉할 수 없다.

무릇 陳痼·結毒·凝閉不動·沈滯難發한 症은 葛根加朮附湯·桂枝加朮附湯·烏頭湯 등으로써 이를 鼓動發振시키고, 겸하여 七寶丸·十幹丸 등으로써 이를 구축하며, 다시 梅肉散으로써 이를 씻어내면, 낫지 않는 것이 있다 하더라도 드물다.

我說. 이것은 만성염증을 급성염증으로 轉化시켜서 치료하는 수단인 것이다.

『方伎雜誌』에는,

紀藩의 吉岡宅 右衛門息芳太郎이 오른쪽 눈동자에 星翳가 年年이 생겼다. 3년째에 星翳가 胞腫하여 터지고 그 흔적이 白色陷凹되어 痘痕과 같았고, 조금도 보이지가 않는다 하였다. 내가 보니 眵淚도 나지 않고 痛痒도 赤脈도 없었다. 다만 潰破된 자취만이 초생달 모양으로 눈동자를 덮고 있었다. 참고로 경력을 상세하게 물어본즉, 세 살 때 痘瘡을 앓았다 한다. 내 생각에 그 독이 깨끗이 없어지지 않고 潛伏痼滯하여 星翳胞腫의 화근이 된 듯했다. 난치임을 알리고 葛根湯에 桔梗과 半鼻를 가하여 紫圓과 겸용하고 매일 두세 번씩 通利를 보게 하였다. －중략－ 前方을 한 달쯤 쓰니 白色이 차츰 연해졌다. 오목한 곳도 약간 얕아지는 것처럼 보였다. 前方을 계속 쓰니 물체가 조금 보이게 되었다. －중략－ 前方을 계속 쓰기 20일쯤 해서 논어의 본문이 보인다 하였다. 또 前方을 20일쯤 쓰니 벌써 주문도 읽을 수 있다 하였다. 그 때쯤은 이미 白色도 극히 연해졌고 오목한 곳도 회복되었다. －중략－ 계속 前方을 한 달쯤 쓰니 眼睛이 정상을 회복하였다. －중략－ 이제 이미 30년. 눈에 些少한 질환도 없었다. 시종 轉方하지 않고 독을 완전히 제거하였기 때문에 再患이 없었던 것이다.

紀藩 鈴木猪右衛門이란 사람이 4, 5세된 소아를 데리고 가는 것을 길에서 만났다. 소아는 안질이 있었다 하였다. 그래서 보니, 胎毒眼으로 양쪽 눈을 모두 厚翳頑膜이 덮고 있었다. 고치기 쉬운 증상이 아님을 일러 주었더니 치료를 求했다. 곧 葛根加桔梗湯에 龍葵丸을 겸용시켰고, 열흘쯤에는 梅肉丸을 2分씩 넣어서 大下를 하게 하였다. 약은 生生乳를 새로 길어 온 물에다 극히 묽게 풀어서 점안시켰다. 頑膜이 점점 消却되어 4, 50일 만에 완쾌되었다. 生生乳·紫圓 등을 풀어서 눈에 넣은 것은 定見이 없이 함부로 쓰면 안 된다.

---

14) 화농의 診法은 오늘날의 外科術만 못하다.

治法이 매우 어렵기 때문이다. 이런 일은 師傳가 아니면 결코 쓰지 말아야 한다.

前日에 山梨某라는 사람을 치료한 사례가 있다. 그 사람은 '箱館'에 祇役하였고 명을 받아 '蝦夷' 諸 地方을 순시하였다. 瘴毒에 感觸되어 '箱館'에 돌아와 심하게 앓았다. 여러 의사를 거쳐서 痲痺諸症은 점차 고쳤지만 浮腫이 續發하여 아무래도 낫지 않았다. 때마침 러시아 배가 來船하였다. 그래서 러시아 의사에게 부탁하였다. 러시아 의사가 무슨 물약을 온몸에 바르고 환약을 먹이었다. 가끔 水瀉를 하여 한 달쯤 해서 水氣는 나았지만, 다시 온몸에 통증이 발하여 歷節風과 같았다. 러시아 의사가 여러 방도를 써 보았으나 차도가 없었다. 발병하고나서 이미 오래 되었는지라 오래 객지에 머무를 수 없었다. 러시아 의사의 치료를 사양하고 江戶로 돌아왔다. 다시 양의 數人을 거쳤으나 낫지 않았다.

후에 나에게 치료를 청하였다. 진찰하니 안색이 흙빛이고 온몸에 살이 빠지고 말라서 마른 개구리와 같았다. 맥이 微數하였다. 병자가 말하기를 "身痛은 休作하기도 하고, 요즘은 약간 기력이 생겼으므로 본가에 와 있지만 지루하여 일기가 쾌청하면 근처에 遊步하는 일이 있습니다. 그렇지만 도중에 갑자기 疼痛이 발동하여 한 걸음도 옮길 수가 없습니다. 그 때는 곧 길가에 주저앉고 맙니다. 신체수족 할 것 없이 아픈 곳을 종복에게 명하여 손가락 끝으로 세게 안마를 하면 잠시 통증이 멎습니다. 통증이 발하는 것은 霹靂이 갑자기 일어나는 것과 같고, 劇痛의 상태를 말로 형용하기 어렵습니다. 이런 형편이므로 비록 기분은 점점 상쾌하게 되지만 행동은 할 수 없습니다." 하였다. 진찰하여 보고, 이것은 瘴毒이 아직 다 없어지지 않았기 때문이라고 생각하였다. 그래서 葛根加朮將湯에 매일 通天再造散 一錢을 겸용시켰다. 대소변이 快利하고 통증의 발작이 날을 따라 줄어들었다. 한 달쯤 복용하자 平愈되었다. 계속 前方을 열흘쯤 복용하자 殘毒이 씻은 듯이 나았다.

『柚木流眼療秘傳書』에는,

胞內膠凝 '胞內'란 눈꺼풀 안쪽의 살을 말한다. 兩烏睛이 모두 粘性이 膠와 같다. 그래서 前述한 바와 같은 이름이 붙은 것이다. 이것은 外皮에 열이 있기 때문이다. 胞內에 열기가 심하고 눈꼽이 있는 증은 防風通聖散[15]으로 다스린다. 또, 열기와 눈꼽이 한층 심한 것은 葛根加將을 쓴다. -중략- 또, 上胞下胞에 눈꼽이 끼어 눈을 뜰 수 없는 증에 葛根加將을 쓰고, 또한 가려운 증에는 蛇床子一味를 水煎하여 씻어야 한다. 눈물이 심하게 나는 증에

15) 防風通聖散은 後世方이다. 이 方을 사용하기보다는 葛根石膏湯 · 大柴胡湯 · 當歸芍藥散의 合方에 黃解丸을 겸용하는 것이 좋다.

는 葛根加朮을 쓴다.[16]

風攣出瞼 '진무른 눈'이다. 대부분 아래눈꺼풀에 發痛한다. 눈 가장자리가 빨갛게 진무르고, 빨간 빛깔이 強하고 凝血이 많고 가려우며 腫하는 등의 증상이 있다. -중략- 또, 눈꺼풀이 마르고 아프며 여러 해 동안 낫지 않는 것은 葛根加朮附를 쓴다.

風弦赤爛 이것은 小兒爛眼으로 煎症과 비슷하다. 대부분은 부인의 血症에서 기인하는 것이다. 大人·小兒 共히 있다. 이 증상은 각별히 빨간 것도 있다. 이것을 세속에서 血目이라 한다. 또, 각별히 빨간 빛깔이 없지 않을 때는 '溫目'이라 한다. '溫目'에는 葛根加朮將을 쓴다.

瞼停瘀血 눈 가장자리에 瘀血이 심한 것이다. -중략- 이것이 낫지 않으면 葛根加將을 쓴다.

胞腫如桃 아무렇지도 않은 눈꺼풀이 복숭아처럼 腫하며 통증이 생기는 외에는 다른 증상이 없다. -중략- 이것이 낫지 않으면 葛根加將을 쓴다.

加良美滿計 赤筋이 구슬처럼 되는 것이다. 열이 강하다. -중략- 이에는 葛根加將을 쓴다. -하략-

血翳胞睛 烏睛, 白仁에 걸리는 것이다. 土肉의 얇은 것을 '膜'이라 한다. 土肉이 잘 생기는 것이다. 또 肉이 얇고 痛과 不痛의 구별이 있다. 먼저 열이 강하지 않은 증은 葛根加大黃을 쓴다.

黃膜下垂 上胞 쪽에서 黃膜이 下垂한다. 그래서 위와 같은 이름이 붙은 것이다.

赤膜下垂 赤脈이 위로부터 下垂하는 것이다.

逆順生膜 上下에서 赤脈이 생기는 것이다.

藤膜垂簾 등나무 가지처럼 침침하게 덮이는 것이다.

翳堅 세로 土肉이 걸리는 것을 말한다.

橫膜 橫으로 膜이 걸리는 것을 말한다. 대체로 白仁에서 烏睛에까지 이르는 것을 '膜'이라 하고 烏睛에서 白仁에까지 이르는 것을 '翳'라 한다. 이상의 諸症은 모두 外形에 의하여 명명한 것이다. 먼저 위의 諸症에는 葛根湯에 大黃·堯[17]를 加하여 쓴다.

白陷魚鱗 이것은 水晶膜의 三重 만큼 내려와서 發하는 것이다. 魚鱗처럼 나오고, 심하면 翳膜처럼 全面을 덮게 된다. 통증이 심하다. -중략- 한층 심할 때는 葛根加將을 쓴다.

---

16) 流淚가 심한 데에 利尿劑를 쓰는 韓方의 妙味를 볼 것이다.

17) '堯'는 連翹.

膜入水輪 '膜'과 '星'이 겸하여 난 것이다. 全面에 덮인다. 葛根加將을 쓴다.

目翳如珠 게의 눈처럼 눈동자가 水晶膜 밖으로 돌출하는 것이다. —중략— 이것이 낫지 않으면 葛根加將堯를 쓴다.

淸州玄道 씨는,

官吏 玉井 某의 처가, 나이 23세인데, 初妊 8개월에 全身水腫·憎惡·肩背强急·心下硬滿·短氣 등의 증상이 있었다. 産科 某씨에게 치료를 청하였다. 4, 5일 치료를 받았으나 더 심해질 뿐이었다. 그 다음 나를 맞이하였다. 진찰하니 맥이 伏弦하고 면식이 靑慘하고 舌上이 滑白하며, 中脘에서 小腹에 이르기까지 紫黑의 반점을 發하고 태동이 전혀 없었다. 그리고 口中에는 穢氣를 띠었다. 胎가 죽은 줄은 알았지만 증상에 완급이 있어서, 緩할 때는 말을 할 수 있고 渴하여 引飮하였고, 急할 때는 곧 인사불성, 角弓反張하여 4, 5명의 壯士도 이를 진압할 수 없었다. 내 생각에 死胎를 下하면 暴脫의 우려가 있었다. 먼저 癎을 치료하는 것만 못하였다. 그래서 葛根湯을 連服시켰더니 諸症이 점차 완화되고 3일째 되는 날 死胎를 下하고 全治되었다.

나의 姉氏가 18세경에 첫 임신, 8개월째에 이 병을 앓았다. 위급하여 先考 澤玄英(祖考의 門弟로서 桑名藩의 産醫였다)과 상의하여 葛根湯을 썼더니 滿月順産하였다. 나도 역시 이런 효험을 얻은 일이 있다.

무릇 이 方은 外邪로 인하여 項背가 强急한 데 사용하는 것이며, 痙病·痢疾에도 神効가 있음은 말할 것도 없다. 몇 년 동안이나 肩背가 凝結한 것일지라도 한 번 땀을 내기만 하면 깨끗이 낫는다. 또, 獨活·地黃을 가하여, 柔中風, 臂肘攣痛하며, 惡風寒·血虛 挾熱하는 증을 고친다. 蒼朮·附子를 加하여 手氣·臂痛 및 流注의 頑堅을 고치며, 石膏를 가하여 치통을 고친다. 또한 桔梗을 가하여 咽痛을 고치고, 혹은 牛蒡子[18]를 가하여 乳腫[19]寒熱의 初發症을 고친다. 大黃·川芎을 加하여[20] 腦漏·眼耳痛을 治한다. 菊花[21]·石膏를 加하여 目赤痛 및 熱厥 두통을 治하고, 荊芥[22]·大黃을 가하여 疳瘡·梅毒 및 諸瘡疥를 고

18) 牛蒡子를 가할 필요가 없다.

19) '乳腫'은 乳腺炎.

20) 本方에 川芎·大黃을 가한 것은, 本方에 應鐘散(芎黃散)을 겸용하는 方意이다. 그러나, 旣述한 바와 같이 芎黃散은 탁효가 있는 것이 아니다.

21) 菊花는 효력이 없다.

22) 荊芥를 가한 것은 蛇足이다.

친다. 反鼻를 가하며 諸瘡을 排托하고, 蘇木·大黃을 加하여[23] 打撲損傷을 治한다. 川芎·細辛·枳殼·防風·人蔘을 加하여[24] 脇痛을 다스린다. 이러한 부류의 變方에 대하여는 일일이 枚擧할 겨를이 없다. 葛의 약성은, 蔓草로서 능히 筋脈에 達하며, 乾葛은 細筋을 집결한 것처럼 皮肉間의 細筋에까지 達하는 것이다. 그러므로, 細大에 불구하고 病이 근맥에 있는 것을 목적으로 하여 奇効가 있다. 나는 즐겨 이 方을 쓰고 이 方의 妙用의 불가사의 한 점을 窺得할 수 있었다. 이제 그 개략을 서술하여 독자 여러분의 明案을 바라는 바이다.

葛根은 太陽의 약이지만 桂枝의 解肌, 麻黃의 발한과는 약간 용도를 달리하여 清凉滋津의 효력이 있다. 그러므로 오로지 筋脈勁急을 主治한다. 그러므로 桂麻와 배합하여 단지 項背의 强急함을 다스릴 뿐만 아니라, 剛痙도 능히 다스린다. 대체로 이 약은 清凉滋津의 효력이 있으므로 芩連[25]과 배합하면 진액이 上下로 走行하고, 下利·喘急·脈促하는 등의 증상을 고친다. 또, 竹葉·防風과 배합하여 산후중풍의 천식을 고치며, 頸項이 강한 사람에게는 附子를 加하여 그 藥力을 높인다. 奔豚湯에 生葛을 쓰는 것은 특히 滋津을 주관하며 李根皮와 함께 清熱利水를 주관하는 것이다. 後世方은 이 뜻을 모르고, 葛根湯은 太陽陽明의 合病을 다스리므로, 단지 陽明經의 약이라고 한다. 錢仲陽의 白朮散, 李東垣의 拈痛湯과 같은 것이 이것이다. 그렇지만 白朮散은 協熱下利에 쓰고, 發表하는 方意가 있으며, 拈痛湯은 氣血을 流通시켜서 身疼을 완화하는 효력이 있다. 모두 仲景이 논한 범위를 벗어날 수가 없다. 또한 이로써 갈근의 활용을 봄에 足할 것이다. 그런데 근래에 서양의 醫風에 좇아 葛根湯의 每味를 분석하여 이러쿵저러쿵 말을 하는 사람들이 있다. 이는 나무를 쪼개어 꽃을 구함과 같다. 製方의 本旨를 모르는 것이다.

栗園附記

平安 亡友 宇津木昆台는 다음과 같이 말했다. "葛根은 오로지 瘀血이 皮裏에 있는 것만을 主治한다. 그 部位는 項背에서 腰背足膝에 이르기까지 瘀血이 있는 것을 푼다. 그러므로, 皮裏에 無名의 腫毒이 있는 것을 고친다. 痘瘡·痲疹·癬疥 등은 모두 葛根에 所關되

---

23) 蘇木·大黃을 가한 것은, 本方加大黃에 桂枝茯苓丸을 合方하는 편이 올바르고 효력면에서 이에 미치지 못한다.

24) 川芎·細辛·枳殼·防風·人蔘을 가한 것은, 本方·小柴胡湯·枳實芍藥散을 합방하는 것이 올바르고 효력면에서 이에 미치지 못한다.

25) '芩連'은 '黃芩·黃連'의 약어이고, "芩連과 배합하면"이란, 다음에 나오는 葛根黃連黃芩湯을 가리킨다.

는 것이다." 또, "내가 前에 부인이 全身痿躄하고 수족이 拘急한 것을 고칠 때 生葛을 달여 입욕시키기 10일쯤 해서 고친 일이 있다. 그 후, 生葛을 試用하니 전신의 어혈을 푸는 것이 乾葛보다 빨랐다. 奔豚湯의 李根皮도 역시 어혈이 裏에서 上突하는 것을 治한다. 그 方意를 잘 생각하여 知得해야 할 것이다." 이 一說로 葛根湯의 효용을 확충할 일이다.

16) 葛根의 醫治効用

本藥 治効의 過半은 이미 논술하였으므로, 아래에 2, 3개의 학설을 소개하여 이를 보충하는 데 그치기로 한다.

『本草綱目』에,

葛

葛根

氣味 甘辛平, 無毒.

主治 消渴, 身大熱, －중략－ 諸痺, －중략－ 諸毒을 解한다(『本經』). 傷寒中風의 두통을 고치고, 解肌發表·出汗·開腠理의 효능이 있으며, 金瘡을 고치고 脇風痛을 다스린다(『別錄』). 胸膈煩熱·발광을 고치고, 血利를 멎게 하며, 小腸을 流通시키며, 배농·破血을 한다. －하략－(『大明』). 분말로 만들면 渴을 멎게 하고 대소변을 通利하며, 酒를 解하고, 煩熱을 제거한다. －하략－(開寶).

發明 '弘景說' 溫病의 발열을 解한다. 金瘡을 고치고 血斷하는 要藥이다. '杲說' 肌熱을 풀고 脾胃虛弱, 설사를 다스리는 聖藥이다. '徐用誠說' 葛根 －중략－ 그 용도에 네 가지가 있다. ① 止渴, ② 解酒, ③ 表邪를 발산함, ④ 痘疹이 나기 어려운 것을 發하게 함.

『和漢藥物考』에는,

葛根

基本 荳科에 속하는 칡 Pneraria Ihunbergiana Benth의 뿌리로서, 겨울철에 採掘하여 햇볕에 말린다.

附錄 葛根 속에는 다량의 전분이 함유되어 있다. 이것을 '葛粉'이라 하며, 약용에 쓰임은 天瓜粉과 같다.

74. 葛根黃連黃芩湯에 관한 師論 註釋

太陽病, 桂枝의 증으로 의사가 오히려 이를 下하여, 利가 마침내 멎지 않고 맥이 促하는 것은 表가 아직 풀리지 않는 것이다. 喘하며 땀이 나는 사람은 葛根黃連黃芩湯으로 다스린다.

(太陽病, 桂枝證, 醫反下之, 利遂不止, 脈促者, 表未解也, 喘而汗出者, 葛根黃連黃芩湯主之－『傷寒論』)

(註) 和久田 씨의 말.

이것은 誤治에 기인하여 열이 內攻해서 下利하는 것이므로, 內攻의 열을 瀉하면 下利도 喘도 저절로 낫는다. 그러므로 芩連을 써서 胸中의 열을 解하는 것이다. '促'은 來脈이 數(삭)하며 때로 一止하는 맥이다. "促하는 것"은 誤治에 기인한 것이지만 數(삭)하는 것은 表證이 아직 풀리지 않은 것이다. "천하며 땀이 나는" 것은, 內攻의 열과, 下함으로 인한 氣逆의 혼합에 의한 것이다. 이것을 '喘而汗出'이라 한다. 그 사이에 '而' 字를 삽입한 것은 喘을 主로 한다는 뜻을 나타낸 것이다. 이것은 胸中의 열을 瀉하면 表를 和解하는 것으로, 喘이 自愈하면 汗도 따라서 멎는다. 그렇지만 表가 아직 풀리지 않았으니 葛根을 주로 하여 表를 解하는 것이다.

案컨대 "葛根이 表를 解한다"는 明文은 없지만, "項背가 강하고 几几한 것"이 곧 表證이다. 『外臺』에서도 葛根一味로 表邪를 治하는 것이 있음을 아울러 생각하면, 그 역시 表證을 主治하는 것이다. "項背가 强한 것"을 解하는 것임을 알아야 한다. 이 方에 甘草가 있음은 아울러 內外의 急을 완화하는 것이다. 요컨대 項背가 강하고, 胸中이 煩悸하며 열이 있는 사람이면 下利 및 喘而汗出의 證이 있고 없음을 불문하고 이 方證임을 알아야 한다.

또한 주객의 병, 火證, 熱瘡, 湯火傷, 소아의 丹毒 등에 이 方證이 있음을 고려해야 한다.

我說. 이 說에 의하여 本條를 해득해야 할 것이지만, '脈促'을 "來脈은 數하며 때로 一止하는" 것이라 함은 잘못이다. 脈證 · 脈診法條를 참조할 것.

1) 葛根黃連黃芩湯方

葛根 19.0
甘草 5.0
黃連 · 黃芩 各 7.0

煎法 · 용법은 前과 같음.

2) 선배의 論說

東洞 옹은 本方을 定義하여,
項背가 强急하고 心下가 痞하고 心悸하며 下利하는 사람을 고친다.

我說. 반드시 項背가 强急한 것은 아니다.

『方輿輗』 本方條에는,

下利가 初發하였을 때, 桂枝湯 · 葛根湯類를 써서 表證은 풀 수 있지만, 맥이 더욱 促하며 열이 盛한 사람이라면 이 方을 써야 한다. 이 方을 小兒가 痢疾熱熾하지만 下劑를 쓰기 어려운 증상에 쓰면 효험이 많다.

我說. 이것은 表證이 반쯤 풀린 다음 本方을 쓴다는 뜻이고, 완전히 풀린 다음 쓴다는 뜻이 아니다.

『類聚方廣義』 本方條에는,

平常時 項背가 强急하고, 心胸이 痞塞하며, 神思가 憂鬱하여 舒暢하지 않은 사람을 治한다. 혹은 大黃을 加한다.

我說. 本方에 大黃을 가하면, 곧 本方과 瀉心湯을 합방하는 뜻이 되지만, 나의 경험에 의하면 이 加味方보다는 오히려 葛根湯과 瀉心湯의 합방이나 葛根湯에 三黃丸(瀉心湯의 丸方)을 겸용해야 할 경우가 도리어 많다.

項背가 强急하고, 心下가 痞塞하며, 胸中이 寃熱하고, 안목 · 치아에 疼痛이 있든지 口舌이 腫痛 · 腐爛하는 사람에게 大黃을 가하면 효험이 빠르다.

『橘窓書影』에는,

大熱 · 下利 · 挾驚이 있는 데는 葛芩連을 쓴다. 昏睡하여 깨어나지 못하는 사람은 重症이다. 下利를 심하게 하는 사람도 역시 葛芩連을 쓴다. 緩한 것에는 葛根加黃連을 쓴다. -하략-

『勿誤藥室賓函口訣』 本方條에는,

이 方은 表邪가 陷下하여 發하는 下利에 효력이 있다. 尾洲의 의사는 "소아 疫痢의 下利에 써서 屢効가 있다"고 말하였다. 나도 어린이의 下利에 효험을 본 일이 많다. 이 方의 喘은 熱勢가 內壅한 所致로서 主證이 아니다. 古人이 주객의 表證에 本方을 쓴 것은 活用이다. 紅花 石膏를 가하여 口瘡을 治하는 것도 마찬가지다.

3) 發汗劑의 禁忌

인후가 건조한 사람은 땀을 發하면 안 된다(咽喉乾燥者, 不可發汗-『傷寒論』).

(註) "인후가 건조하다" 함은 그 부위의 체액이 결핍한 결과이니, 다시 이를 奪取하는 발한요법은 금기이라는 뜻이다. 폐결핵, 특히 후두결핵과 같은 것은 좋은 본보기이다.

淋家가 땀을 發하면 안 된다. 땀을 發하면 반드시 便血하다(淋家不可發汗. 發汗必便血-『傷寒論』).

(註) '淋家'란 방광 및 요도의 질환이 있는 사람을 말하고, '便血'이란 곧 혈뇨를 말한다.

瘡家가 身疼痛하더라도 땀을 發하면 안 된다. 땀을 내면 곧 痓한다(瘡家, 雖身疼痛, 不可發汗. 汗出則痓-『傷寒論』).

(註) '瘡家'에는 兩說이 있다. 즉 절창으로 인하여 빈혈인 사람을 말한다는 說이 있고,

腐骨疽·骨瘍·潰瘍 등을 앓아 오래도록 膿血을 배출하는 환자를 말한다는 說이 있다. 아직 定說은 없지만 혈액·組織液을 亡失함에 있어서는 양자가 일치한다. 또, "身疼痛하더라도"라 함은 이 증상이 麻黃湯證의 '身疼痛'과 유사하기 때문에 의사가 실수를 범할까 두려워 특별히 "땀을 發하면 안 된다" 위에 덧붙인 것이다. 그리고, 本條의 '痙'은 葛根湯條의 '剛痙'과 달라서, 발한으로 인하여, 이미 虛乏해진 체액을 더욱 亡失하고 근육의 영양실조를 초래함에 기인된 것이다.

衄家가 汗을 發하면 안 된다. 땀을 내면 반드시 額上이 陷하고, 맥이 緊急하며 직시하여 眴할 수 없고, 잠을 이룰 수 없다(衄家不可發汗, 汗出必額上陷, 脈緊急, 直視不能眴, 不得眠 -『傷寒論』).

(註) "額上이 陷함"이란 체액이 망실되었기 때문에 前額部의 조직이 退縮하는 것이고, 直視란 안구를 회전할 수 없고 一點을 주시하게 됨을 말한다. "眴할 수 없고"란, 눈을 깜빡일 수 없는 것이다.

亡血家가 땀을 發하면 안 된다. 땀을 發하면 곧 寒慄하여 振한다(亡血家, 不可發汗, 發汗則寒慄而振 -『傷寒論』).

(註) '寒慄'이란 寒怖振身이다.

汗家가 汗을 發하면 안 된다. 汗을 發하면 반드시 황홀하여 심란하고 소변이 끝나고 陰疼한다. 禹餘糧丸이 좋다(汗家, 不可發汗, 發汗必恍惚心亂, 小便已, 陰疼, 宜禹餘糧丸 -『傷寒論』).

(註) '陰'이란, '음부'라는 뜻이지만 소변이 끝나고 疼하는 것이므로 요도구에 해당한다. '禹餘糧丸' 方은 후세에 전하지 안 했다.

4) 발한제[1] 응용의 과학적 근거

仲景이 발한제를 쓴 일이 頻繁하였고 또 그 종류가 다양한 것은 지금까지 縷述하여 온 바와 같지만, 仲景의 法과 方은 태고 이래의 경험적 결정이지 과학적 연구를 거친 것이

1) 이것은 피부와 신장이 서로 表裏를 이룬다는 確徵이다. 이들 질병에 한의가 발한이뇨약을 처방하는 것이 당연함을 알아야 한다.

아닌만큼 발한이 어떠한 機轉에 의하여 발생하고, 또 이 발한에 의하여 어떠한 물질을 배제하는가는 전혀 알지 못했던 것이다. 그런데 森鴨 博士의 所說은 仲景의 論說의 일단을 천명하고 있으니 아래에 인용하여 仲景方의 활용에 보탬이 되게 하고자 한다.

『藥物學』에, 땀은 한선에서 제조, 분비되는 것으로, 그 반응은 산성·중성 또는 알카리성이다. 신선한 땀은 알카리성이지만, 분비 후의 분해에 의해, 또는 피지선에서 분비된 지방산으로 인하여 중성이나 산성으로 되는 것인 듯하다. 그러므로 발한이 다량일 때는 알카리성의 반응을 보이는 것이 보통이다.

땀은 약 1~2%의 고형분을 함유한다. 그 중 주요한 것은 식염 및 요소이고 기타는 소량의 인산염·황산염·크레아티닌, 스카톨 등 여러 가지 신진대사의 산물이다.

아를로앙 씨의 검색에 의하면, 땀은 독성을 함유하여, 개의 체중 1kg에 대하여 10 내지 16cc를 혈관 속에 주사하면 위장증상을 발하고 15 내지 84시간이면 개가 죽는다고 한다.

汗量은 섭취된 수분량·기온·운동의 여하에 따라 일정하지 않지만 보통의 안정상태에 있어서는 그 사람의 體重 1kg에 대하여 24시간 중 약 15cc라 한다. 땀 속의 고형분의 양은 汗量의 증가에 따라 그 상대량은 감소하지만 그 절대량은 현저하게 증가하고, 과격한 노동 등으로 인하여 流汗이 盛할 때는 그 질소량이 간혹 1주야에 1g에 달하는 일도 있다. 인체의 전 질소 배설량 가운데 약 12%나 되는 것이다. 그리고, 이와 같은 때에는 식염의 양도 역시 약 1.0g에 달한다.

콜레라 병이나 요독증 등으로 요분비가 阻滯될 때면 그 양이 점차 증대하여 피부 위에 요소 및 식염의 결정을 형성하게 된다.

이상성분으로서, 요오드·수은 같은 독물, 당뇨병환자에게서는 당, 안식향산을 섭취한 다음에는 안식향산 및 마뇨산, 葱蒜 등을 먹은 다음에는 특수한 냄새가 나는 揮發分 등을 땀 속에서 확인할 수가 있다.

汗量은 통상 피부혈행의 속도에 비례하지만 -중략- 땀은 정상상태에 있어서는 체온조절을 주된 임무로 하지만, 이상상태에 있어서는 수분·식염·요소 등을 배설하며 一定度까지 신장의 기능을 代償하는 힘이 있다. 옛날의 의사는 질병의 원인을, 대개 유해물이 체내에 축적된 데 있는 것으로 보고, 발한·이뇨·瀉下 등의 방법을 강구하여, 속히 이를 배설하려 했다. 그러므로 발한약을 오히려 남용한 듯한 느낌마저 있었으나, 오늘날은 보통 다음의 諸症에 이를 사용할 뿐이다.

단, 일정한 경우에 신진대사 산물 또는 체내에 축적된 이상물질을 배제시키기 위해 발한제를 사용하는 것은 극히 합리적이다.

① 부종・삼출액・硝子體의 혼탁 등이 있을 때, 발한은 혈액을 농후하게 하고, 이들의 흡수를 촉진하는 데 효력이 있다. 이 때 이뇨약도 효력이 없는 바는 아니지만 요분비는 신경계에 의하여 홍분되는 것이 아니므로 혈액이 일정한 농도에 달하면 이뇨가 안 된다. 따라서, 발한신경을 홍분시키는 약물이, 혈액이 농후할 때에도 작용할 수 있는 것 같지는 않다.

② 신장이 급성 또는 만성・기능부전일 때, 발한은 오줌 속으로 배설되어야 할 수분 및 신진대사 산물을 피부에서 배설함으로 해서 신장의 부담을 경감하고 또 요독증을 예방하는 효력이 있다.

일정한 尿閉症에서는 발한 후 혈액의 삼투압 하강 또는 腹腔蓄水의 감퇴로 인하여 尿利가 나타나는 일이 있는 것은 －하략－.

③ 수은・鉛 등의 중독이 되었을 때 발한은 그 배설을 빠르게 한다.

④ 열성전염병・기도의 급성카타르・感冒 등의 초기에 발한약을 사용한다. －하략－

이 설의 논리는 치밀정확하므로 나도 이로부터 배울 바가 많지만 수긍할 수 없는 점도 역시 적지 않다. 왜냐하면, 森鴨 博士는 "옛날의 의사는 질병의 원인을, 대개 유해물이 체내에 축적된 데 있는 것으로 보고 발한・이뇨・瀉下 등의 방법을 請究하여, 속히 이를 배설하려 하였다"고 하여, 그것이 부당함을 비난하는 논조를 보이고 있지만, 예나 지금이나 변함없이, "질병의 원인은 대개 유해물이 체내에 축적"되어 일어나는 것이고, 이밖에 원인이라고 인정되는 것들은 실은 그 誘因에 불과한 것이다. 그러므로, "발한・이뇨・瀉下 등의 방법을 강구하여 속히 이를 배제"하려 함은 지당한 견해이니, 이의를 제기할 수 없는 것이다. 또, 森鴨 博士는 "그러므로 발한약은 오히려 남용된 느낌마저 있었다"고 했지만, 서양고대의 의사는 모르지만 仲景은 일찍이 이것을 남용한 일이 없다. 또, 仲景說을 계승하는 의사들도 역시 삼가 이를 오용하지 않으려 하고 있다. 또, 森鴨은 "오늘날은 보통 다음의 諸症에 이를 사용할 뿐이다" 하며, 4項目으로 나누어 十有餘의 병증을 열거한 데 불과하지만, 이처럼 발한제의 용도를 협소하게 함은 의술진보의 상징이 아니고, 실은 그 퇴보를 말하는 것이다. 이것이 내가 森鴨 博士의 所論에 전폭적인 경의를 표할 수 없는 까닭인 것이다.

『皇漢醫學』 발문

서양의 의학제도가 本邦에 도입된 지 대략 50년이 되었다. 그간에 있어서의 혁혁한 진보발전은 욱일승천의 기세와 같았고, 특히 최근의 進境은 일찍이 상상조차 할 수 없던 수준에 도달하여, 바야흐로 本邦 의학을 세계에 자랑할 수 있게 되었다. 이러한 추세는 마침내 조화의 오묘를 파헤칠 것도 같다.

연이나 이를 임상실적 면에서 고찰할 때, 외과적 영역은 且置하고 내과적 요법에 있어서는 2, 3의 改廢가 없었던 것은 아니지마는, 개괄하건대 거의 10년이 여일하여 하나의 유행성 감기조차 안심하고 치료를 의탁할 수 없는 감이 있다. 이는 도대체 어떠한 원인에 유래한 것일까?

원래 서양의 제 학술은 未熟幼稚하던 고대로부터 文化絢爛한 현대에 이르기까지 그 모든 발달의 자취를 通觀할 때 연역적, 分化的, 형이하학적으로는 장점이 있으나 귀납적, 종합적, 형이상학적으로는 단점이 있음을 숨길 수 없다. 의학발달 과정에 있어서도 이러한 장단점에서 예외일 수 없었다.

즉, 기초의학 분야에 있어서는 당당한 체계를 가지고 있음에도 불구하고 응용의학의 영역에서는 漸次로 分岐擴大되어, 학설의 多端複雜性과 이론의 精細緻密性은 가끔 穿鑿의 폐단에 빠져 그 연구가 근본을 멀리하고 지엽에 치중한 나머지, 오늘날 진보발달의 미관을 자랑하고 있으나, 의술의 本務를 閑却하여 局部小工의 정교를 자랑할 뿐이다. 하나의 전문학술인 현대의학은 그 조직과 체제가 斐然하게 편찬되었으나, 治績面에서는 만족할 만한 것이 못되는 소이가 바로 이 때문이 아니고 무엇이겠는가?

무릇 의학술은 시대의 진운에 따라 그 응용국면이 스스로 전개되지 않을 수 없다고는 하지만, 그 본령은 여전히 疾病救療의 인술이다. 그러므로 치료를 떠나서 의학이 없고, 의학을 외면하여 치료가 있을 수 없다. 헛되이 구구한 局部小工의 연구에만 급급하여 그 大本을 閑却함은 이를 醫道의 이단자라 하지 않을 수 없다.

돌이켜 보건대, 古來로 本邦에서 의료에 쓰인 皇漢醫方은 明治 初葉(1860年代)에 서양의학이 수입됨과 함께 위정자들에 의해 漫然히 무가치한 舊醫學이라 하여 배척을 받는 액운을 당하였다. 그러나 昊天(하늘)은 결코 이를 放棄하지 않았다.

그후 50성상을 지나는 동안 겨우 一縷의 명맥을 유지하여 거의 氣息이 단절된 상태였는데, 여기에 갑자기 그 부흥의 기운에 際會하였다. 案컨대 현대의학의 임상적 결핍은 마침내 환자를 綏撫할 수 없음으로 하여 皇漢醫方을 다시금 대두시킨 것이리라. 『史記伍子胥傳』에 이르기를 "衆人이면 勝天하고 天定하여 능히 勝人한다" 하였는 바, 어찌 진리가 아니겠는가.

무릇 皇漢醫方이란, 太古에 皇國의 醫祖로 말미암아 一醫方이 설정되었고 그 후 중국 전래의 醫方을 합병하여 비로소 학술의 체제가 성립되었으며, 그후 오랜 세월을 거쳐 本邦固有의 風土民情에 隨應해서 발달을 이루어 근세에 이르렀다. 그러므로 항간에서 이를 漢方의학이라 汎稱한다.

그런데 이 한방의학이란, 일견해서 막연한 것 같고, 所說이 조잡하며, 이론이 애매하고 계통이 없으며, 분류가 없는 비학술인 것처럼 보이지마는 이는 피상적인 관찰일 따름이고, 실은 그렇지 않다. 물론 소위 후세학파들, 그 중에서도 宋·元 이후 도도하게 세상에 유포시킨 신비적 架空說 따위는 참으로 조소할 황당무계한 것이지마는, 이는 물론 한방의학의 진면목이 아니다.

거금 2천여년 전, 후한시대에 의성 張仲景이 출현하여 비로소 『傷寒雜病論』이란 著編을 간행하였다. 이는 실로 한방의학의 비조이다. 이 학술의 진수도 역시 하나의 학설에 불과하지만, 이 학술의 方則은 원래 3대의 창설에 의한 것이며, 張씨가 이를 대성시켰다. 그 方則은 簡明嚴正, 理路整然, 變通無窮하면서도 시종일관한 조리가 있고, 寬猛의 治, 和攻의 法 등, 구비되지 않은 것이 없다.

이를 현대의학과 비교한다면, 그것은 해부학·생리학에 입각한 것임에 반하여, 이는 임상적 경험에서 출발하여 그 立論이 모두 실제치료와 결부되지 않은 것이 없다. 그러므로 현대의학처럼 연역적·추리적으로 발달하여 오늘날과 같이 外觀美를 나타내는 것이 아니고, 또한 생물학적으로 일체의 현상을 설명할 수 있는 영역에는 도달하지 않았지마는, 능히 귀납적·실증적 학설을 蘊蓄하였으므로, 임상에 있어서 些少한 遺憾도 있을 수 없다. 참고로 그 方證論을 살펴보기로 하자.

方과 證은 形影이 반반하는 것처럼 분리할 수 없는 것으로 본다. 이는 현대의학의 치료법이 대개는 병명적 투약으로서 거의가 천편일률적임에 반하여, 한방의학에 있어서는 개

개의 경우 證을 근거로 하여 자유자재로 運方함으로써, 곧 그 원인요법으로 돌진하려는 것이다. 또한 한방의학에는 陰陽이 있고 허실이 있으며 寒熱眞假, 表裏順逆, 脈證, 腸證 등이 있는 바 이들은 모두 한방의학에 특유한 것이다.

뿐만 아니라, 한방의학술의 최대장점으로 들 수 있는 것은 현대의학에서 인체를 관찰하는 데 있어서 마치 정교한 기기처럼 보는 데 반하여, 이 학술은 인체작용의 靈妙性을 무시하지 않고 반드시 유기적으로 이를 관찰하며, 證의 진단과 동시에 개별적인 체질, 素因을 참작하고 그 정신의 통솔상태를 明察하여 이들에 대한 총괄적 처치를 시행하는 것을 특징으로 들지 않을 수 없다.

그러므로 이 학술의 立論을 玩索(완색)하고, 그 意를 추리하며, 그 義를 확대하고, 造次顚沛(조차전패)하여, 이 궁리의 練達에 게을리하지 않는다면 마침내 그 蘊奥에 도달할 수 있을 것이다. 이렇게 되면 활용자유, 操縱自在하여 때로는 법에 위배하여 오히려 법과 합치되고 轍을 이탈하여 오히려 轍에 들어서게 될 것이며, 질병이 천태만상이라 할지라도 그 치료를 掌上에서 운용하듯 할 것이다.

근래 治療界에 一大缺陷이 존재하여 학자들이 점차 현대의학에 懷疑를 가지게 된 것을 부인할 수 없다. 참으로 창생의 병고를 구제하고 학술의 진리를 闡明함으로써 醫의 사명으로서 천직을 다하고자 하는 자는 반드시 한방의학의 연찬에 깊이 留意해야 할 것이다. 하물며 醫의 학술은 철두철미 실제를 떠날 수 없는 것이므로 이를 더욱 통감하게 된다. 공자는 溫故知新을 스승으로 삼아야 한다고 하였다. 단점을 버려서 오늘의 의학을 참되게 진보발달시킨다면 그 완성이 머지않을 것이다.

師友 湯本求眞 씨는 일찍이 皇漢醫學의 중요성에 착안하여 전심연찬하기 실로 20년에 이르렀다. 원래가 明達穎悟한데다가 好學篤信, 정력절륜한 인사이므로 先賢前哲의 所論으로서 적어도 皇漢醫學에 관한 문헌은 모조리 眼光이 紙背에 徹하지 않은 것이 없고, 항상 진리의 闡明에 지대한 열성을 바쳐, 매진하면서도 猛省을 잊지 않았으며, 尊信하면서도 맹종을 경계하고, 문자어구의 지엽말단에 편중된 所說 같은 것은 단호히 이를 물리쳤으며, 실리를 취하고 空理를 버려서 選擇批判에 峻嚴하였고, 설령 微小한 문제일지라도 精硏探究하여 전력을 경주하였다. 또한 의학이란, 서적과 탁상의 공론이 아니고 모두가 臨床施用의 實學이므로 매사를 學理的으로 고찰하고 實地에 비추어 사소한 乖戾(괴려)나 오류라도 있으면 寸毫의 가차없이 그 유래를 추궁하였다.

이렇게 하기를 多年一日, 천신만고를 겪으면서도 좌절권태의 빛이 없이 시종일관하여 오로지 斯學의 진수를 포촉함에 畢生의 노력을 경주하였다. 그럼으로써 대개는 詰屈聱牙(힐굴오아)한 문자와, 嶮艱晦澁한 章句로 이루어진 古文獻 중에서 일찍이 含蓄無量 운용무궁한 근본조리를 掌握하여, 능히 古聖이 立論制方한 奧旨를 翫味하였을 뿐만 아니라, 따로이 독특한 견지로써 新生面을 개척하여 先人未發의 진리를 발명하는 경지에 도달하였다. 임상치료에 있어서는 活機靈動하여 奇病變症, 重患篤疾, 어떠한 병증이든 대처하지 못하는 일이 없었다. 의학의 진수를 體得悟了하지 않고서야 어찌 이런 경지에 도달할 수 있겠는가?

輓近 醫風이 완전히 땅에 떨어져서 賣名征利의 徒輩가 날로 踵出하여 無根의 妄說을 날조해서 이를 공표하고 혹은 未成의 小技를 粉飾하여 이를 과장선전하고 羊質虎皮를 例常事로 하며, 안으로는 스스로를 기만하고 밖으로는 타인을 欺罔한다. 그러고도 이들 徒輩들이 왕왕 榮名을 일시에 펴고, 居然히 刀圭界의 大家로 일컫게 된다. 곰곰이 생각해 보건대, 이러한 폐단의 근원은 時勢의 輕浮함에 기인되는 바가 없지 않으나, 보다 근본적인 主因은 학술의 本을 망각하고 枝末을 좇는 一般風潮에 기인하는 것이다.

湯本 씨와 같은 분은, 진리의 闡明을 至上의 課題로 삼고, 技能의 단련을 필생의 至樂으로 삼는다. 그러면서 恬澹(염담)하고, 榮辱에 些心도 없다. 이러한 氣槪와 操守가 있음으로 하여 비로소 부귀도 탐하지 않고, 貧賤도 겁내지 않으며, 威武에도 굴하지 않는다. 이는 맹자의 이른바, 천하의 廣居에 居하여 천하의 正位에 서서 천하의 大道를 행하며 得志한 대장부가 아니고 무엇이겠는가. 참으로 그는 現代 刀圭界에 있어서의 第一者이며 學界의 棟梁, 國字의 柱石이라 할 수 있으며 그에게 부과된 임무야말로 重且大하다.

금반 『皇漢醫學』이라 題하는 이 책을 출간하는 뜻은, 현대의술의 오류와 결핍을 보정하려는 데 있음은 물론이려니와, 또한 醫界의 보고인 한방의학의 眞諦를 세상에 전함으로써 후진의 敎導者가 되어야 할 大任을 결행하고자 하는 뜻에서 출발하였음이 昭昭明明하다.

오호, 醫聖 張仲景이 낙필한 지 2천년이 경과한 오늘날 이 책이 발간됨으로써 비로소 古聖의 면목이 躍如하다. 아마도 本邦 의학계의 대세가 이로 말미암아 움직이게 될 것이고, 治術의 방법도 이로 말미암아 개선될 것이 필지의 사실일진대 어찌 그 공적이 위대하지 않을소냐.

余는 원래 자질이 노둔한 데다가 淺學寡聞하여 醫道에 들어서서 주야로 駑馬에 채찍질을 하지마는 아직 하등의 업적을 이루지 못하였다. 스스로 慙愧하는 바이지만, 醫道의 부흥보급을 企望하는 염려에 있어서는 결코 남에게 뒤지지 않음을 자부한다. 그래서 一片耿

耿의 정을 금할 수 없으므로 평일의 소회의 梗概를 피력하여 이 책의 발문으로 삼고자 한다. 이것이 만약 이 책의 末葉을 汚瀆하고 감히 僭濫한 견해를 표명한 罪責에 대하여는 오로지 독자제현의 宥恕를 바라는 바이다.

1928년 6월 上浣　　후학 奧田謙藏 謹跋

□ 譯者 略曆

出生地 咸南, 北青

現住所 서울特別市 城北區 彌阿同 528-14

1939年 昭和工業學校 卒業

1956年 漢醫師 國家考試에 合格

1957年 東洋醫藥大學 漢醫學科 卒業

1957年 청화당 漢醫院 開設

1962年 首都醫科大學에서 豫防醫學 漢醫師 補修敎育

1963年 首都醫科大學에서 豫防醫學 漢醫師 補修敎育 修了

1963年 漢醫師 指定業務(公醫) 忠淸北道 配置

1964年 忠淸北道 漢醫師 指定業務(公醫) 任期了

1977年 韓國東洋醫學會 副會長

□ 譯書

『皇漢醫學』 Ⅰ · Ⅱ · Ⅲ 湯本求眞 著

『萬病回春』 上 · 下 龔延賢 著

國譯 皇漢醫學 (제 1 권) 값 33,000원

1974년 11월 15일 1판1쇄 발행
2020년 4월 30일 2판3쇄 발행

역 자 : 주 갑 덕
발 행 인 : 주 영 일
발 행 처 : 계 축 문 화 사

서울특별시 종로구 통일로12길 16-17
우편번호 110-091
TEL : 735-2257 · 738-9746
FAX : 723-9025
1973. 10. 31 등록번호 제300-1973-8호
ISBN 978-89-5629-145-1 94510
ISBN 978-89-5629-144-4 (전3권)